Basiswissen Hygiene

MULTIRESISTENTE ERREGER
im Gesundheitswesen

Hygienemaßnahmen in medizinischen
und pflegerischen Einrichtungen

Andreas Schwarzkopf

Basiswissen Hygiene

MULTIRESISTENTE ERREGER
im Gesundheitswesen

Hygienemaßnahmen in medizinischen
und pflegerischen Einrichtungen

2., aktualisierte und erweiterte Auflage

mhp Verlag GmbH Wiesbaden 2016

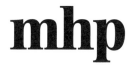

Autor und Herausgeber der Reihe

Priv.-Doz. Dr. med. Andreas Schwarzkopf ist Facharzt für Mikrobiologie
und Infektionsepidemiologie und öffentlich bestellter und beeidigter
Sachverständiger für Krankenhaushygiene mit langjähriger Lehrtätigkeit.

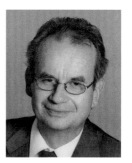

Alle Rechte vorbehalten

2. Auflage 2016

© 2016 mhp Verlag GmbH, Kreuzberger Ring 46, 65205 Wiesbaden

Homepage: www.mhp-verlag.de

 Download-Service!
Sie finden Tabellen und Checklisten sowie verschiedene Zusatzinhalte zum Buch auf unserem Link zum Buch
https://www.mhp-verlag.de/zusatzinhalte/133-5/

Lektorat, Redaktion und Satz: Carola Ilschner, mhp-Verlag Wiesbaden

Umschlaggestaltung: Petra Ruf Kommunikationsdesign, Mainz

Umschlagfotos: *S. aureus*, Quelle: Fa. BODE Chemie GmbH; Händedesinfektion, Quelle: S. Gemein, Hygiene-Institut der Universität Bonn

Druck und Bindung: Laub GmbH&Co.KG, Elztal-Dallau

Bibliographische Informationen der Deutschen Bibliothek

Die Deutsche Bibliothek verzeichnet diese Publikation in der Deutschen Nationalbibliografie;
detaillierte bibliografische Daten sind im Internet über http://dnb.d-nb.de abrufbar.

ISBN 978-3-88681-133-5

ISSN 1861-6119

Printed in Germany

VORWORT ZUR 2. AUFLAGE

Multiresistente Erreger sind seit Jahrzehnten Begleiter des Menschen. Doch noch immer ist die Unsicherheit im Umgang mit ihnen groß, und die Einschätzungen reichen von „*Superbakterium*" bis „*zu vernachlässigen*". Leider geht der Trend zum „*Superbakterium*", nämlich den Carbapenem-resistenten multiresistenten gramnegativen Stäbchen. MRSA haben etwas an Häufigkeit verloren, was keineswegs als Aufforderung zum Nachlassen der Surveillance verstanden werden darf.

Der Bettenabbau in den Krankenhäusern bei unverändert hoher Anzahl zu isolierender Erreger macht eine sorgfältige Risikobewertung immer notwendiger. Die Kommission für Krankenhaushygiene und Infektionsprävention hat für Mikrobiologen und Hygieniker einige Türen geöffnet. Diese waren zwar schon in der ersten Auflage dieses Buches erwähnt, sind jetzt aber sozusagen offiziell. Mit diesem Buch möchte ich allen in den verschiedenen Einrichtungen für die Hygiene Tätigen den Rücken stärken, wenn es darum geht, sinnvolle Maßnahmen durchzusetzen und unsinnige Maßnahmen zu vermeiden.

Ich möchte Ängste nehmen, aber einen gewissen Respekt vor den Mikroorganismen erhalten, größtmögliche Rechtssicherheit bieten, aber auch überflüssige Stigmatisierung und Isolierung Betroffener verhindern.

Soweit möglich habe ich dabei auf Evidenz durch Studien und natürlich die aktuellen KRINKO-Empfehlungen zurückgegriffen, und ich habe mich bemüht, Antworten auf die vielen Fragen, die ich gestellt bekam und noch bekomme, einfließen zu lassen. Hinzu kommen leicht praktikable und bewährte Schulungstipps und die in dieser Buchreihe üblichen Fragen zur Selbstkontrolle.

Ich hoffe, damit allen Lesern nützliche Hinweise für eigene Risikobewertungen und Hygienekonzepte gegeben zu haben und wünsche viel Freude bei der Lektüre.

Mein Dank gilt auch bei der vorliegenden zweiten Auflage meiner Familie, die wieder geduldig meinen Rückzug in die Welt der Mikroben ertrug, und meiner Lektorin, Frau Ilschner, die diesmal auf Grund meines immensen Arbeitsaufkommens als Krankenhaushygieneberater für über 20 Häuser sogar noch mehr Geduld als bei der ersten Auflage aufbringen musste. Da sie es aber verstand, mich sanft zu treiben, wurde die Auflage rechtzeitig fertig. Auch geht mein Dank an alle Kolleginnen, Kollegen und Hygienefachkräfte, die hier leider nicht genannt werden können, aber durch ihre Fragen und Ideen zu diesem Buch beigetragen haben.

Aura an der Saale, Juli 2016

Priv.-Doz. Dr. med. Andreas Schwarzkopf

Abbildungsnachweise

INHALT

Download-Service!
Sie finden Tabellen und Checklisten sowie verschiedene Zusatzinhalte zum Buch auf unserem Link zum Buch
https://www.mhp-verlag.de/zusatzinhalte/133-5/

1 RESISTENZDEFINITIONEN, RESISTENZMECHANISMEN, RESISTENZBESTIMMUNG

1.1 Resistenz und Toleranz

Als Resistenz gilt die Eigenschaft eines Bakteriums, durch ein Antibiotikum nicht geschädigt zu werden. Zum einen gibt es primäre, **natürliche Resistenzen**, die alle Stämme einer Spezies auf Grund ihrer genetischen Konstitution aufweisen.

Eine solche natürliche Resistenz besteht zum Beispiel auf Grund des Wirkungsmechanismus bei gramnegativen Stäbchen gegenüber Vancomycin, Daptomycin und Linezolid oder von *Pseudomonas* gegenüber dem Antbiotikum Tigecyclin. Mykobakterien sind auf Grund ihres speziellen Zellwandaufbaus gegen sehr viele Antibiotika resistent, weswegen bei Infektionen mit diesen Erregern immer Kombinationstherapien ausgewählter Antibiotika eingesetzt werden.

Erworbene Resistenzen dagegen können einzelne Stämme einer Spezies erlangen, indem sie ein entsprechendes Gen akquirieren. Dies kann z. B. durch die Aufnahme von Plasmiden mit Resistenz-Genen geschehen, aber auch durch Mutation eines entsprechenden Gens auf dem Ringchromosom des Bakteriums selbst. Zwar wird die Entstehung von Resistenzen durch übermäßige Antibiotikagabe an Tiere und Menschen gefördert, einer der Hauptausbreitungswege für Resistenzen ist jedoch die Übertragung durch asymptomatische (kolonisierte) Träger auf nicht betroffene Tiere und Menschen.

Von einer **Multiresistenz** wird generell gesprochen, **wenn mehr als 4 Antibiotikagruppen nicht mehr wirksam sind**, die normalerweise auf Stämme dieser Bakterienspezies wirken. Beispiel: *E. coli* ist häufig gegenüber allen getesteten Antibiotika sensibel. Ein 3MRGN-*E. coli* ist resistent gegenüber Amino- und Acylureidopenicilline, Cephalosporine, Aztreonam und Ciprofloxacin. Damit kann dieser als multiresistent bezeichnet werden (➡ **Tabelle 1.1**, Seite 11).

Erworbene Resistenz
– durch Übertragung von Genen für eine oder mehrere Antibiotika-Resistenzen innerhalb einer Spezies aber auch über Speziesgrenzen hinaus, z.B. über Plasmide
– durch Mutation des Bakterienchromosoms

Plasmide = kleine Ringe aus doppelsträngiger DNA, die sich unabhängig vom Bakterienchromosom vermehren
R-Plasmid = Plasmid mit **R**esistenzgen

Von einer *Multiresistenz* spricht man, wenn mehr als 4 Antibiotikagruppen nicht mehr wirken, die normalerweise gegen Stämme dieser Bakterienspezies wirksam sind.

> ▶▶ MERKE
>
> *Die* multiresistente Bakterienspezies gibt es nicht. Es können jedoch einzelne Stämme einer (jeden) Bakterienspezies multiresistent werden. Daher kann man vom Namen eines Bakteriums nicht regelhaft auf das Vorliegen einer Multiresistenz schließen. Bei einigen Bakterien liegen aber natürliche Resistenzen vor, z. B. bei *Stenotrophomonas maltophilia* gegen Imipenem. Ausschlaggebend ist das Antibiogramm. Multiresistente Stämme einer Bakterienspezies behalten deren grundlegende Eigenschaften, z. B. ihre Umweltresistenz und ihre Virulenz.

Als **Panresistenz** (früher auch „Omniresistenz") bezeichnet man im derzeitigen klinischen Sprachgebrauch den **Ausfall aller in der Klinik häufig eingesetzten Antibiotika gegen einen Bakterienstamm**. Beispielsweise gibt es *Pseudomonas-aeruginosa*-Isolate, die beim üblichen Antibio- oder Resistogramm nur noch eine isolierte Sensibilität gegenüber Amikacin zeigen, aber beispielsweise gegenüber Piperallicin/Tazobactam, Cephalosporinen der Gruppe IV, allen Chinolonen und Carbapenemen sowie Doxycyclin resistent sind. Da eine Monotherapie mit Amikacin nicht sinnvoll ist, werden die behandelnden Ärzte eine Nachtestung von Reserveantibiotika wie Colistin veranlassen. Aus mikrobiologischer Sicht wurden verschiedene Systeme zur Beschreibung von Multiresistenzen und Panresistenz in

Abhängigkeit von den zugrundeliegenden Resistenzmechanismen entwickelt. Das der KRINKO-Empfehlung für multiresistente gramnegative Stäbchen zugrundeliegende Modell ist in **Tabelle 1.1** (S. 11) wiedergegeben. Für die Mitarbeitenden am Patientenbett kann für die Durchführung von Isolierungsmaßnahmen diese Tabelle angewendet werden, für die Therapie jedoch sind die vom Labor ausgewiesenen Antibiogramme maßgeblich.

Eine Toleranz eines Bakteriums liegt vor, wenn bei der Therapie ein Antibiotikum gegen ein Bakterium keine Wirkung zeigt, obwohl gemäß Antibiogramm keine Resistenz vorliegt.

Eine **Toleranz** liegt vor, wenn ein Bakterium im Labor sensibel getestet wurde, aber die Therapie beim Patienten trotz testgerechtem Antibtiotikaeinsatz misslingt. Die Toleranz der Bakterien gegenüber den eingesetzten Antibiotika hängt von der Stoffwechselsituation der Bakterien ab und wird daher im Routine-Labor nicht nachgewiesen. Hier erscheint das Bakterium unverändert sensibel. In Folge dessen kann es auch keine genetische Weitergabe von Toleranzen geben. In Biofilmen und Abszessen beispielsweise ändern die Bakterien ihren Stoffwechsel so, dass eine verminderte Antibiotikawirksamkeit besteht. Denn Antibiotika können – im Gegensatz zu Antiseptika – ihre Wirkung nur entfalten, wenn das Bakterium aktiv Stoffwechsel betreibt und sich im Idealfall teilt. Dazu können die Bakterien im Biofilm gut kommunizieren und gegenseitig erzeugte Stoffwechselprodukte nutzen. Wie auch im Abszess ist die Zugänglichkeit für die Antibiotikamoleküle erschwert, was den Bakterien weiteren Schutz verleiht.

1.2 Resistenzmechanismen – Die Techniken der Bakterien

Abwehr durch Enzyme (Inaktivierende Enzyme)

Der erste entdeckte Resistenzmechanismus war die Penicillinase. Dabei handelt es sich um ein von Bakterien hergestelltes Enzym, das die Antibiotikamoleküle zerstören kann, bevor sie die Zellen erreichen. Das Antibiotikum, das seine Wirkung nur in bzw. durch Bindung an den Zellen entfalten kann, bekam so keine Chance. Diesen Mechanismus setzen Bakterien vor allem gegen Betalaktam-Antibiotika ein.

ESBL = Extended Spectrum Beta Lactamases (Breitspektrum-ß(Beta)-Laktamasen) sind Enzyme, die von gramnegativen Bakterien produziert werden können und ein breites Spektrum an Betalaktam-Antibiotika unwirksam machen.

So wie der Mensch neue Antibiotika wie Cephalosporine entwickelte, zogen die Bakterien mit Cephalosporinasen nach. Die vorläufige Spitze dieses Abwehrtyps stellen die „**Extended Spectrum Beta Lactamasen**" (ESBL) dar, die vor allem von Darmbakterien wie *Escherichia coli*, Klebsiellen, *Enterobacter*, *Serratia* und seltener anderen, aber auch von *Pseudomonas aeruginosa* erzeugt werden können. Sie inaktivieren Penicilline, deren Derivate wie Acylureidopenicilline sowie Cephalosporine, nicht jedoch **Carbapeneme** ((1) s. auch ➡ *Kapitel 4*), da diese sogenannte **atypische** Betalaktam-Antibiotika mit leicht veränderter Ringstruktur sind.

Die Carbapenem-Resistenz, vor allem aufgrund von Carbapenemasen, ist bei Enterobacteriaceae, Acinetobacter und Pseudomonas auf dem Vormarsch.

Carbapeneme sind die am breitesten wirksamen Antibiotika aus der Familie der Betalaktam-Antibiotika. Aber auch hier haben die Bakterien mit der Bildung von Carbapenemasen und Metallo-Betalactamasen bereits nachgezogen. Kommt die **Carbapenemresistenz** bei den oben erwähnten 3MRGN dazu, wird von 4MRGN gesprochen. Eine Ausnahme ist *Pseudomonas*, der auch als 3MRGN Carbapenemresistenz zeigen kann.

Veränderung von Oberflächenstrukturen

MRSA = Methycillin-resistenter Staphylococcus aureus

VRE = Vancomycin-resistente Enterokokken

Einige Bakterien, wie z.B. MRSA und VRE, sind einen anderen Weg gegangen. Anstatt die Antibiotika vor Zellkontakt zu zerstören, haben sie die entsprechenden Bindungsstrukturen ihrer Zellwand verändert. Beispielsweise binden Betalaktame an sogenannte Penicillin-bindende Proteine, die für die Synthese des Mureins als obligater Zellwandbestandteil erforderlich sind. MRSA hat diese verändert und somit sind sämtliche Betalaktam-Antibiotika einschließlich der Carbapeneme auf

Antibiotikagruppe	Leitsubstanz	Enterobacteriaceae (Enterobakterien)		Pseudomonas aeruginosa		Acinetobacter	
		3MRGN[1]	4MRGN[2]	3MRGN[1]	4MRGN[2]	3MRGN[1]	4MRGN[2]
Acylureidopenicilline	Piperacillin/ Tazobactam	R	R	nur eine der vier Antibiotikagruppen wirksam (sensibel)	R	R	R
Cephalosporine der 3./4. Generation	Cefotaxim und/ oder Ceftazidim	R	R		R	R	R
Carbapeneme	Imipenem und/ oder Meropenem	S	R		R	S	R
Fluorochinolone	Ciprofloxacin	R	R		R	R	R

[1] 3MRGN (Multiresistente gramnegative Stäbchen mit Resistenz gegen 3 der 4 Antibiotikagruppen),
[2] 4MRGN (Multiresistente gramnegative Stäbchen mit Resistenz gegen 4 der 4 Antibiotikagruppen)

R = resistent **oder** intermediär sensibel, S = sensibel

Tabelle 1.1: Einteilung multiresistenter gramnegativer Erreger nach KRINKO (Quelle: 6, 7).[1]

diese Stämme wirkungslos (1, 2). Eine Ausnahme stellt das neue Cephalosporin Ceftarolinfosamil dar, das in Deutschland unter dem Namen Zinforo® vertrieben wird.

Bei den VRE beispielsweise ist durch eine Mutation der Aufbau des Mureins verändert, was dazu führt, das Vancomycin nicht mehr binden und wirken kann (4).

Effluxpumpen

Hier kann das Bakterium einmal aufgenommene Antibiotika mit Ausschleusungssystemen wieder aus der Zelle werfen, bevor ein Schaden entstanden ist. Hierzu werden spezielle Transportproteine von den Bakterien vorgehalten, die es in verschiedenen Varianten gibt und die auch als „**Multidrug Resistance Related Proteins**" bezeichnet werden (1, 5).

Effluxpumpe = aktiver Transport aus der Zelle heraus

Multidrug Resistance Related Proteins (MRP) = Transmembranproteine, die zelltoxische Substanzen aus der Zelle befördern

Porinveränderungen

Durch so genannte Porine nehmen Bakterien Stoffe auf, um ihren Stoffwechsel betreiben zu können. Einige Antibiotika gelangen durch diese Porine in das Zellinnere. Porine können aber durch Mutationen verändert werden, so dass es den Antibiotika nicht mehr oder in zu geringen Mengen gelingt, in die Zellen zu gelangen (1, 9).

Porine = in Membrane eingebettete, porenformende Transportproteine

Überproduktion von Zielproteinen

Das Bakterium kann auf ein Antibiotikum, das beispielsweise an die Penicillinbindenden Proteine (PBP) bindet, durch Überproduktion von PBP reagieren und so die inaktivierten Proteine ersetzen (1).

---

[1] Anmerkung: Auch hier wurden Antibiotikagruppen ausgewählt. Die 3MRGN-Enterobakterien entsprechen dabei den Carbapenem-sensiblen ESBL, die 4MRGN-Enterobakterien den Carbapenem-resistenten ESBL. Die ESBL wurden auch schon als CRE (3. Generation Cephalosporin-resistente Enterobakterien) bezeichnet (Konsensusempfehlung Baden-Württemberg (8)). Die KRINKO hat diese Einteilung in ihrer Empfehlung (7) übernommen und mit entsprechenden Isolierungsmaßnahmen verknüpft. Entscheidend für die Therapie ist und bleibt das Antibiogramm (*siehe Kapitel 4 und 5*) des einzelnen Erregers, wobei bei solchen mit Sensibilität gegenüber zwei oder mehr der vier Antibiotikagruppen keine besonderen Maßnahmen ergriffen werden müssen. Die ESBL spielen also hygienisch keine Rolle mehr, ausgenommen hiervon sind Neonatologische Intensivstationen, wo auch diese Gruppe isoliert werden soll. Dies ist sinnvoll, da aufgrund des kindlichen Stoffwechsels viele Antibtiotikagruppen, wie beispielsweise die Fluorchinolone, nicht zur Therapie eingesetzt werden können.

Mechanismus	MRSA	Enterobakterien	VRE/GRE	Pseudomonas	Acinetobacter
Enzyme zur Zerstörung von Antibiotikamolekülen		x		x	x
Änderung des Wandaufbaus	x		x	x	
Änderung der Porine				x	x
Effluxpumpen				x	

Tabelle 1.2: Typische Resistenzmechanismen wichtiger (multi)resistenter Erreger.

Alternative Stoffwechselwege

Bakterien sind hoch flexibel und anpassungsfähig. Wenn ein Antibiotikum einen Stoffwechselweg blockiert, können manche auf einen anderen ausweichen, am Leben bleiben und sich vermehren (1).

Posttranslationale Modifikationen

Manche Bakterien können auch während oder nach der Produktion Proteine noch so verändern, dass Antibiotika nicht mehr oder deutlich schwächer binden (1).

Intrazelluläre Vermehrung

Einige Bakterien können in Körperzellen eindringen oder verhindern, dass sie in Makrophagen, die sie in Vernichtungsabsicht aufgenommen haben, abgetötet werden. Im Inneren der Zellen sind sie vor dem Einfluss von Antibiotika geschützt (1, 10).

1.3 Verfahren der Resistenzbestimmung

Im Labor ist es auf verschiedene Weise möglich, die Resistenz von Bakterien zu bestimmen: Am häufigsten wird dabei der **Phänotyp** bestimmt. Hierfür werden die Bakterien angezüchtet und mit Antibiotika zusammengebracht. Das Wachstumsverhalten gegenüber den Antibiotika wird dabei entweder fortlaufend mit automatischen Verfahren gemessen oder als Endpunktmessung bei manuellen Verfahren. Der Nachweis von Resistenzgenen ist das Prinzip des sogenannten **„Schnelltests"** **bei MRSA**. Die Verfahren sind genormt und es existieren Vorgaben, wie die Ergebnisse in Abhängigkeit von der angewandten Technik zu interpretieren sind.

Die Ergebnisse der Resistenzbestimmung werden für jedes gegenüber dem Bakterienstamm getestete Antibiotikum als **S – sensibel**, **I – intermediär** (verminderte Sensibilität) oder **R – resistent** mitgeteilt. Aufgrund der Vorgaben der Kommission für Krankenhaushygiene und Infektionsprävention (KRINKO) geben Laboratorien **intermediär** auch als **resistent** aus! Das tatsächliche Ergebnis wird

Am häufigsten wird der *Phänotyp* (d. h. äußeres Erscheinungsbild) zur Resistenzbestimmung herangezogen.

Ergebnisse der Resistenzbestimmung werden nach CLSI (Clincal and Laboratory Standards Institute) weitergegeben mit
S – *sensibel*
I – *intermediär (verminderte Sensibilität)*
R – *resistent*

Abbildung 1.1: Agardiffusionstest.
Links die mit Bakterien und Antibiotikablättchen beschickte Petrischale vor der Inkubation (mit Spuren des Stiltupfers), rechts nach der Bebrütung mit Hemmhöfen.
Z25 = Sensibel, x5 = intermediär, y10 = resistent.

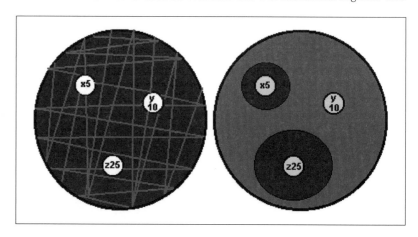

aber gespeichert und kann bei Mehrfachinfektionen mit unterschiedlichen Erregern bei kritischen Patienten abgerufen werden, wenn sonst keine geeigneten Antibiotika mehr zur Verfügung stehen. Bei einigen Antibiotika, die als sensibel getestet wurden und bei kritisch kranken Patienten und Dialysepatienten eingesetzt werden, kann eine Spiegelbestimmung zum Erreichen der optimalen Dosis – Wirkungsbeziehung sinnvoll sein. Dies gilt beispielsweise für die Aminoglycoside und Vancomycin.

Vor der Testung steht die Anzucht der Bakterien. Daher ist schon bei der Gewinnung des Untersuchungsmaterials auf Präzision zu achten (Präanalytik). Die Materialien werden unter Vermeidung von Kontaminationen genommen, geeignet zwischengelagert (intraoperativ gewonnenes Material und Liquor bei Raumtemperatur, Hautabstriche, Stuhl, Urin und Wundabstriche im Kühlschrank) und auf jeden Fall so schnell wie möglich in das Labor gebracht. Der Begleitschein muss sorgfältig ausgefüllt werden und sollte Hinweise auf eine ggf. bestehende Antibiotikatherapie und/oder Immunsuppression enthalten.

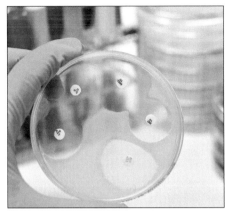

Abbildung 1.2: Beispiel für die Ausbildung von Hemmhöfen.

Im Labor werden die Materialien auf verschiedene Nährmedien und bestimmte Materialien wie z.B. Wundabstriche in Bouillon gebracht und die Bakterien angezüchtet. Bei manchen Bakterien wie Mykobakterien müssen lange Beobachtungszeiten auf Grund des langsamen Wachstums einkalkuliert werden. Andere Bakterien wie beispielsweise Chlamydien, Mykoplasmen und Borrelien können nicht angezüchtet werden und müssen daher über Antikörpernachweise oder Immunfluoreszenz nachgewiesen werden.

Folgende Verfahren zur Resistenztestung werden praktiziert:

Agardiffusionstest nach DIN 58940-3

Dieses alte Verfahren bedingt das Anzüchten von Bakterien in einem Flüssigmedium, Einstellung einer bestimmten Keimkonzentration von $1-5 \times 10^6$ Kolonie bildenden Einheiten (also teilungsfähigen Bakterien) und Ausbringen mittels Stieltupfer auf eine Petrischale, die mit 3–4 mm dickem Müller-Hinton-Agar befüllt ist (10). Anschließend werden Antibiotikablättchen (Filterpapier, das mit Antibiotikum in bestimmter Konzentration und damit Menge getränkt ist, beschriftet mit der Abkürzung des Antibiotikums und der Konzentration) aufgelegt und die Petrischalen bebrütet. Nach der Inkubation können am nächsten Tag die Hemmhöfe um die Blättchen (an die sensible Bakterien nicht heranwachsen konnten), gemessen. **Die Größe der Hemmhöfe hängt ab von der Diffusionsfähigkeit des Antibiotikums in den Agar und der Sensibilität der Bakterien (Abbildung 1.1, 1.2).**

Nach DIN wird die Konzentration der Bakterien so eingestellt, das sich die Kolonien gerade berühren, nach CLSI (Clinical Laboratory Standards Institute) fließen die Bakterien zu einem Rasen zusammen. Teilweise werden auch unterschiedliche Antibiotikakonzentrationen eingesetzt, so dass nach der richtigen Tabelle bewertet werden muss (11).

Eine Variante stellt der **Gradientendiffusionstest** dar. Hier wird statt der Papierblättchen ein Plastikstreifen mit aufgebrachtem Konzentrationsgradienten von Antibiotika auf die Bakterien gelegt und ermöglichst so eine Bestimmung der **Minimalen Hemmkonzentration (MHK)**, also der Konzentration, bei der Bakterien am Wachstum gehindert (aber nicht zwingend abgetötet) werden. Dieses Verfahren kann auch für den Nachweis der ESBL- und Carbapenemasebildung genutzt werden.

Minimale Hemmkonzentration (MHK) = geringste Konzentration eines antimikrobiellen Wirkstoffs, bei der Bakterien am Wachstum gehindert werden.

EUCAST = European Committee on Antimicrobial Susceptibility Testing, Netzwerk, das europaweit geltende Standards für die Sensibilitätstestung gegenüber Antibiotika festlegt.

Hinweis:
Für Deutschland wurde das Nationale Antibiotika-Sensitivitätstest-Komitee (NAK) des EUCAST gegründet.
Internetseite: http://www.nak-deutschland.org

 Wie ein typisches Antibiogramm aussehen kann, finden Sie im Download-Service-Bereich zum Buch

Minimale bakterizide Konzentration (MBK) = geringste Konzentration eines antimikrobiellen Wirkstoffs, bei der Bakterien abgetötet werden.

Mit der *Polymerase-Kettenreaktion (PCR)* können Resistenzgene des jeweiligen Bakteriums festgestellt werden.

Mikrobouillondiffusion nach ISO 20776-1

Da die Agardiffusion noch viel Handarbeit erfordert, wird heute die **Mikrodilution in automatisierten Verfahren** eingesetzt. Dazu werden Plastikplatten mit vielen kleinen Näpfen genutzt, in denen sich Antibiotika in unterschiedlichen Konzentrationen befinden. Reinkulturen von Bakterien werden in Müller-Hinton-Bouillon in definierter Konzentration in die Näpfe gegeben und von einem Gerät auf Grund der durch Wachstum entstehenden oder durch kein Wachstum fehlenden Trübung ausgewertet. Das Gerät kann die Daten analysieren und gibt das Antibiogramm mit den drei Stufen S, I und R aus. Bestimmt wird jeweils die minimale Hemmkonzentration (MHK). Diese kann auf Wunsch auch auf dem Befund mit angegeben werden. Für die Bewertung (S, I, R) gibt es verschiedene Vorgaben. In Deutschland wird derzeit auf **EUCAST** umgestellt mit dem Ziel, nur noch wenige Antibiotika auf dem Befund zur Therapie anzubieten und so das Antibiotikamanagement zu erleichtern (➡ *Kapitel 6.2.6*).

Die Agardilution ist ein aufwendiges Verfahren, bei dem eine Reihe von Nährböden mit darin enthaltenen unterschiedlichen Antibiotikakonzentrationen hergestellt wird. Auf diese Nährböden werden Bakterien punktförmig aufgebracht, so dass mehr als 20 Stämme gleichzeitig getestet werden können. Dieses Verfahren wird heute eigentlich nur noch in der Forschung eingesetzt.

Bestimmung der minimalen bakteriziden Konzentration

Gelegentlich kann es sinnvoll sein, die **minimale bakterizide Konzentration (MBK)** zu bestimmen. So kann z. B. für die Therapie von Hochrisikopatienten festgestellt werden, **welche Konzentration Bakterien nicht nur am Wachstum hindern, sondern sie abtöten**. Hierzu müssen die Inhalte der Näpfe ohne sichtbares Wachstum noch einmal subkultiviert werden, um zu sehen, ob die Bakterien auch wirklich abgestorben sind oder sich nur nicht vermehren konnten. Dies geht nur bei manuellen Systemen, ist also auf Grund des Aufwandes speziellen Fragestellungen vorbehalten.

Nachweis von Resistenzgenen (genotypischer Nachweis)

Resistenzgene im Genom des jeweiligen Bakteriums können mit der **Polymerase-Kettenreaktion** (Polymerase Chain Reaction, **PCR**) bestimmt werden. Die Zellwand der Bakterien wird aufgelöst und das Resistenzgen von so genannten Primern (kleine DNA-Sequenzen, die das gesuchte Gen einrahmen) mittels biochemischer Prozesse vermehrt und nachgewiesen. Mögliche Probleme sind:

> Ungleich beimpfte Tupfer (falsch negative Ergebnisse),
> Abgetötete Erreger unter Therapie (falsch positive Ergebnisse),
> bei MRSA *mec*A-Deletionen (falsch negative Ergebnisse) oder die MRSA-Eigenschaft beruht auf einem mecC-Gen,
> *mec*A-Verlust in Kulturen (falsch negatives Ergebnis bei der Kultur, Diskrepanz zur PCR),
> Kontaminationen (falsch positive Ergebnisse),
> *Staphylococcus hominis* mit ähnlichem Gen (falsch positive Ergebnisse).

Da heute bei Durchführung im gleichen Haus **die PCR für MRSA in einer halben bis wenigen Stunden ein Resultat liefert**, findet sie weite Verbreitung. Dieser „Schnelltest" ist allerdings nur wirklich schnell, wenn er im gleichen Haus oder zumindest nach kurzer Transportzeit jederzeit angesetzt wird.

Indikatornährböden

Für resistente Bakterien wie MRSA und ESBL stehen so genannte Indikatornährböden zur Verfügung, bei denen die Bakterienkolonien mit den entsprechenden Resistenzen durch eine Indikatorfarbe (z. B. grün, rötlich) zu erkennen sind. Hier steht ein **orientierendes Resultat** nach 18–24 Stunden zur Verfügung (**Abbildung 1.3**).

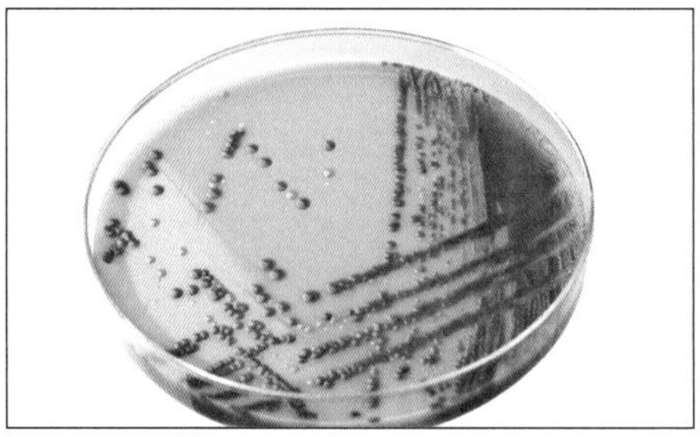

Abbildung 1.3: Wachstum auf *Brilliance*™ CRE Agar (*Klebsiella, Enterobacter, Serratia* und *Citrobacter*).

FRAGEN ZUM KAPITEL 1:
RESISTENZDEFINITIONEN, RESISTENZMECHANISMEN, RESISTENZBESTIMMUNG

1. Wann spricht man von einer Multiresistenz?

2. Bei welchen ESBL-bildenden Bakterien zeigen sich zunehmend zusätzlich Resistenzen gegenüber Carbapenem?

3. Nennen und beschreiben Sie kurz zwei Resistenzmechanismen von Bakterien.

4. Was bedeutet die Abkürzung MHK und was bedeutet MBK?

5. Welches Nachweisverfahren liefert in wenigen Stunden ein Ergebnis der Resistenzgenbestimmung bei MRSA?

Literatur

1. Tenover FC: Mechanisms of antimicrobial resistance in bacteria. Am J Infect Control 2006; 34(5 Suppl 1) S3-10; discussion S64–73.

2. Memmi G, Filipe SR, Pinho MG, Fu Z, Cheung A: *Staphylococcus aureus* PBP4 is essential for beta-lactam resistance in community-acquired methicillin-resistant strains. Antimicrob Agents Chemother 2008; 52:3955–66.

3. Dauner DG, Nelson RE, Taketa DC: Ceftobiprole: A novel, broad-spectrum cephalosporin with activity against methicillin-resistant *Staphylococcus aureus*. Am J Health Syst Pharm 2010; 67:983–93.

4. Woodford N: Glycopeptide-resistant enterococci: a decade of experience. J Med Microbiol 1998; 47:849–62.

5. Nikaido H, Pagès JM: Broad-specificity efflux pumps and their role in multidrug resistance of Gram-negative bacteria. FEMS Microbiol Rev. 2011 Jun 27. doi: 10.1111/j.1574-6976.2011.00290.x.

6. von Baum H, Kaase M, Meyer E, Schaumann R, Suger-Wiedeck H, Wendt C: Definition der Multiresistenz gegenüber Antibiotika bei gramnegativen Stäbchen im Hinblick auf Massnahmen zur Vermeidung der Weiterverbreitung. Epid Bull 2011; (36) 337–339. 12.9.2011.

7. Kommission für Krankenhaushygiene und Infektionsprävention beim Robert Koch-Institut (Hrsg.): Hygienemaßnahmen bei Infektion oder Besiedlung mit multiresistenten gram-

negativen Stäbchen. Bundesgesundheitsbl Gesundheitsforsch Gesundheitsschutz 2012; 55:1311–1354.

8. von Baum H, Dettenkofer M, Heeg P, Schröppel K, Wendt C: Konsensusempfehlung Baden-Württemberg Umgang mit Patienten mit hochresistenten Enterobakterien inklusive ESBL-Bildnern. HygMed 2010; 35(1/2):40–45.

9. Sugawara E, Nagano K, Nikaido H: Alternative Folding Pathways of the Major Porin OprF of *Pseudomonas aeruginosa*. FEBS J. 2012 Jan 12. doi: 10.1111/j.1742-4658.2012.08481.x. [Epub ahead of print]

10. Lemaire S, Van Bambeke F, Pierard D, et al.: Activity of fusidic acid against extracellular and intracellular *Staphylococcus aureus*: influence of pH and comparison with linezolid and clindamycin. Clin Infect Dis 2011; (52) Suppl 7:S493–503.

11. Neumeister B, Geiss HK, Braun RW, Kimmig P: Mikrobiologische Diagnostik 2. Auflage. Georg-Thieme-Verlag: Stuttgart, 2009.

2 ERFASSUNG UND ÜBERWACHUNG MULTIRESISTENTER ERREGER

2.1 Einführung

Jede medizinische Einrichtung steht vor dem Dilemma, mit Patienten, Bewohnern oder Betreuten konfrontiert zu sein, die mit multiresistenten Erregern besiedelt oder infiziert sind. Die Aufnahme der Betroffenen ist Pflicht. In der KRINKO/RKI-Empfehlung „Infektionsprävention in Heimen" (1), die 2011 durch die Neufassung des § 23 IfSG Abs. 3 eine Aufwertung erfahren hat, ist klar gesagt, dass jede medizinische Einrichtung und jedes Heim ein Hygienekonzept haben muss, das die Betreuung von Betroffenen ermöglicht. Das Infektionsschutzgesetz unterscheidet allerdings zwischen medizinischen Einrichtungen (§23 IfSG), die auch die Weiterverbreitung von multiresistenten Erregern verhindern müssen und Gemeinschaftseinrichtungen (§36 IfSG), die vor allem Infektionen verhindern sollen (Besiedlungen werden also in Kauf genommen). Auf jeden Fall sind einige prinzipielle Erwägungen sinnvoll:

2.2 Internes Meldewesen

Hygienefachkräfte und Hygienebeauftrage müssen über Fälle mit multiresistenten Erreger informiert werden. Dies kann über ein Formular geschehen, das über die Gattung des Erregers, die Lokalisation und den Aufenthaltsort des Betroffenen Auskunft gibt (2). Dabei ist es nicht von Bedeutung, ob das Formular elektronisch oder als Papierversion vorliegt. Die Hygieneverordnungen der Bundesländer verpflichten darüber hinaus, relevante Daten zur Infektionsprävention bei der Verlegung der Zieleinrichtung mitzuteilen, damit diese die nötigen Maßnahmen zumindest für den Personalschutz ergreifen kann.

2.3 Screening

Screening auf MRSA

Viele Krankenhäuser führen heute zumindest für ausgewählte Patienten bei der **Aufnahme** ein Eingangsscreening durch. Für MRSA stehen verschiedene Screeningmethoden zur Verfügung (3). Die KRINKO hat Risikogruppen definiert (4). Dazu gehören:
> Patienten mit MRSA-Anamnese,
> Kontaktpersonen (Mitpatienten im gleichen Zimmer mit MRSA),
> Antibiotikaeinnahme in den letzten 6 Monaten,
> Patienten mit chronischen Wunden,
> Patienten mit liegenden „Devices" (Katheter, Tracheostoma, PEG-Sonde),
> Dialysepatienten,
> Patienten mit chronischer Pflegebedürftigkeit,
> Patienten aus Hochprävalenz-Regionen/-Ländern/-Einrichtungen,
> Patienten mit Krankenhaus-Aufenthalt (> 3 Tage) in den letzten 12 Monaten oder nach Verlegung aus einer anderen Klinik,
> Patienten mit beruflich direktem Kontakt zu Tieren in Mastbetrieben,
> Patienten mit Brandverletzungen.

Für das Screening werden herkömmliche Abstrichtupfer mit Gel in der Hülle verwendet, wobei alle multiresistenten Erreger problemlos eine Nacht im Kühlschrank überstehen.

Für Risikogruppen kann ein *Eingangsscreening auf MRSA* durchgeführt werden. Die Risikogruppen sind durch die KRINKO definiert.

Screening auf Intensivstationen ➡ *Kapitel 6.2*

Prädilektionsstellen für die Besiedlung mit MRSA:

– Nasenvorhof (beide Nasenvorhöfe)

– Rachen

– Achseln

– Perineum, Leiste oder Rektum

– ggf. Wunde

Viele Einrichtungen gewinnen dabei einen Abstrich beider Nasenvorhöfe, die Ausbeute liegt nach einer Studie bei 96 %, wenn die Stirn (Haaransatz), Leiste und die Nasenvorhöfe abgestrichen werden (5). Abstriche von trockenen Stellen (trockene, borkige Nasenschleimhaut, verschorfte Austrittsstellen von Kathetern) werden ergiebiger, wenn die Watte zuvor mit physiologischer Kochsalz- oder Ringerlösung befeuchtet wurde. Die KRINKO selbst empfiehlt, einen kombinierten Nasen-Rachen-Abstrich sowie – falls vorhanden – Wunden und Katheteraustrittsstellen zu untersuchen (4).

Bei MRSA stehen für die Auswertung verschiedene Testbestecke zu Verfügung:

> Die klassische mikrobiologische Untersuchung dauert 48 Stunden nach Eingang der Probe im Labor, Preis ca. 12–18 €, Spezifität 98 %, Sensitivität ca. 96 %, Antibiogramm wird mitgeliefert.

> Die Untersuchung mittels Indikatoragar dauert 18–48 Stunden nach Eingang der Probe, die Erreger verraten sich durch typische Färbung der Kolonien (Magenta, Grün). Der Preis beträgt ca. 5–8 €, Spezifität ca. 70 % (24 h)- 90 % (48 h Bebrütung), Sensitivität ca. 80 %, kein Antibiogramm wird gewonnen, kann aber parallel angelegt werden. Indikatornährböden stehen auch für **ESBL** zur Verfügung.

Die PCR auf MRSA ist zum *Monitoring* einer Sanierung nicht geeignet.

> Die PCR auf MRSA zielt auf den Erbgutnachweis ab und kann zwischen „lebend" und „tot" nicht unterscheiden. Sie dauert 25 Minuten – 6 Stunden (Preis ca. 20–30 €, Sensitivität und Spezifität um 93 %, kein Antibiogramm). Die PCR ist im Gegensatz zu den kulturellen Methoden **zum Monitoring einer Sanierung nicht geeignet.**

Screening ist nur dann sinnvoll, wenn die Ergebnisse abgewartet werden und entsprechende Konsequenzen haben.

Das Screening macht nur Sinn, **wenn die Ergebnisse abgewartet werden und entsprechende Konsequenzen** haben. Die PCR ist **vor Operationen** indiziert, da bekannt ist, dass die Besiedlung mit MRSA das postoperative Infektionsrisiko erhöht (6). Ansonsten ist sie nur sinnvoll, wenn die Patienten nicht zu anderen in die Zimmer gelegt werden, bevor das Ergebnis da ist. Dies ist in der Regel organisatorisch nur machbar, wenn die PCR im eigenen Haus durchgeführt wird. Geht das nicht, ist sicherzustellen, dass das Ergebnis zeitnah und gezielt telefonisch übermittelt wird.

Poolabstriche (in Absprache mit dem Labor) sind Abstriche, die von mehreren Prädilektionsstellen an einem Patienten genommen werden.

So genannte **Poolabstriche** (Rachen, Nase mit einem Abstrich) sind zulässig. Abgestrichen werden sollten zusätzlich Wunden und Katheteraustrittsstellen.

Auf Grund der Infrastruktur eines Krankenhauses mit wenigen Einzelzimmern müssen Patienten mit unklarem Zustand in Bezug auf multiresistente Erreger in ein Zimmer mit anderen Patienten gelegt werden. Eine **zentrale Aufnahmestation** kann hier Abhilfe schaffen, steht aber nicht überall zur Verfügung. Die KRINKO geht davon aus, dass in den ersten drei Tagen eine Übertragung von MRSA im Krankenhaus relativ unwahrscheinlich ist (4). Dennoch sollte, wenn es sich nicht anders regeln lässt, der neue Patient **mit Patienten zusammmegelegt werden, die kein hohes Infektionsrisiko haben**. Das sind Patienten,

> die keine Wunden haben oder nur solche, deren Verbände bis zum nächsten Verbandwechsel geschlossen und trocken bleiben,

> keine Antibiotika einnehmen,

> kein Tracheostoma haben.

Personalscreening auf MRSA sollte nicht routinemäßig, sondern anlassbezogen durchgeführt werden, wenn es zu einem gehäuften Nachweis (2 oder mehr) von MRSA in einem räumlichen und zeitlichen Zusammenhang kommt.

Das **Personalscreening** auf MRSA wird in erster Linie mit Abstrichen der Nasenvorhöfe oder kombinierten Nasen-Rachen-Abstrichen durchgeführt. Die Auswertung erfolgt mittels einem kulturellen Nachweises. Personalscreening sollte anlassbezogen und nicht routinemäßig durchgeführt werden, nämlich dann, wenn vermehrt (2 oder mehr) Nachweise bei Patienten auftreten, die in einem räumlichen und zeitlichen Zusammenhang stehen (4).

Screening auf andere multiresistente Erreger

Für die MRGN-Stäbchen wurden im Oktober 2012 KRINKO-Empfehlungen veröffentlicht (7). MRGN-Screening kann mit einem Rektumabstrich (mit Stuhlanhaf-
tung) durchgeführt werden, auch Wundabstriche bzw. Abstriche von Katheteraustrittsstellen und Proben aus dem Respirationstrakt sowie Urin oder Abstriche von
der Harnröhrenmündung sind geeignet. Indikatornährböden können durch Einfär-
ben entsprechende Kolonien kenntlich machen, erlauben aber keine Zuordnung
zu 3MRGN oder 4MRGN. In Bouillonkulturen, auch als Anreicherung bezeichnet,
wachsen auch sehr geringe Ausgangszahlen gut nachweisbar hoch, weswegen die
Sensitivität erhöht wird. Dies scheint vor allem bei 4MRGN-Stäbchen sinnvoll.
Pseudomonas und *Acinetobacter* werden eher im Tracheostoma und auf Wunden
nachgewiesen, wobei bei 4MRGN-*Acinetobacter* auch Rachen- und der Abstrich
breiter Hautflächen sinnvoll sein können. Auch hier bieten sich Anreicherungen an.

Schnelltests auf PCR-Basis testen auf ESBL und bestimmte Carbapenemasen.
Die Ergebnisse stehen nach etwa 5 Stunden zur Verfügung. Nur große Kranken-
hauslaboratorien halten solche Geräte im Haus vor, so dass in der Regel noch ein
Versand erfolgen muss.

Als Risikopatienten müssen gelten:

> Patienten mit Kontakt zu Besiedelten/Infizierten,
> Patienten mit Besiedlung oder Infektion in der Anamnese,
> Patienten mit Behandlungen in ausländischen Gesundheitseinrichtungen,
    speziell aus Hochendemiegebieten wie Indien oder Lybien (< 12 Monate),
> Menschen mit Tierzuchtkontakt (v. a. bzgl. VRE, ESBL).

Gute Beispiele für risikoadaptierte Screening-Empfehlungen finden Sie auf den Seiten des MRE-Netzwerks Rhein-Main unter Downloads sowie auf den Seiten des Verbraucherschutzes Sachsen-Anhalt unter Aufnahmecheckliste Screening (*siehe Linksammlung im Download-Bereich zu diesem Buch*)

Zunehmend wird empfohlen, Patienten mit einem stationären Aufenthalt (> 3 Tage) in inländischen Einrichtungen mit hoher MRE-Prävalenz ebenfalls als Risikopatienten einzustufen.

2.4 Surveillance und Vergleich mit anderen Einrichtungen

Multiresistente Erreger können im „Krankenhaus-Infektions-Surveillance-System"
(KISS) erfasst und dann mit den Werten von anderen Häusern verglichen werden.

Zu unterscheiden sind die krankenhausbezogene Erfassung, für die ein Protokoll
für MRSA und CDAD zur Verfügung steht und auf der Website des Nationalen
Referenzzentrums für Hygiene (**www.nrz-hygiene.de**) heruntergeladen werden
können. MRGN und andere MRE werden dagegen stations- bzw. intensivstations-
bezogen in der Surveillance für diese Stationen erfasst. Auch hierfür stellt das NRZ
entsprechende Protokolle zur Verfügung.

Vergleichsdaten der einsendenden Häuser werden statistisch ausgewertet und im
Internet publiziert.

Als MRSA gilt für diese Berechnungen jeder *Staphylococcus-aureus*-Stamm mit
einer phänotypischen Oxacillin- oder Methicillinresistenz, das heißt der in manchen
Laboratorien durchgeführte Nachweis des *mec*A-Resistenzgenes ist ohne Belang.

Ein wiederaufgenommener Patient mit bekanntem MRSA gilt als neuer Fall, aber
jeder MRSA-Nachweis pro Patient wird nur einmal gezählt. Hat zum Beispiel
ein Patient einen positiven Wundabstrich und dies mehrmals, wird der entsprechende MRSA trotzdem nur einmal gezählt. Bei den gramnegativen Stäbchen sind
ESBL-Daten von 2008–2012 verfügbar.

Die Berechnungsgrundlagen sind (vgl. auch **Tabelle 2.1**):

1. Gesamtprävalenz: Gesamtzahl der MRE-Fälle pro 100 Patienten.
2. Inzidenz der nosokomialen MRE-Fälle: Auf Station erworbene Fälle pro 100
    Patiententage.
3. Als nosokomial gilt der MRE-Nachweis aus einem während des Aufenthaltes
    im Krankenhaus (später als Tag 3) abgenommenen Untersuchungsmaterial bei

MRSA-KISS ermöglicht einen Vergleich von Daten zu MRSA-Fällen aus verschiedenen Krankenhäusern gegenüber einem Mittelwert.

Für die MRSA-Daten sind die phänotypischen Oxacillin- oder Methicillinresistenzen relevant.

Jeder MRSA-Nachweis pro Patient wird nur einmal gezählt.

negativem oder unterlassenem Eingangsscreening bzw. fehlendem Nachweis vor Tag 3.

4. Aufnahmeprävalenz. Mitgebrachte MRE-Fälle bei Aufnahme: Anzahl mitgebrachter MRE-Fälle im Krankenhaus pro 100 Patienten des Krankenhauses. Hier war die MRE-Besiedlung oder MRE-Infektion bereits bei der Aufnahme bekannt (auch wenn nur mündlich mitgeteilt) oder der Nachweis erfolgte aus einem Material, das innerhalb der ersten 3 Tage nach Aufnahme gewonnen wurde.

5. Prävalenz der Infektionen: Anzahl der Infektionen mit MRE pro 100 Patiententage.

6. Indizidenzdichte nosokomialer Infektionen: Anzahl nosokomialer Infektionen pro 1000 Patiententage.

7. Inzidenzdichte der nosokomialen Infektionen mit auf der Station erworbenen MRE: Nosokomiale Infektionen mit auf der Station erworbenen MRE pro 1000 Patiententage.

Außerdem wird bei MRSA die Anzahl der Nasenabstriche erfasst und patientenbereinigt auf 100 Patienten bezogen.

Auf Grund des Zusammenziehens mehrerer Jahre und der fehlenden Kontrolle der gemeldeten Daten sind die KISS-Daten vor allem für kleinere Häuser nur noch sehr bedingt als Benchmark geeignet und schon gar nicht für Gerichtsgutachten zu gebrauchen.

Tabelle 2.1: Erfassung von MRSA-Daten.

	Erfassung im Haus			Referenz-KISS bei KH: MRSA-KISS, sonst STATIONS-KISS (Stand 2013)		
Erreger	Bezeichnung	KH	ST	25 % Quantil	Median	75 % Quantil
MRSA	*Gesamtprävalenz*	X	X	0,19	0,59	1,22
MRSA	*Aufnahmeprävalenz*	X	X	0,12	0,51	1,10
MRSA	*Inzidenz der auf Station erworbenen Fälle*		X	0,00	0,00	0,12
MRSA	*Inzidenzdichte der auf Station erworbenen Fälle*		X	0,00	0,00	0,18
MRSA	*Prävalenz Infektion pro 100 Patienten*		X	0,00	0,06	0,24
MRSA	*Inzidenzdichte nosokomialer Infektionen pro 1000 Patiententage*	X	X	0,00	0,00	0,00
MRSA	*Inzidenzdichte nosokomialer Infektionen durch nosokomiale Fälle*		X	0,00	0,00	0,00
MRSA	MRSA-Last (Anwesende MRSA-Patienten pro 100 Patienten)	X		0,92	1,47	2,21
MRSA	Anzahl Nasenabstriche pro 100 Patienten	X		11,07	25,01	46,25

Abkürzungen und Anmerkungen:
KH = Gesamtes Krankenhaus als Erfassungsgrundlage, ST = Einzelne Station als Erfassungsgrundlage
25 % = 25 %-Quantil (d. h. nur 25 % der Vergleichseinrichtungen liegen **darunter**)
75 % = 75 %-Quantil (d. h. nur 25 % der Vergleichseinrichtungen liegen **darüber**).
·Die in der Erregerspalte *kursiv* geschriebenen Zeilen werden für die einzelne Station, oder – soweit angekreuzt – für das ganze Haus erworben. Sofern nur für die eigene Station erworben, gibt es Referenzdaten auch für **die anderen multiresistenten Erreger** wie VRA, 3MRGN und 4MRGN.

2.5 Gesetzliche Erfassungspflichten

§ 23 Abs. 4 hält auch in der Neufassung des Infektionsschutzgesetzes 2011 an der Pflicht zur Führung einer Statistik nosokomialer Infektionen für Krankenhäuser und Einrichtungen für ambulantes Operieren fest. Auf die entsprechenden Empfehlungen der KRINKO und die unterschiedlichen Möglichkeiten, am KISS-System des Nationalen Referenzzentrums für Surveillance teilzunehmen (Anmeldung über: **www.webkess.de**), wird verwiesen. Jede Einrichtung muss eine **Arbeitsanweisung** für die Erfassung erlassen und die Ärzteschaft muss dazu angehalten werden, nosokomiale Infektionen zu erkennen und zu dokumentieren.

Jede Einrichtung muss eine Arbeitsanweisung für die Erfassung der Statistiken nosokomialer Infektionen vorweisen.

Über das Labor ist eine Resistenzstatistik über alle innerhalb des Betrachtungszeitraumes vorgefundenen Erreger und deren Antibiogramme erhältlich. Das Labor liefert auch die Liste der Erreger mit speziellen Resistenzen und Multiresistenzen, die nach Vorgaben des RKI zu erfassen sind.

Neu ist die Erfassung des **Antibiotikaverbrauchs**. Diese Daten liefert die Apotheke. Zu erfassen sind alle Antibiotika der folgenden Gruppen: Systemische Antibiotika, Antimykotika, Tuberkulostatika, Intestinale Antibiotika (die bei oraler Gabe nicht resorbiert werden, z.B. bei der selektiven Darmdekontamination), Virustatika und Nitroimidazole (in Deutschland nur das Metronidazol). Die Ausgabe der Menge nach Station oder Bereich erfolgt in von der WHO festgelegten Defined Daily Doses (DDD), die allerdings wenig mit den in Deutschland üblichen und in den Leitlinien empfohlenen Dosierungen zu tun haben. Um eine Vergleichbarkeit mit dem Vorjahr oder mit anderen Einrichtungen zu ermöglichen, sollen die DDD pro 100 Fälle und/oder pro 100 Patiententage angegeben werden. Dabei ist zwischen parenteraler und oraler Gabe zu unterscheiden (8).

Die Daten für den Antibiotikaverbrauch liefert die Apotheke.

Fallbeispiel zum Antibiotikaverbrauch.

> ■ **FALLBEISPIEL**
> Der Krankenhaushygieniker sieht sich den Antibiotikaverbrauch der einzelnen Fachgebiete des Krankenhauses an und vergleicht mit dem Vorjahr. Dabei fällt auf, dass eine Station plötzlich den zehnfachen Verbrauch an Moxifloxacin hat. Hier wird nachgeforscht werden müssen, ob dafür wirklich Indikationen bestanden oder einfach eine Gewohnheit eingerissen ist …

Die **Bewertung** ist gleichfalls gesetzlich vorgeschrieben. Die vorgefundenen Resistenzen werden dabei mit dem Antibiotikaverbrauch gespiegelt. Im Idealfall besteht bereits eine hauseigene **Antibiotikaleitlinie**, die dann den vorgefundenen Daten nach Besprechung in der Hygiene- und /oder Arzneimittelkommission des Hauses angepasst wird.

Im Idealfall besteht bereits eine hauseigene Antibiotikaleitlinie.

In einigen Häusern erfolgt die Mitteilung der aktuellen Resistenzen auch als „Brief des hygienebeauftragten Arztes", der in der Kitteltasche mitgeführt werden kann und auch die „goldenen Fragen" zur Verordnung von Antibiotika enthält (*siehe Merkkasten S. 22*).

In jedem Fall sind die Aufzeichnungen **zehn Jahre** aufzubewahren. Dem zuständigen Gesundheitsamt ist auf Verlangen Einsicht in die Aufzeichnungen zu gewähren.

Überregionale Datenquellen

Natürlich möchte man sich auch vergleichen, wenn man schon alle Daten erhoben hat. Hierzu stehen unterschiedliche überregionale Datenquellen zur Verfügung:

„Goldene Fragen" zur
Antibiotikaverordnung

> ▶▶ MERKE
>
> **„Goldene Fragen" zur Antibiotikaverordnung**
>
> \> Wurde eine mikrobiologische Diagnostik durchgeführt?
>
> \> Wie sieht das erwartete Resistenzspektrum aus – ambulante oder nosokomiale Infektion?
>
> \> Was will ich haben: Prophylaxe (Zeitlimit!) oder Therapie?
>
> \> Gibt es Hindernisse wie Kompartimente, Pseudokompartimente (Thromben, Fibrinbelege, Mikrozirkulationsstörungen) oder Hindernisse (Sequester, Nekrosen, Biofilm)?
>
> \> Pharmakokinetik, Allergie, Nieren- und Leberfunktion: Welche Risiken gibt es für den Patienten?
>
> \> Ist eine Kombination (Synergie – z. B. ß-Lactamantibiotikum/Aminoglycosid oder Spektrumerweiterung – z. B. Metronidazol für Anaerobier, Fluconazol gegen Hefepilze) sinnvoll?
>
> \> Ist eine Sequenztherapie (Oralisierung) möglich und sinnvoll? Ist der gleiche Wirkstoff möglich oder ein anderer sensibel getesteter?
>
> \> Deeskalation nach Intervention: Welche Möglichkeiten bestehen, vom initial gegebenen Breitspektrumantibiotikum auf ein schmaleres Spektrum zu deeskalieren?
>
> \> Wie lange läuft die Therapie schon? Kann abgesetzt werden? Soll umgesetzt werden?
>
> \> Wundinfektionen: Kann ich ein Antiseptikum einsetzen?

Internethinweise:

https://ars.rki.de/

https://ars.rki.de/Projekt_EARS.aspx

ARS – Antibiotika-Resistenz-Surveillance in Deutschland vom Robert Koch-Institut
ARS ist konzipiert als laborgestütztes Surveillancesystem zur kontinuierlichen Erhebung von Resistenzdaten aus der Routine für das gesamte Spektrum klinisch relevanter bakterieller Erreger. Die Daten kommen von Laboratorien, die Proben aus medizinischen Versorgungseinrichtungen und aus Arztpraxen mikrobiologisch untersuchen. So wird auch ein Eindruck über die im ambulanten Bereich auftretenden Resistenzen gewonnen. Die Daten werden auch an das *European Antimicrobial Resistance Surveillance Network* (EARS-Net) weitergeleitet, das die Resistenzentwicklung europaweit beobachtet.

PEG – Paul-Ehrlich-Gesellschaft für Chemotherapie

http://www.p-e-g.org/econtext/resistenzdaten

Diese Fachgesellschaft unterhält eine Arbeitsgemeinschaft „Empfindlichkeitsprüfung und Resistenz", die im Internet Resistenzdaten zur Verfügung stellt (PEG-Resistenzstudie).

SARI – Surveillance der Antibitioka-Anwendung und der bakteriellen Resistenzen auf Intensivstationen

http://www.sari-eu-burden.info/

SARI ist Teil eines Forschungsnetzwerkes zur Ausbreitung von nosokomialen Infektionen und resistenten Infektionserregern (SIR = spread of nosocomial infections and resistant pathogens). Erfasst werden die Anwendungsrate von Antibiotika und das Auftreten von MRE auf ca. 100 Intensivstationen. Gewonnen werden Daten zur Antibiotikaresistenz ausgewählter pathogener Bakterien, zur Antibiotika-Anwendung und eine Korrelation von Antibiotika-Verbrauch und Entwicklung von bakteriellen Resistenzen findet statt. Einige aktuelle Daten finden sich im ➡ *Kapitel 6.4.*

Fragen zum Kapitel 2:
Erfassung und Überwachung multiresistenter Erreger

1. Welche Screeningmöglichkeit für MRSA geht bei Verfügbarkeit vor Ort am schnellsten?

2. Wann ist ein Personalscreening sinnvoll?

3. Wie kann ein Screening auf ESBL durchgeführt werden?

4. Was bedeutet „ARS"?

Literatur

1. Kommission für Krankenhaushygiene und Infektionsprävention beim Robert Koch-Institut (Hrsg.): Infektionsprävention in Heimen. Bundesgesundheitsbl Gesundheitsforsch Gesundheitsschutz 2005; 48:1061–1080.

2. Schwarzkopf A: Praxiswissen für Hygienebeauftragte. Kohlhammer Verlag: Stuttgart. 3. Auflage, 2011.

3. Nationales Referenzentrum für Surveillance von nosokomialen Infektionen: MRSA-KISS: Surveillance-Protokoll methicillin-resistenter *Staphylococcus aureus* in Krankenhäusern. http://www.nrz-hygiene.de.

4. Kommission für Krankenhaushygiene und Infektionsprävention beim Robert Koch-Institut (Hrsg.): Empfehlungen zur Prävention und Kontrolle von Methicillin-resistenten *Staphylococcus aureus* (MRSA) in medizinischen und pflegerischen Einrichtungen. Bundesgesundheitsbl 2014; 57:696–732.

5. Rohr U, Wilhelm M, Muhr G, Gatermann S: Qualitative and (semi)quantitative characterization of nasal and skin methicillin-resistant *Staphylococcus aureus* carriage of hospitalized patients. Int J Hyg Environ Health. 2004; 207:51–5.

6. Kommission für Krankenhaushygiene und Infektionsprävention beim Robert Koch-Institut (Hrsg.): Prävention postoperativer Infektionen im Operationsgebiet. Bundesgesundheitsbl Gesundheitsforsch Gesundheitsschutz 2007; 50:377–393.

7. Kommission für Krankenhaushygiene und Infektionsprävention beim Robert Koch-Institut (Hrsg.): Hygienemaßnahmen bei Infektion oder Besiedlung mit multiresistenten gram-negativen Stäbchen. Bundesgesundheitsbl Gesundheitsforsch Gesundheitsschutz 2012; 55:1311–1354.

8. Kommission für Krankenhaushygiene und Infektionsprävention beim Robert Koch-Institut (Hrsg.): Festlegung der Daten zu Art und Umfang des Antibiotika-Verbrauchs in Krankenhäusern nach § 23 Abs. 4 Satz 2 IfSG, vom RKI gemäß § 4 Abs. 2 Nr. 2b zu erstellende Liste über die Daten zu Art und Umfang des Antibiotika-Verbrauchs. Bundesgesundheitsbl 2013; 56:996–1002.

3 HYGIENERECHT: GESETZE UND VERORDNUNGEN MIT BEZUG ZU MRE

3.1 Einführung

Das moderne Hygienekonzept basiert auf drei Säulen:

1. Allgemein gültige verbindliche Vorgaben in Gesetzen, Verordnungen und dazugehörigen Durchführungsbestimmungen des Bundes und der Länder sowie Vorgaben der Berufsgenossenschaften zum Arbeitsschutz (**Tabelle 3.1**)

2. Empfehlungen der Kommission für Krankenhaushygiene und Infektionsprävention (KRINKO) sowie der Kommission Antiinfektiva, Resistenz und Therapie (ART), beide am Robert Koch-Institut (RKI) in Berlin; bei dort nicht behandelten Themen können auch andere Quellen herangezogen werden (**Tabelle 3.2**).

3. Risikobewertung für die Patienten oder Bewohner (siehe Ausführungen dazu in den einzelnen Kapiteln, insbesondere ➡ *Kapitel 6*).

Relevante Passagen aus den in 1. genannten verbindlichen Vorgaben werden im Folgenden dargestellt und kommentiert.

3.2 Infektionsschutzgesetz

In Bezug auf multiresistente Erreger, deren Erfassung und Management ist vor allem § 23 des IfSG zu beachten.

Für medizinische Einrichtungen sind – in Bezug auf multiresistente Erreger, deren Erfassung und Management – vor allem **§ 23 IfSG** sowie § 6 und § 7 zu beachten.

Die Meldepflicht nach § 6 IfSG (behandelnde Ärzteschaft) wird um die Meldung von *Clostridium-difficile*-Infektionen (*Clostridium-difficile*-assoziierte Diarrhoe, CDAD) erweitert, wenn

– nach ambulanter Therapie eine stationäre Aufnahme nötig wurde,

– eine Intensivtherapie infolge der Infektion nötig wird,

Tabelle 3.1: Rechtsgrundlagen der Hygiene in medizinischen Einrichtungen mit Bezug zu multiresistenten Erregern.

Gesetze und Verordnungen	Status	Inhalte
Infektionsschutzgesetz (IfSG) § 6–9 Meldewesen § 23 für medizinische Einrichtungen § 36 für Heime	Verbindlich bundesweit	Hygieneplanpflicht, Meldewesen Status Empfehlungen der Kommissionen am RKI Pflicht zur Erfassung nosokomialer Infektionen, bestimmter Resistenzen und des Antibiotikaverbrauchs (Krankenhäuser und Einrichtungen für ambulantes Operieren)
Verordnungen der Bundesländer zur Hygiene und Infektionsprävention in medizinischen Einrichtungen	Verbindlich landesweit	Landesspezifische Regularien **für medizinische Einrichtungen**, gelegentlich auch andere Einrichtungen, in denen Erreger übertragen werden können
Medizinproduktebetreiberverordnung (MPBetreibV)	Verbindlich bundesweit	Medizinprodukte: Anwenderpflichten zum Patientenschutz Anforderungen an die Aufbereitung, Wartung und Dokumentation
Arzneimittelgesetz (AMG) und Arzneimittelbücher (Pharm. EU, DAB)	Verbindlich bundes- bzw. europaweit	Anforderungen an Wundspüllösungen, Hände-, Hautdesinfektionsmittel
Biostoff-Verordnung	Verbindlich bundesweit	Schutz von Mitarbeitern vor „biologischen Arbeitsstoffen" wie Bakterien, Viren, Pilzen, Parasiten und Toxinen
Technische Regel für biologische Arbeitsstoffe (TRBA) 250	Verbindlich bundesweit	Ausstattung der Räume, Arbeitskleidung, Schutzkleidung, Schutzmittel

Tabelle 3.2: Empfehlungen mit Bezug zu multiresistenten Erregern.

Empfehlungen	Status	Inhalte
Empfehlungen der Kommissionen (KRINKO/ART) des Robert Koch-Institutes	Relativ verbindliche, evidenzbasierte oder theoretisch abgeleitete Hygieneempfehlungen, bundesweit geltend, ggf. Abweichungen in Hygieneverordnungen der Bundesländer	Händehygiene Schutzkleidung Anforderungen der Hygiene an die Aufbereitung von Medizinprodukten Prävention postoperativer Infektionen Flächendesinfektion MRSA, MRGN
Expertenstandards, Konsensusempfehlungen	Empfehlungen, die fakultativ herangezogen werden können	z. B. AWMF-Leitlinien, DNQP-Expertenstandards Veröffentlichungen von Fachgesellschaften z.B. der Deutschen Gesellschaft für Krankenhaushygiene (DGKH)

– ein operativer Eingriff wegen toxischen Megacolons oder Darmperforation durch CDAD nötig wird,
– innerhalb von 30 Tagen der Erkrankte an den Folgen von CDAD verstirbt oder die Erkrankung zum Tod beigetragen hat.

Die Meldepflicht nach § 7 (**Labormeldepflicht**) wurde ausgeweitet (Änderung 2016)
– auf Carbapenem-Nichtempfindlichkeit bei Enterobakterien, ausgenommen Resistenz gegen Imipenem bei *Proteus, Providencia, Morganella, Serratia marcescens*,
– Carbapenem-Nichtempfindlichkeit bei Acinetobacter,
jeweils namentliche Meldung bei Kolonisation und Infektion. Wie bisher sind Nachweise von MRSA in Blutkultur oder Liquor namentlich meldepflichtig.

In der derzeit gültigen Fassung (März 2016) des IfSG wird zu § 23 ausgeführt:
§ 23 Nosokomiale Infektionen; Resistenzen; Rechtsverordnungen durch die Länder
(1) Beim Robert Koch-Institut wird eine Kommission für Krankenhaushygiene und Infektionsprävention eingerichtet. Die Kommission gibt sich eine Geschäftsordnung, die der Zustimmung des Bundesministeriums für Gesundheit bedarf. Die Kommission erstellt Empfehlungen zur Prävention nosokomialer Infektionen sowie zu betrieblich-organisatorischen und baulich-funktionellen Maßnahmen der Hygiene in Krankenhäusern und anderen medizinischen Einrichtungen. Die Empfehlungen der Kommission werden unter Berücksichtigung aktueller infektionsepidemiologischer Auswertungen stetig weiterentwickelt und vom Robert Koch-Institut veröffentlicht. Die Mitglieder der Kommission werden vom Bundesministerium für Gesundheit im Benehmen mit den obersten Landesgesundheitsbehörden berufen. Vertreter des Bundesministeriums für Gesundheit, der obersten Landesgesundheitsbehörden und des Robert Koch-Institutes nehmen mit beratender Stimme an den Sitzungen teil.

Dies ist die Rechtsgrundlage für die KRINKO.

(2) Beim Robert Koch-Institut wird eine Kommission Antiinfektiva, Resistenz und Therapie eingerichtet. Die Kommission gibt sich eine Geschäftsordnung, die der Zustimmung des Bundesministeriums für Gesundheit bedarf. Die Kommission erstellt Empfehlungen mit allgemeinen Grundsätzen für Diagnostik und antimikrobielle Therapie, insbesondere bei Infektionen mit resistenten Krankheits-

KRINKO = Kommission für Krankenhaushygiene und Infektionsprävention
http://www.rki.de/DE/Content/Kommissionen/KRINKO/krinko_node.html

erregern. Die Empfehlungen der Kommission werden unter Berücksichtigung aktueller infektionsepidemiologischer Auswertungen stetig weiterentwickelt und vom Robert Koch-Institut veröffentlicht. Die Mitglieder der Kommission werden vom Bundesministerium für Gesundheit im Benehmen mit den obersten Landesgesundheitsbehörden berufen. Vertreter des Bundesministeriums für Gesundheit, der obersten Landesgesundheitsbehörden, des Robert Koch-Institutes und des Bundesinstitutes für Arzneimittel und Medizinprodukte nehmen mit beratender Stimme an den Sitzungen teil.

ART = Kommission Antiinfektiva, Resistenz und Therapie

http://www.rki.de/DE/Content/Kommissionen/ART/ART_node.html

Dies ist die Rechtsgrundlage für die ART.

(3) Die Leiter folgender Einrichtungen haben sicherzustellen, dass die nach dem Stand der medizinischen Wissenschaft erforderlichen Maßnahmen getroffen werden, um nosokomiale Infektionen zu verhüten und die Weiterverbreitung von Krankheitserregern, insbesondere solcher mit Resistenzen, zu vermeiden:
1. Krankenhäuser,
2. Einrichtungen für ambulantes Operieren,
3. Vorsorge- oder Rehabilitationseinrichtungen, in denen eine den Krankenhäusern vergleichbare medizinische Versorgung erfolgt,
4. Dialyseeinrichtungen,
5. Tageskliniken,
6. Entbindungseinrichtungen,
7. Behandlungs- oder Versorgungseinrichtungen, die mit einer der in den Nummern 1 bis 6 genannten Einrichtungenvergleichbar sind,
8. Arztpraxen, Zahnarztpraxen und
9. Praxen sonstiger humanmedizinischer Heilberufe.
Die Einhaltung des Standes der medizinischen Wissenschaft auf diesem Gebiet wird vermutet, wenn jeweils die veröffentlichten Empfehlungen der Kommission für Krankenhaushygiene und Infektionsprävention beim Robert Koch-Institut und der Kommission Antiinfektiva, Resistenz und Therapie beim Robert Koch-Institut beachtet worden sind.

Aus diesem Absatz des § 23 IfSG können folgende Schlüsse gezogen werden:
Leiter bzw. Betreiber medizinischer Einrichtungen sind haftungsrechtlich für einen aktuellen und auf die Einrichtung zugeschnittenen Hygieneplan und die entsprechende Durchführung verantwortlich. Von dieser **Hygieneplanpflicht** werden alle medizinischen Einrichtungen einschließlich ambulanten Pflegediensten erfasst.

Leiter bzw. Betreiber medizinischer Einrichtungen sind haftungsrechtlich für die Erstellung eines einrichtungsspezifischen *Hygieneplans* verantwortlich.

Abweichungen von den KRINKO-Empfehlungen sind zulässig, wenn sie entsprechend begründet und schriftlich dokumentiert wurden.

Bei der Abfassung des Hygieneplans sind die Empfehlungen von KRINKO und ART zu berücksichtigen. **Abweichungen, die gut begründet sind und schriftlich dokumentiert wurden, sind zulässig.** Dies ist wichtig, da die KRINKO-Empfehlungen in der evidenzbasierten Form viele Bereiche noch gar nicht erfassen oder bereits wieder teilweise veraltet sind.

(4) Die Leiter von Krankenhäusern und von Einrichtungen für ambulantes Operieren haben sicherzustellen, dass die vom Robert Koch-Institut nach § 4 Absatz 2 Nummer 2 Buchstabe b festgelegten nosokomialen Infektionen und das Auftreten von Krankheitserregern mit speziellen Resistenzen und Multiresistenzen fortlaufend in einer gesonderten Niederschrift aufgezeichnet, bewertet und sachgerechte Schlussfolgerungen hinsichtlich erforderlicher Präventionsmaß-

nahmen gezogen werden und dass die erforderlichen Präventionsmaßnahmen dem Personal mitgeteilt und umgesetzt werden. Darüber hinaus haben die Leiter sicherzustellen, dass die nach § 4 Absatz 2 Nummer 2 Buchstabe b festgelegten Daten zu Art und Umfang des Antibiotika-Verbrauchs [...]

Gemeint ist folgende Passage aus § 4 IfSG:

Das Robert Koch-Institut

1. [...]

2. hat entsprechend den jeweiligen epidemiologischen Erfordernissen

a) Kriterien (Falldefinitionen) für die Übermittlung eines Erkrankungs- oder Todesfalls und eines Nachweises von Krankheitserregern zu erstellen,

b) die nach § 23 Absatz 4 zu erfassenden nosokomialen Infektionen, Krankheitserreger mit speziellen Resistenzen und Multiresistenzen und Daten zu Art und Umfang des Antibiotika-Verbrauchs festzulegen, in einer Liste im Bundesgesundheitsblatt zu veröffentlichen und fortzuschreiben,

Hier sind also – wie bereits jetzt schon für die **Erfassung** bestimmter **Erreger** und **Resistenzen** auch Anforderungen zur Erhebung des **Antibiotikaverbrauchs** zu erwarten.

§ 23 Abs. 4 wird so fortgesetzt:

[...] fortlaufend in zusammengefasster Form aufgezeichnet, unter Berücksichtigung der lokalen Resistenzsituation bewertet und sachgerechte Schlussfolgerungen hinsichtlich des Einsatzes von Antibiotika gezogen werden und dass die erforderlichen Anpassungen des Antibiotikaeinsatzes dem Personal mitgeteilt und umgesetzt werden. Die Aufzeichnungen nach den Sätzen 1 und 2 sind zehn Jahre nach deren Anfertigung aufzubewahren. Dem zuständigen Gesundheitsamt ist auf Verlangen Einsicht in die Aufzeichnungen, Bewertungen und Schlussfolgerungen zu gewähren.

Folgendes gilt also nur für Krankenhäuser und Einrichtungen für ambulantes Operieren:

1.) **Erfassung nosokomialer Infektionen**, wobei laut KRINKO möglichst die Kriterien und Vorgaben des Krankenhaus-Infektions-Surveillance-Systems (KISS, www.nrz-hygiene.de) heranzuziehen sind.

2.) **Erfassung der vom RKI ausgewählten und vorgegebenen Erregern mit bestimmten Resistenzen und Multiresistenzen**. Die Erfassung erfolgt in der Regel automatisch durch das mikrobiologische Labor, das auch die Resistenzstatistik erstellt. Die Daten sollen zumindest in Krankenhäusern monatlich für jede Station übermittelt und z.B. vom zuständigen Hygienebeauftragten Arzt bewertet werden.

3.) **Erfassung des Antibiotikaverbrauchs**. Diese Daten liefert die Apotheke und zwar möglichst fachgebietsweise (also z.B. für die innere Medizin, Unfallchirurgie, Allgemeinchirurgie, Urologie usw.). Ausgewiesen wird der Verbrauch in Defined Daily Doses pro 100 Fälle oder Patiententage.

4.) **Bewertung,** die die Daten zu 1 in Bezug setzt zu Referenzdaten, im Idealfall aus dem KISS oder alternativ aus der Literatur. Bei Überschreitung der Referenzwerte müssen Maßnahmen wie z.B. Schulungen ergriffen und dokumentiert werden.

5.) Die **Daten** zu 2 und 3 **müssen in Beziehung gesetzt werden**, z.B. muss evaluiert werden, ob die Gabe von bestimmten Antibiotika, z.B. Ciprofloxacin, zu vermehren Resistenzen z.B. bei *E. coli* geführt haben. Gleichzeitig muss die Analyse des Resistenzspektrums zu Überlegungen bezüglich der kalkulierten Chemotherapie und der perioperativen Prophylaxe führen.

Es müssen daraus Empfehlungen an alle behandelnden Ärzte im Krankenhaus oder der Einrichtung für ambulantes Operieren resultieren, wie bei Prävention und Therapie vorzugehen ist. Die Ärzte sind aber berechtigt, je nach Einzelfall die Empfehlungen anzuwenden oder zu verändern.

§ 23 wird fortgesetzt:

(5) Die Leiter folgender Einrichtungen haben sicherzustellen, dass innerbetriebliche Verfahrensweisen zur Infektionshygiene in Hygieneplänen festgelegt sind:

1. Krankenhäuser,

2. Einrichtungen für ambulantes Operieren,

3. Vorsorge- oder Rehabilitationseinrichtungen,

4. Dialyseeinrichtungen,

5. Tageskliniken,

6. Entbindungseinrichtungen und

7. Behandlungs- oder Versorgungseinrichtungen, die mit einer der in den Nummern 1 bis 6 genannten Einrichtungen vergleichbar sind.

Die Landesregierungen können durch Rechtsverordnung vorsehen, dass Leiter von Zahnarztpraxen sowie Leiter von Arztpraxen und Praxen sonstiger humanmedizinischer Heilberufe, in denen invasive Eingriffe vorgenommen werden, sicherzustellen haben, dass innerbetriebliche Verfahrensweisen zur Infektionshygiene in Hygieneplänen festgelegt sind. Die Landesregierungen können die Ermächtigung durch Rechtsverordnung auf andere Stellen übertragen.

Die *Hygieneplanpflicht* ist in Absatz 5 des § 23 IfSG festgelegt.

Hier ist die **Hygieneplanpflicht** festgeschrieben.

(6) Einrichtungen nach Absatz 5 Satz 1 unterliegen der infektionshygienischen Überwachung durch das Gesundheitsamt. Einrichtungen nach Absatz 5 Satz 2 können durch das Gesundheitsamt infektionshygienisch überwacht werden.

(7) Die mit der Überwachung beauftragten Personen sind befugt, zu Betriebs- und Geschäftszeiten Betriebsgrundstücke, Geschäfts- und Betriebsräume, zum Betrieb gehörende Anlagen und Einrichtungen sowie Verkehrsmittel zu betreten, zu besichtigen sowie in die Bücher oder sonstigen Unterlagen Einsicht zu nehmen und hieraus Abschriften, Ablichtungen oder Auszüge anzufertigen sowie sonstige Gegenstände zu untersuchen oder Proben zur Untersuchung zu fordern oder zu entnehmen, soweit dies zur Erfüllung ihrer Aufgaben erforderlich ist. § 16 Absatz 2 Satz 2 bis 4 gilt entsprechend.

Die Befugnisse des *Gesundheitsamts* als zuständige Aufsichtsbehörde sind in Absatz 6 und 7 des § 23 IfSG geregelt.

Diese beiden Absätze regeln die Befugnisse des **Gesundheitsamts** als zuständiger **Aufsichtsbehörde**. Abschließend gibt es „Hausaufgaben" für die Bundesländer zur Überarbeitung oder Neuerstellung ihrer Hygieneverordnungen. Die Bundesländer haben dies auch mittlerweile umgesetzt.

(8) Die Landesregierungen haben bis zum 31. März 2012 durch Rechtsverordnung für Krankenhäuser, Einrichtungen für ambulantes Operieren, Vorsorge- oder Rehabilitationseinrichtungen, in denen eine den Krankenhäusern vergleichbare medizinische Versorgung erfolgt, sowie für Dialyseeinrichtungen und Tageskliniken

die jeweils erforderlichen Maßnahmen zur Verhütung, Erkennung, Erfassung und Bekämpfung von nosokomialen Infektionen und Krankheitserregern mit Resistenzen zu regeln. Dabei sind insbesondere Regelungen zu treffen über:

1. *hygienische Mindestanforderungen an Bau, Ausstattung und Betrieb der Einrichtungen,*

2. *Bestellung, Aufgaben und Zusammensetzung einer Hygienekommission,*

3. *die erforderliche personelle Ausstattung mit Hygienefachkräften und Krankenhaushygienikern und die Bestellung von hygienebeauftragten Ärzten einschließlich bis längstens zum 31. Dezember 2016 befristeter Übergangsvorschriften zur Qualifikation einer ausreichenden Zahl geeigneten Fachpersonals,*

4. *Aufgaben und Anforderungen an Fort- und Weiterbildung der in der Einrichtung erforderlichen Hygienefachkräfte, Krankenhaushygieniker und hygienebeauftragten Ärzte,*

5. *die erforderliche Qualifikation und Schulung des Personals hinsichtlich der Infektionsprävention,*

6. *Strukturen und Methoden zur Erkennung von nosokomialen Infektionen und resistenten Erregern und zur Erfassung im Rahmen der ärztlichen und pflegerischen Dokumentationspflicht,*

7. *die zur Erfüllung ihrer jeweiligen Aufgaben erforderliche Einsichtnahme der in Nummer 4 genannten Personen in Akten der jeweiligen Einrichtung einschließlich der Patientenakten,*

8. *die Information des Personals über Maßnahmen, die zur Verhütung und Bekämpfung von nosokomialen Infektionen und Krankheitserregern mit Resistenzen erforderlich sind,*

9. *die klinisch-mikrobiologisch und klinisch-pharmazeutische Beratung des ärztlichen Personals,*

10. *die Information von aufnehmenden Einrichtungen und niedergelassenen Ärzten bei der Verlegung, Überweisung oder Entlassung von Patienten über Maßnahmen, die zur Verhütung und Bekämpfung von nosokomialen Infektionen und von Krankheitserregern mit Resistenzen erforderlich sind. Die Landesregierungen können die Ermächtigung durch Rechtsverordnung auf andere Stellen übertragen.*

Heime und Gemeinschaftseinrichtungen

Heime zur Betreuung von alten Menschen bzw. mit Einschränkungen werden nach wie vor im § 36 des Infektionsschutzgesetzes erfasst:

§ 36 Einhaltung der Infektionshygiene

(1) Folgende Einrichtungen legen in Hygieneplänen innerbetriebliche Verfahrensweisen zur Infektionshygiene fest und unterliegen der infektionshygienischen Überwachung durch das Gesundheitsamt:

1. *die in § 33 genannten Gemeinschaftseinrichtungen,*

2. *Einrichtungen nach § 1 Absatz 1 bis 5 des Heimgesetzes,*

3. *Betreuungs- oder Versorgungseinrichtungen, die mit einer der in den Nummern 1 und 2 genannten Einrichtungenvergleichbar sind,*

4. *Obdachlosenunterkünfte,*

5. *Gemeinschaftsunterkünfte für Asylbewerber, Spätaussiedler und Flüchtlinge,*

6. *sonstige Massenunterkünfte und*

7. *Justizvollzugsanstalten.*

Hier findet sich die **Hygieneplanpflicht** für **Heime und Gemeinschaftseinrichtungen.**

(2) [...]

(3) Die mit der Überwachung beauftragten Personen sind befugt, zu Betriebs- und Geschäftszeiten Betriebsgrundstücke, Geschäfts- und Betriebsräume, zum Betrieb gehörende Anlagen und Einrichtungen sowie Verkehrsmittel zu betreten, zu besichtigen sowie in die Bücher oder sonstigen Unterlagen Einsicht zu nehmen und hieraus Abschriften, Ablichtungen oder Auszüge anzufertigen sowie sonstige Gegenstände zu untersuchen oder Proben zur Untersuchung zu fordern oder zu entnehmen, soweit dies zur Erfüllung ihrer Aufgaben erforderlich ist. § 16 Absatz 2 Satz 2 bis 4 gilt entsprechend.

Hier werden die weitreichenden Kompetenzen des **Gesundheitsamts** beschrieben.

(4) Personen, die in ein Altenheim, Altenwohnheim, Pflegeheim oder eine gleichartige Einrichtung im Sinne des § 1 Abs. 1 bis 5 des Heimgesetzes oder in eine Gemeinschaftsunterkunft für Obdachlose, Flüchtlinge, Asylbewerberoder in eine Erstaufnahmeeinrichtung des Bundes für Spätaussiedler aufgenommen werden sollen, haben vor oder unverzüglich nach ihrer Aufnahme der Leitung der Einrichtung ein ärztliches Zeugnis darüber vorzulegen, dass bei ihnen keine Anhaltspunkte für das Vorliegen einer ansteckungsfähigen Lungentuberkulose vorhanden sind. Bei Aufnahme in eine Gemeinschaftsunterkunft für Flüchtlinge, Asylbewerber oder in eine Erstaufnahmeeinrichtung des Bundes für Spätaussiedler muss sich das Zeugnis bei Personen, die das 15. Lebensjahr vollendet haben, auf eine im Geltungsbereich dieses Gesetzes erstellte Röntgenaufnahme der Lunge stützen; bei erstmaliger Aufnahme darf die Erhebung der Befunde nicht länger als sechs Monate, bei erneuter Aufnahme zwölf Monate zurückliegen.
Bei Schwangeren ist von der Röntgenaufnahme abzusehen; stattdessen ist ein ärztliches Zeugnis vorzulegen, dass nach sonstigen Befunden eine ansteckungsfähige Lungentuberkulose nicht zu befürchten ist.

[...]

(5) Das Grundrecht der körperlichen Unversehrtheit (Artikel 2 Abs. 2 Satz 1 Grundgesetz) wird insoweit eingeschränkt.

Diese Regelung würde auch zum Nachweis einer eventuell noch nicht erkannten Infektion mit multiresistenten Mykobakterien führen.

3.3 Technische Regel für biologische Arbeitsstoffe 250 „Biologische Arbeitsstoffe im Gesundheitswesen und der Wohlfahrtspflege"

Die TRBA 250 gibt praktische Hinweise zum Personalschutz. Laut BiostoffV und TRBA 466 sind alle derzeit bekannten multiresistenten Erreger der Risikogruppe 2 zuzuordnen. Damit sind zumindest aus Personalschutzgründen nur die üblichen Hygienemaßnahmen zum Schutz der eigenen Person ausreichend. Diese umfassen laut aktueller TRBA 250:

Alle derzeit bekannten multiresistenten Erreger sind gemäß BiostoffV und TRBA 466 der *Risikogruppe 2* zuzuordnen.
Download der TRBA 250 z. B. unter www.baua.de

> Waschplätze mit handberührungsfreien Armaturen, Spendern für Waschlotion, Händedesinfektionsmittel, Einmalhandtücher sowie auch Warmwasser sind (Ziffer 4.1.1) sind für das Personal in stationären Einrichtungen vorzuhalten.
> Oberflächen müssen leicht zu reinigen und zu desinfizieren sein (4.1.4)
> Keine Lebensmittellagerung bei Kontaminationsgefahr (z.B. unreine Seiten, Reinigungswagen), 4.1.6
> Generelles Schmuckverbot bei hygienischer Händedesinfektion einschließlich Piercing, Freundschaftsbändern (4.1.7)
> Umkleidemöglichkeiten (4.1.8)
> Stichsichere Arbeitsmittel (4.2.5)
> Bereitstellung von ausreichend geeigneter Schutzkleidung (4.2.6 – 4.2.10)
> Kontaminierte Arbeitskleidung muss vom Arbeitgeber aufbereitet werden.

2014 wurden auch mit der Ziffer 5.1.1 Regelungen für ambulante Pflegedienste eingeführt:

(4) Die Bereitstellung von Schutzkleidung, persönlicher Schutzausrüstung und Arbeitsmitteln erfolgt in der Regel in den Diensträumen des ambulanten Dienstes. Finden hier auch Tätigkeiten wie die Reinigung kontaminierter Arbeits- oder Schutzkleidung oder der PSA statt, sind diese in die Gefährdungsbeurteilung einzubeziehen.

(5) Der Arbeitgeber hat in Arbeitsanweisungen Festlegungen zum Umgang mit Arbeitskleidung und persönlicher Schutzausrüstung sowie zu den erforderlichen Maßnahmen zur Hygiene und Desinfektion zu treffen.

(6) Während der Pflegetätigkeiten ist Arbeitskleidung zu tragen. Ist mit Kontaminationen der Arbeitskleidung zu rechnen, ist die vom Arbeitgeber gestellte Schutzkleidung sowie die jeweils notwendige persönliche Schutzausrüstung (Schutzhandschuhe, flüssigkeitsdichte Schürzen, FFP-Masken als Atemschutz, wenn infektiöse Aerosole freiwerden können) zu verwenden. Der Arbeitgeber hat festzulegen, bei welchen Tätigkeiten welche Schutzkleidung und Persönliche Schutzausrüstung (PSA) zu tragen ist. Er legt auch fest, wann Mund-Nasen-Schutz als Berührungsschutz erforderlich ist.

(7) Kontaminierte Schutzkleidung und PSA sind – sofern es sich nicht um Einwegprodukte handelt – vom Arbeitgeber mit geeigneten Verfahren zu desinfizieren und zu reinigen. In der gleichen Weise ist mit kontaminierter Arbeitskleidung zu verfahren. Behältnisse zum Sammeln kontaminierter Arbeitskleidung (z.B. mitwaschbarer ausreichend widerstandsfähiger Wäschesack) und benutzter wiederverwendbarer Schutzkleidung bzw. PSA sind vorzuhalten.

(8) Die notwendigen Hygienemaßnahmen sind entsprechend der Arbeitsanweisung umzusetzen, insbesondere die hygienische Händedesinfektion. Zudem sind den Beschäftigten Hautschutz- und -pflegemittel zur Verfügung zu stellen.

> *Hinweise: Die Händedesinfektion soll tätigkeitsnah erfolgen. Dafür haben sich Kittelflaschen bewährt.*
> *Bei der Auswahl der Desinfektionsmittel ist neben dem Verwendungszweck und dem Wirkungsspektrum auch deren mögliche gesundheitsschädliche Wirkung zu berücksichtigen.*

Es sollte vertraglich sichergestellt sein, dass die vorhandene Waschgelegenheit im häuslichen Bereich des Pflegekunden genutzt werden kann.

(9) Zur Vermeidung von Stich- und Schnittverletzungen sind Sicherheitsgeräte (Sicherheitslanzetten, Instrumente zur Blutabnahme mit Sicherheitsmechanismus) – wie in Nummer 4.2.5 beschrieben – einzusetzen.

(10) Zur Entsorgung verwendeter spitzer und scharfer Arbeitsgeräte sind die in Nummer 4.2.5 Absatz 6 beschriebenen Behälter mitzuführen und zu benutzen. Gebrauchte Kanülen dürfen nicht in die Kanülenabdeckung zurückgesteckt werden. Auch Instrumente mit ausgelöstem Sicherheitsmechanismus müssen entsprechend entsorgt werden.

> *Hinweis: Die Abfallbehältnisse können gegebenenfalls über den Hausmüll des Pflegekunden entsorgt werden. Siehe auch Anhang 8 – Abfallschlüssel 180101.*

(11) Für wiederverwendbare kontaminierte Arbeitsgeräte müssen geeignete Transportbehältnisse zur Verfügung stehen, falls die Geräte nicht vor Ort desinfiziert/aufbereitet werden können.

(12) Treten besondere Infektionsgefährdungen aufgrund einer Erkrankung/Infektion des Pflegekunden/Patienten auf, sind weitergehende Schutzmaßnahmen unter Einbeziehung des Übertragungsweges im Rahmen der Gefährdungsbeurteilung festzulegen.

Bezüglich der multiresistenten Erreger wird keine aerogene Übertragbarkeit angenommen. Der Mund-Nase-Schutz dient daher als „Berührungsschutz" und soll verhindern, dass man während der Pflegetätigkeiten an Besiedelten oder Infizierten versehentlich in das Gesicht fasst und so selbst besiedelt wird (Ziffer 4.2.10 Satz 3).

TRBA 250 Ziffer 5.7 gibt Hinweise zu den besonderen und zusätzlichen Schutzmaßnahmen bei Arbeitsbereichen und Tätigkeiten mit multiresistenten Erregern.

Weitere Hinweise gibt die **Ziffer 5.7 „Multiresistente Erreger":**

5.7.1 Erreger mit Antibiotikaresistenzen, so genannte Multiresistente Erreger (MRE), unterscheiden sich bezüglich ihrer Übertragungswege und krankmachenden Wirkungen sowie ihrer Eigenschaften in der Umwelt und ihrer Empfindlichkeit gegenüber Desinfektionsmitteln nicht von gleichen Erregern ohne diese Resistenz. Für den Arbeitsschutz ist deshalb die strikte Einhaltung der allgemeinen Hygienemaßnahmen ausreichend. Barriere-/Isolierungs-Maßnahmen allein können unzureichende oder nicht strikt eingehaltene allgemeine Hygienemaßnahmen nicht ersetzen.

5.7.2 Werden Tätigkeiten durchgeführt, bei denen es nicht zum Kontakt mit Körperflüssigkeiten kommt, z.B. bei Betreten des Patientenzimmers zum Austeilen von Essen, und dies auch akzidentiell, z.B. durch unkontrollierte Hustenstöße bei Tracheotomierten, nicht zu erwarten ist, ist keine persönliche Schutzausrüstung erforderlich. Sollte es im Rahmen dieser Tätigkeiten doch zu Kontakt mit Körperflüssigkeiten kommen, z.B. weil der Patient droht, aus dem Bett zu stürzen, so kann durch Wechsel gegebenenfalls kontaminierter Arbeitskleidung das Risiko der MRE-Übertragung vermieden werden. Beim Verlassen des Zimmers ist eine Händedesinfektion erforderlich.

5.7.3 Bei vorhersehbarem Kontakt zu Körperflüssigkeiten bei Tätigkeiten an MRE-tragenden Patienten sind Schutzmaßnahmen erforderlich, die dazu dienen, die Beschäftigten zu schützen und den Erreger innerhalb der Einrichtung nicht weiter zu verbreiten. Diese Maßnahmen müssen anhand individueller Risikoanalysen festgelegt werden. Ist ein Kontakt zu den Schleimhäuten von Nase oder Mund ausgeschlossen, ist ein Mund-Nasen-Schutz als Berührungsschutz im Allgemeinen entbehrlich.

5.7.4 Mit einem Auftreten von MRE in Arbeitsbereichen des Gesundheitswesens ist grundsätzlich immer zu rechnen. Treten in einem Bereich nachgewiesenermaßen MRE auf, sind die Schulungen gem. Infektionsschutzgesetz und MedHygV sicherzustellen. Dies schließt auch die zeitnahe Kommunikation mit den jeweils an der Patientenbetreuung Beteiligten ein.

5.7.5 Im Patientenzimmer bereitgehaltene Schutzkleidung muss staub- und kontaminationsgeschützt sein.

5.7.6 An die Abfallentsorgung und Wäscheaufbereitung sind aus infektionspräventiver Sicht im Vergleich zu anderen Abfällen im Gesundheitswesen keine speziellen Anforderungen zu stellen.

Hinweis zu Nummer 5.7: Überregionale und regionale Netzwerke zu Multiresistenten Erregern (MRE), z.B. in Bayern, Niedersachsen, Nordrhein-Westfalen, können zur Schulung und Kommunikation wichtige Unterstützung bieten, da sie die Bekanntmachung und Vereinheitlichung des MRE-Managements im Gesundheitswesen zum Ziel haben. Sie stellen zum Teil spezifische Informationen, meist auf Webseiten, zur Verfügung (FAQ, Merkblätter, Überleitungsbögen) und koordinieren die Netzwerkarbeit der Einrichtungen des Gesundheitswesens vor Ort, die dann aktiv im Netzwerk mitarbeiten können.

Überleitungsbögen für die verschiedenen Bundesländer stellen in der Regel die entsprechenden MRE-Netzwerke oder auch die Kassenärztliche Vereinigung zur Verfügung.

3.4 Regelungen der Bundesländer

Alle 16 Bundesländer haben Verordnungen für die Hygiene in medizinischen Einrichtungen herausgebracht. Eine „sektorenübergreifende Informationsweitergabe" von relevanten Daten wird gefordert, also eine Überleitung, die auch eine Beratung zu Maßnahmen enthält. Dies ist eine etwas unglückliche Lösung, da es den die Überleitungsbögen ausfüllenden Kräften in den Krankenhäusern nicht immer gelingt, die Situation z. B. in einem Altenheim nachzuempfinden.

Unter den in der TRBA 250 erwähnten Netzwerken (➡ *vergleiche auch Anhang C)* hat auch das MRE-Netzwerk Rhein-Main einen sehr guten Überleitungsbogen entwickelt, der in ➡ *Anhang D* beispielhaft abgedruckt ist.

Damit sind die **verbindlichen Quellen** genannt. Auf die Empfehlungen der KRINKO wird in den folgenden Kapiteln eingegangen.

Hinweis:
Landesweit für Krankenhäuser verpflichtendes Qualitätssicherungsverfahren in Baden-Württemberg:
QS MultiResistenteErreger (QS MRE)
www.geqik.de

3.5 Meldepflichten

Nach § 7 IfSG ist der Nachweis von MRSA in Blutkulturen und/oder Liquor durch das nachweisende Labor meldepflichtig. Darüber hinaus gibt es erweiterte Meldepflichten einzelner Bundesländer und seit 2016 eine Meldepflicht für Carbapenem-resistente Enterobakterien (ausgenommen *Providencia, Morganella, Proteus, Serratia marcescens*) sowie Carbapenem-resistente Acinetobacter spp. (➡ *S. 25).*

Internethinweis: Übersicht über Meldepflichten
http://www.rki.de/DE/Content/Infekt/IfSG/Meldepflichtige_Krankheiten/Meldepflichtige_Krankheiten_node.html

Immer meldepflichtig ist das Auftreten von zwei oder mehr Fällen von **Infektionen** (**nicht** asymptomatischen Besiedlungen) mit dem gleichen Erreger, wenn ein epidemiologischer Zusammenhang hergestellt werden kann. Ein epidemiologischer Zusammenhang ist zu vermuten, wenn die Betroffenen in einem Eingangsscreening negativ waren, länger als 3 Tage im Krankenhaus waren und eine der folgenden Fragen bejaht werden kann:

Die betroffenen Patienten hatten direkt bzw. indirekt Kontakt, also:

Wurden sie im gleichen OP operiert, bzw. gleichen OP-Team?

– Wurden dieselben Medizinprodukte angewandt?

– Lagen die Betroffenen im gleichen Zimmer?

– Wurden sie vom gleichen Personal (auch Reinigungsdienst, Physiotherapie etc. betreut?

FRAGEN ZUM KAPITEL 3:
GESETZE UND VERORDNUNGEN MIT BEZUG ZU
MULTIRESISTENTEN ERREGERN

1. Wer trägt die haftungsrechtliche Hygieneverantwortung in einer medizinischen Einrichtung?

2. Welche Daten müssen gemäß § 23 Abs. 4 durch Krankenhäuser und Einrichtungen für ambulantes Operieren erfasst werden?

3. In welchem Paragraphen des IfSG sind Heime erfasst?

Literatur

1. Gesetz zur Verhütung und Bekämpfung von Infektionskrankheiten beim Menschen (Infektionsschutzgesetz - IfSG) vom 20. Juli 2000 (BGBl. I S. 1045), das zuletzt durch Artikel durch Artikel 70 der Verordnung vom 31.08.2015 (BGBl. I S.1474) geändert worden ist. Abrufbar unter: http://www.gesetze-im-internet.de/ifsg/

2. Bundesanstalt für Arbeitsschutz und Arbeitsmedizin: Biologische Arbeitsstoffe im Gesundheitswesen und in der Wohlfahrtspflege (TRBA 250). Ausgabe März 2014. GMBl 2014, Nr. 10/11 vom 27.03.2014. Letzte Änderung: 21.7.2015 (Abgerufen am 20. März 2016). Abrufbar unter: http://www.baua.de/de/Themen-von-A-Z/Biologische-Arbeitsstoffe/TRBA/TRBA-250.html

3. Schneider A, Bierling G (Hrsg.): Hygiene und Recht. Entscheidungssammlung. Richtlinien. Loseblattsammlung/CD-ROM. mhp-Verlag: Wiesbaden. 30. Lieferung, Stand März 2016.

4 Eigenschaften häufiger multiresistenter Erreger

4.1 Prinzipielle Eigenschaften multiresistenter Erreger

Zunächst sind auch multiresistente Bakterien immer noch Bakterien. Sie sind nicht in der Lage, Sporen zu bilden und damit auf Wasser und Nahrungsstoffe zur Vermehrung angewiesen. Sie überleben auf unbelebten Flächen Tage bis Monate.

Durch Schranktüren oder Container bohren sie sich aber nicht. Sie können nicht aktiv durch die Luft fliegen und auch nicht vom Boden in die Betten springen.

Aber sie können weitergetragen werden und das bevorzugt mit nicht desinfizierten Händen oder nicht rechtzeitig gewechselten Handschuhen.

Die Evolution hat eine Fülle von Bakterienarten mit unterschiedlichen Lebensräumen hervorgebracht, die über unterschiedliche Lebensgewohnheiten verfügen.

Jedes multiresistente Bakterium behält zunächst einmal die Eigenschaften, die der Gattung allgemein zuzuordnen sind. So bleibt MRSA *Staphylococcus aureus*, und 3MRGN oder 4MRGN bleiben Darmbakterien wie z. B. *Escherichia coli* und in Deutschland insbesondere auch *Klebsiella* spp. oder *Pseudomonas aeruginosa* oder *Acinetobacter baumannii*.

Die Pathogenitätsfaktoren bleiben die gleichen wie bei den weniger resistenten Stämmen, das Verhalten auf belebten und unbelebten Flächen bleibt das gleiche und – am wichtigsten – das Verhalten gegenüber Desinfektionsmitteln bleibt das gleiche. Und dies bedeutet, dass Hände- und Flächendesinfektionsmittel genau so wirksam sind wie immer.

Eine nicht unerhebliche Ursache der Ausbreitung von multiresistenten Erregern ist die Tiermast und die resultierenden kontaminierten Lebensmittel. Nach Angaben des RKI (1) sind z.B. bis zu 70 % der Mastschweine und ca. 35 % der Mastkälber MRSA-Träger.

> ▶▶ **Merke**
>
> Multiresistente Erreger behalten immer die Eigenschaften, die sie auch als nicht resistente Varianten haben. Somit bestehen auch keine besonderen Desinfektionsmittel-Resistenzen.

Trotzdem haben die unterschiedlichen Bakterienarten auch unterschiedliche Eigenschaften, die im Folgenden vorgestellt werden sollen.

Multiresistente Erreger (MRE) können kontaminieren, kolonisieren (besiedeln) und infizieren.

Als **Kontamination** wird das Vorhandensein von MRE z. B. auf Flächen in der patientennahen Umgebung bezeichnet. Hier findet keine Vermehrung der potenziellen Erreger statt.

Als **Kolonisation** oder **Besiedlung** wird die Vermehrung von MRE ohne Infektionszeichen, z. B. bei MRSA im Nasenvorhof oder auf Wunden oder bei MRGN auch z. B. das Vorliegen einer asymptomatischen **Bakteriurie** bezeichnet.

Eine **Infektion** ist durch die schon in der Antike dargestellten typischen Symptome (Calor, Dolor, Rubor, Tumor und Functio laesa) charakterisiert und stellt auf jeden Fall eine behandlungsbedürftige Situation dar.

Kontamination: Vorhandensein von Keimen ohne Vermehrung

Kolonisation oder *Besiedlung*: Vermehrung ohne Infektionszeichen

Bakteriurie: Bakterien besiedeln die Blase, ohne dass Symptome eines Harnwegsinfekts bestehen.

Infektion: Vorhandensein von Symptomen (klassische Entzündungszeichen: Erwärmung, Schmerz, Rötung, Schwellung, Funktionseinschränkung)

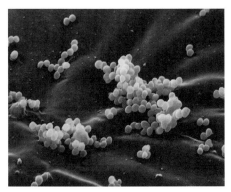

Abbildung 4.1: *Staphylococcus aureus.*

4.2 Methicillinresistente Staphylococcus aureus (MRSA)

MRSA sind die am längsten bekannten und auch in den Massenmedien prominentesten multiresistenten Erreger.

Staphylococcus aureus besiedelt etwa 20–30 % der Menschen aus der Allgemeinbevölkerung (1). Bei Dialysepatienten und Personal von medizinischen Einrichtungen sowie Menschen, die häufig als Patienten in Krankenhäuser behandelt werden, findet man gelegentlich auch höhere Raten. In einer Dialyseeinrichtung beispielsweise waren ca. 53 % der Patienten *Staphyloccocus-aureus*-Träger. Von diesen Isolaten wurde 12 % als MRSA identifiziert (2). Nach 2014 veröffentlichten Daten der KRINKO (1) beträgt die Prävalenz (also das Vorhandensein von MRSA-Trägern zu einem bestimmten Stichtag, an dem die Untersuchung stattfand:

> in der Allgemeinbevölkerung 0,5 %

> im Krankenhaus bei den Patienten 0,83 – 3,4 %

> bei im Gesundheitswesen Tätigen 0,3 – 7,9 %

> bei Rehabilitationspatienten je nach Fachgebiet 1,2 – 12 %

> bei Altenheimbewohnern 7,6 – 9,2 %.

Insgesamt sind MRSA rückläufig. Die Inzidenz hängt auch von der Bettenzahl und der Versorgungsstufe ab. In Häusern der Grund- und Regelversorgung waren 2014 16,6 % der *Staphylococcus aureus* MRSA, in Häusern der Maximalversorgung 17,6 % (ARS RKI). Es sind jedoch auch höhere Anteile vor allem auf Weaning-Stationen beobachtet worden.

Antibiotika	Antibiogramm-Muster
Penicillin	
Oxacillin	
Cephalosporine	
Aminoglykloside	
Tetrazykline	
Makrolide	
Clindamycin	
Chinolone	
Glykopeptide	
⬤ sensibel	
⬤ resistent	„normal" „MRSA" „multi-resistent"

Abbildung 4.2: Verschiedene Resistenzmuster von *Staphylococcus aureus.*

Mikrobiologische Diagnostik

Staphylococcus aureus stellen sich unter dem Mikroskop typischerweise als **grampositive** Haufenkokken (*staphylos* gr. „Traube") dar. Ihre innerhalb von 18–24 Stunden anzüchtbaren Kolonien auf bluthaltigen Nährböden haben einen gelblichen Farbton, der ihnen den Namen „aureus" (goldfarben) eintrug (**Abbildung 4.1**). Der Farbton schützt diese Bakterien vor UV-Strahlung, die ihr Erbgut schädigen könnte. Aus Abstrichen, Blutkulturen, Punktat etc. gelingt der Nachweis in aller Regel problemlos. Auf Sauerstoff legt der fakultative Anaerobier dabei keinen Wert (4).

Nach derzeitigem Standard des MRSA-KISS ist MRSA zu diagnostizieren, wenn sich *Staphylococcus aureus* im Antibiogramm oder Resistogramm als Oxacillin-resistent nachweisen lässt (➡ *Kapitel 1 und 2* sowie **Abbildung 4.2**).

Umweltresistenz

Umweltresistenz ist die Widerstandsfähigkeit gegenüber Umwelteinflüssen wie Temperatur, Feuchtigkeit und pH-Wert. Staphylokokken verfügen über eine relativ hohe Toleranz gegenüber Trockenheit. Auf unbelebten Flächen bleiben sie ohne weiteres bis zu 7 Monaten infektionstüchtig. Eine Vermehrung findet auf Grund der fehlenden Nährstoffe im Allgemeinen nicht statt, jedoch können sie von den Flächen jederzeit z. B. mit den Händen aufgenommen und durch eine anschließende Berührung des Mund-Nase-Bereichs auf die eigene Person übertragen werden.

Krankheitsbilder durch MRSA

Staphylococcus aureus führt die Rate der postoperativen Wundinfektionen bei praktisch allen Fachgebieten an (5). Nach den Enterobakteriazeen als Gruppe ist *Staphylococcus aureus* der zweithäufigste Erreger nosokomialer beatmungsassozi-

Bezeichnung	Erscheinungsbild
Furunkel, Karbunkel	Haarbalgentzündung, konfluierend, eitrig, vor allem bei Diabetikern
Abszess	Eiterung in von den Bakterien gebildeter Höhle, auch in Zusammenhang mit Fremdkörpern
Empyem	Eitrige Infektion in vorhandenen Höhlen, z. B. Gelenke, Pleuraspalt
Osteomyelitis	Leicht chronifizierende Knochenmarksentzündung
Mastitis puerperalis	Brustdrüsenentzündung der stillenden Frau
Pneumonie	Abszedierendes Erscheinungsbild, also nicht klassische Lobärpneumonie
Sepsis	Heute meist katheterassoziiert
Harnwegsinfektionen	Meist katheterassoziiert
Pemphigus neonatorum	Blasige Hautinfektion von Neugeborenen

Tabelle 4.1: Typische Krankheitsbilder durch Staphylokokken.

ierter Pneumonien. Mit seiner Affinität zu Kunststoffkathetern ist er ein wichtiger Erreger der katheterassoziierten Sepsis.

Obwohl sonst kein typischer Harnwegsinfektionserreger, wird er regelmäßig bei katheterassoziierten Harnwegsinfektionen nachgewiesen.

Die **Infektionsdosis** liegt vermutlich bei etwa 100–500 Erregern, die Inkubationszeit der Infektionen beträgt in der Regel 48–72 Stunden, für postoperative Wundinfektionen 3–8 Tage.

Tabelle 4.1 stellt typische Staphylokokken-Infektionen mit kurzen Erklärungen zu den Krankheitsbildern zusammen (4).

Die *Infektionsdosis* ist die Menge an Krankheitserregern, die notwendig ist, um eine Infektion auszulösen. Bei MRSA liegt sie bei 100–500 Erregern.

Stoffwechsel-Power der Staphylokokken

Der Grund für seine Flexibilität ist ein ausgeprägter Stoffwechselapparat. Das Enzym Koagulase vermittelt ihm die Fähigkeit, sich einen „Mantel" aus körpereigenem Fibrin „anzuziehen" und damit für Makrophagen und neutrophile Granulozyten zunächst einmal unsichtbar zu werden. Einige der Staphylokokken verfügen über ein Panton-Valentin-Leukozidin, mit dem sie die Fresszellen zusätzlich schädigen können.

Staphylococcus aureus ist auch ein besonders häufiger Verursacher von Lebensmittel-Intoxikationen („Vergiftungen") in Deutschland. Das Krankheitsbild äußert sich zumeist als Brechdurchfall, der nach sehr kurzer Latenzzeit (1–6 Stunden) durch die Aufnahme von **Enterotoxin**-haltigen Lebensmitteln ausgelöst wird. Da das Toxin hitzestabil ist, nützt auch ein nochmaliges Aufkochen der Speisen nichts. Dies kann aber dazu führen, dass der Nachweis der Staphylokokken in dem Lebensmittel nicht mehr gelingt. Das Toxin unterhält das Krankheitsbild auch alleine.

Die *Enterotoxine* von *Staphylococcus aureus* sind häufig Verursacher von Lebensmittel-Intoxikationen.

In **Tabelle 4.2** sind beispielhaft Stoffwechselprodukte der Staphylokokken mit ihren Wirkungen dargestellt.

Bevorzugte Aufenthaltsorte der Staphylokokken

Im Gegensatz zu anderen Bakterien schätzt *S. aureus* einen erhöhten Salzgehalt in seiner Umgebung. Infolgedessen siedelt er auf dem Körper am liebsten im Nasenvorhof, unter den Achseln, in den Leisten und perianal. Der dort austretende Schweiß

Tabelle 4.2: Stoffwechselprodukte der
Staphylokokken und ihre Wirkungen.

Stoffwechselprodukt	Wirkung
Koagulase	Führt zur Plasmakoagulation. Auf diese Weise können die Staphylokokken eine Hülle aus körpereigenem Fibrin erhalten und werden durch die Makrophagen nicht mehr als fremd erkannt.
Nukleasen, Proteasen, Lipasen	Dienen der Gewebeverdauung, um den Bakterien Nahrung zu liefern. Diese Enzyme haben alle Bakterien und Hefepilze.
Hyaluronidase	Lösen die Zell-"Kittsubstanz" Hyaluronsäure auf, dadurch Ausbreitung im Gewebe bzw. in der Haut, es entsteht eine Phlegmone.
Leukozidin	Schädigt Leukozyten und Makrophagen.
Hämolysine	Lösen Erythrozyten auf, um Eisen zu gewinnen.
Exfoliativtoxine	Spalten die Haut zwischen Stratum spinosum und Stratum granulosum mit Blasenbildung.
Bakteriozine	Dienen der Abtötung konkurrierender Bakterien.
ß-Lactamase (Penicillase)	Spaltet die Moleküle von Penicillinen, Aminopenicillinen und einigen Cephalosporinen. MRSA entwickeln ihre Resistenz aber über eine Veränderung von Oberflächenproteinen.
Enterotoxin	Hitzestabiles, von bis zu 76 % der Stämme gebildetes Toxin, führt innerhalb von Stunden zu Erbrechen und Durchfall, Hyptonie, aber nur 24–48 h anhaltend.

bzw. das angereicherte Nasensekret verschafft ihm optimale Siedlungsbedingungen. Letztlich kann er aber überall auf der Haut siedeln, einschließlich der behaarten Kopfhaut (1). Bei Schleimhäuten bevorzugt er den Nasen-Rachenraum, Harntrakt und Darm sind weniger sein Habitat. Dennoch kommen auch hier Besiedlungen vor.

Pathogenität und Virulenz

Virulenz ist ein Maß für die Pathogenität. Bei Staphylokokken ist die Virulenz eher gering. *Pathogenität* ist die Eigenschaft eines Mikroorganismus, Krankheiten hervorzurufen.

Manifestationsindex ist die Wahrscheinlichkeit in Prozent, mit der ein infizierter Mensch Krankheitssymptome zeigt.

Im Vergleich zu der Häufigkeit ihres Auftretens als Besiedler ist die **Virulenz** von Staphylokokken **eher gering**. Exakte Daten existieren zwar nicht, jedoch kann davon ausgegangen werden, dass auf 100 Besiedlungen etwa 10–30 Infektionen kommen. Damit bestünde ein **Manifestationsindex von 10–30 %**, was im Vergleich zu vielen Bakterien, insbesondere aber Viren, nicht sehr hoch wäre. Im Durchschnitt liegt der Manifestationsindex von Krankheitserregern bei etwa 30–50 %. Dies darf aber nicht darüber hinwegtäuschen, dass *Staphylococcus aureus* sehr schwere Krankheitsbilder hervorrufen und auch gesunde Menschen zu Tode bringen kann, wenn ihm nicht rechtzeitig Einhalt geboten wird.

Das umseitig beschriebene, authentische **Fallbeispiel**, das den Autor letztendlich zu seiner Berufswahl brachte, bringt eindrucksvoll an den Tag, dass man Erreger weder über- noch unterschätzen darf. Man muss ihnen angemessen begegnen, wozu auch eine indizierte und geplante Antibiotikagabe gehört.

Übertragungswege

Typische Übertragungswege für MRSA sind die Hände, Flächen in der patientennahen Umgebung, Wundsekrete auch von besiedelten heilenden Wunden und kontaminierte Medizinprodukte. Die aerogene Übertragung, z. B. durch direktes Anhusten, spielt eine geringere Rolle (1).

■ Fɑ‌ʟʟʙᴇɪsᴘɪᴇʟ

Ein 17-jähriges Mädchen erkrankt während eines Urlaubs an einer banalen Erkältung. Da diese übergangen wird, kommt es zu einer Sekundärinfektion mit *Staphylococcus aureus*.

Das für sich alleine genommen ist kein ungewöhnliches Phänomen, eitrige Bronchitiden können infolge von Virusinfektionen der oberen Luftwege häufiger auftreten, dabei sind im Allgemeinen als Erreger Pneumokokken, Darmbakterien oder eben *Staphylococcus aureus* sowie *Haemophilus Influenza* zu finden.

Hier allerdings unterbleibt eine Antibiotikabehandlung – diese wäre hier indiziert gewesen – da die Eltern einer Religionsgemeinschaft angehören, die medizinische Behandlungen ablehnt. In der Folge kommt es zu einer Lungenentzündung, schließlich Sepsis und Endocarditis acuta. Im Vergleich zur Endocarditis lenta, die durch Streptokokken ausgelöst wird und einen relativ langen Verlauf von mehreren Jahren bis Jahrzehnten hat, ist die Endocarditis acuta ein schnell voranschreitendes Krankheitsbild, bei dem Herzklappen durch die aufsitzenden Bakterien zersetzt werden. Hinzu kommt eine toxische Anämie, ausgelöst durch bakterielle Stoffwechselprodukte und Enzyme (z. B. Hämolysin).

In Abwesenheit der Eltern alarmiert das Hotelpersonal Rettungswagen und Polizei, es wird auch schnell ein Vormundschaftsgerichtsbeschluss zur Behandlung erwirkt. Dennoch ist es bereits zu spät, in der gleichen Nacht verstirbt das Mädchen an den Folgen der gravierenden Infektion.

Fallbeispiel zu den Folgen einer unterbliebenen Antibiotikabehandlung.

Therapie

Staphylokokken haben als grampositive Keime einen sehr komplexen Wandaufbau. Daher sind in der Regel an die Penicillin-bindenden Proteine (PbP) Beta-Lactam-Antibiotika erfolgreich. Es wird folglich mit Penicillin (wenn sensibel!) therapiert, ansonsten mit Oxacillinderivaten oder Cephalosporinen (bevorzugt Gruppe 1).

MRSA haben veränderte PbP, die Beta-Lactam-Antibiotika keinen Angriffspunkt mehr bieten. Daher bieten sich Vancomycin oder Teicoplanin an. Sehr gut gewebegängige Alternativen sind das auch oral verfügbare Linezolid und Daptomycin, das heute in Kombination mit Rifampicin zur Therapie der gesicherten MRSA-Endokarditis empfohlen wird. Fosfomycin überzeugt durch gute Knochengängigkeit bei einer Resistenzrate von unter 2 % (ARS 2014).

Reserveantibiotika für MRSA
– Vancomycin < 1 % Resistenz (1)
– Teicoplanin < 1 % Resistenz (1)
– Linezolid (auch oral) < 0,1 % (1)
– Tigecyclin < 0,1 % (1)
– Daptomycin 1,6 % (1)
– Fosfomycin 1,4 % (ARS 2014)
Bei Biofilm auf Endoprothesen ist die Kombination mit Rifampicin empfohlen.

Eradikation/Sanierung

MRSA ist der einzige multiresistente Erreger mit der Möglichkeit einer **Sanierung** oder **Dekolonisation**.

Hierbei wird aktiv auch gegen eine Besiedlung vorgegangen, wobei die systemische Antibiotikagabe vermieden und dafür lokal entweder Mupirocin, ein Antibiotikum, oder das Antiseptikum Octenidin und anderen **antiseptische Substanzen** eingesetzt werden. Saniert werden die typischerweise befallenen Körperregionen:
> Nasenvorhöfe,
> Haut (vor allem Achseln, Leisten, Perianalregion),
> Wunden.
Bei Bedarf kann versucht werden, durch den Einsatz geeigneter Antiseptika auf Octenidin- oder Polihexanidbasis auch Katheteraustrittsstellen und Wunden zu sanieren. Jodhaltige Präparate sind wegen möglicher Verfärbungen der Katheter (vor allem

MRSA ist der einzige multiresistenter Erreger, bei dem eine Sanierung mit Antiseptika möglich ist.

Antiseptika gehören zu den breit wirksamen Antiinfektiva und werden lokal antimikrobiell eingesetzt (z. B. auf Wunden).

Internethinweis:

Euregio-Projekte

http://www.eursafety.eu

bei Silikon als Material) und Verzögerungen der Wundheilung weniger geeignet (6).

Die Sanierung oder Eradikation an sich wurden nach Erkenntnissen des Euregio-Projekts Twente-Münsterland in Phasen unterteilt:

> **Phase A** (Abstrich): Ein Patient hat ein MRSA-Risiko und muss abgestrichen werden. Kolonisationsstatus (Nasenvorhof, Rachen, Achseln, Leiste oder Rektum, ggf. Wunde).

> **Phase B** (Behandlung): Anwendung einer antibiotischen Nasensalbe, ggf. Rachenspülung oder Tabletten und eines desinfizierenden Schampoos/Haarspülungen für 5 bis 7 Tage.

> **Phase C** (Pause): 2 bis 4 Tage (RKI: 3 Tage).

> **Phase D** (Erfolgskontrolle): Krankenhaus 3 Abstriche an 3 aufeinander folgenden Tagen an allen vorher MRSA-positiven Lokalisationen. Teilweise „Poolen" der Abstrichtupfer im Labor (!) möglich. Arztpraxis: erste Abstrichkontrolle.

> **Phase E** (Wiederholungsabstriche): Bis zu 50 % innerhalb eines Jahres wieder besiedelt, Kontrollabstriche notwendig. Krankenhaus : 1 Monat, zwischen dem 3. und 6. bzw. nach 12 Monaten Abstrichkontrollen. Arztpraxis: Kontrollabstriche zwischen dem 3. und 6. Monat und dem 11.–13. Monat nach Sanierung.

> **Phase F** (Frei): Nach längstens 13 Monaten und negativen MRSA-Abstrichen gilt der Sanierte als MRSA-frei. Screening und prophylaktische Isolierung bei Neuaufnahme im Krankenhaus.

In Phase B ist der **Standardwirkstoff** für die Nase **Mupirocin** (Turixin®). Alternativ kann in ein **antiseptisches Nasengel** (Octenidin oder Polihexanid) verwendet werden, wobei aber gelegentlich Nasenbluten als Nebenwirkung auftritt.

Je länger die Pause in Phase C ist, desto aussagekräftiger wird der erste Kontrollabstrich. Daher kann unter bestimmten Voraussetzungen (siehe unten) von niedergelassenen Ärzten der erste Kontrollabstrich bis zu vier Wochen nach Beendigung der Eradikationsmaßnahmen abgerechnet werden. Diese Kontrolle findet üblicherweise auf Indikatoragar statt, wo die MRSA anwachsen und durch eine Färbung der Kolonie zu erkennen sind. Nach Absprache mit den Labor können auch mehrere Abstriche auf einem Nährboden untersucht werden (Poolabstrich), Wunden sollten aber auf jeden Fall einen eigenen Abstrich erhalten.

Die Eradikation ist nur erfolgreich, wenn auch das Umfeld saniert wird.

Die **Eradikation** kann nur dann erfolgreich sein, wenn auch das Umfeld saniert wird. Daher gehören täglicher Wechsel der Bett- und Leibwäsche sowie eine tägliche Desinfektion des Zimmers mit Nasszelle im Krankenhaus zu den obligaten Maßnahmen. Die täglich berührten persönlichen Dinge des Patienten (z. B. Brille, Rasierzeug, Uhr, Schmuck, Kosmetika etc.) dürfen dabei nicht vergessen werden. Gemäß Ziffer 26a des Leistungsverzeichnisses zur Richtlinie für häusliche Krankenpflege können ambulante Pflegedienste ihre Leistungen in diesem Zusammenhang abrechnen, bis auf Mupirocin werden derzeit aber die Sanierungsmittel noch nicht erstattet (Stand 4/2015). Auch klappt es derzeit nicht in allen Bundesländern.

Im Rehabilitationsbereich sowie in Altenheimen und im häuslichen Bereich ist auf Grund der vorhandenen Vielzahl von Berührungsmöglichkeiten die Sanierung zusätzlich erschwert. Hierzu findet sich eine ausführliche Darstellung in ➡ *Kapitel 9.*

4.3 Vancomycinresistente Enterokokken/ Glykopeptidresistente Enterokokken

Diese als VRE bzw. GRE abgekürzten multiresistenten Erreger stammen ursprünglich aus der Tiermast. Das Glykopeptid-Antibiotikum Avoparcin wurde dort zur Infektionsprävention, aber auch als Anabolikum, das zur früheren Schlachtreife der Zuchttiere führte, eingesetzt. Dabei bildete sich eine Kreuzresistenz zu Vancomycin. Die Erreger gelangten in die Nahrungskette und von da aus zum Menschen.

Anders als Staphylokokken haben Enterokokken, wie der Name schon verrät, ihren Hauptwohnort im Darm. Wie alle Darmbakterien tauchen sie damit auch perianal sowie im Genitalbereich auf (4).

Entero = den Darm betreffend

VRE = vancomycinresistente Enterokokken

GRE = glykopeptidresistente Enterokokken

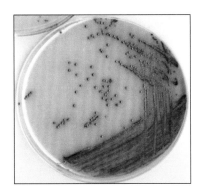

Abbildung 4.3: Wachstum von *Enterococcus faecium* NCTC 12202, 37 °C, 24 h, auf *Brilliance*™ VRE Agar.

Mikrobiologische Diagnostik

Enterokokken stellen sich unter dem Mikroskop typischerweise als **grampositive** Kokken in meist kurzen Ketten dar. Die Kolonien sind innerhalb von 18–24 Stunden auf bluthaltigen Nährböden anzüchtbar. Sie sind klein und haben einen grau-opaken Farbton. Aus Abstrichen, Blutkulturen, Urin, Trachealsekret etc. gelingt der Nachweis in aller Regel problemlos. Sauerstoff benötigen die fakultativen Anaerobier nicht.

Eine Vancomycin- bzw. Glykopeptidresistenz wird mit ca. 13 % (ARS 2014) am häufigsten bei *Enterococcus faecium* festgestellt (**Abbildung 4.3**). *Enterococcus caselliflavus* und *Enterococcus gallinarum* zeigen zwar im Antibiogramm ebenfalls häufig diese Resistenzen, treten aber nur selten als Infektionserreger in Erscheinung. Der häufiger isolierte *Enterococcus faecalis* hat derzeit einen VRE-Anteil von unter 1 %.

Die Resistenz wird über sogenannte **Van-Gene** kodiert. Unterschieden werden die Genotypen VanA, VanB, VanD, VanE und VanG, wobei nur die ersten beiden eine größere Rolle spielen. Während der Genotyp **VanA** die Glykopeptidresistenz vermittelt und somit glykopeptidresistente Enterokokken (GRE) erzeugt, zeigen **VanB**-Träger nur eine Resistenz gegen Vancomycin und heißen daher vancomycinresistente Enterokokken (VRE (7)).

Resistenztypen für VRE und GRE:

– Genotyp VanA vermittelt Glykopeptidresistenz

– Genotyp VanB vermittelt Vancomycinresistenz

Umweltresistenz

Auf unbelebten Flächen können Enterokokken ohne weiteres Tage bis Wochen infektionstüchtig überleben. Eine Vermehrung findet auf Grund der fehlenden Nährstoffe im Allgemeinen nicht statt.

Krankheitsbilder durch VRE/GRE

Die häufigsten Infektionen durch Enterokokken – und damit auch der VRE/GRE – sind **Harnwegsinfektionen (Tabelle 4.3**, nächste Seite**)**. Allerdings werden sie auch bei Dekubitalulzera und Peritonitis gefunden. Ihre Rolle bei der beatmungsassoziierten Pneumonie ist in Fachkreisen umstritten. Selten und shuntassoziiert treten Meningitiden auf. Auch Neugeborenensepsis und postoperative Wundinfektionen werden beobachtet. Die Infektionsdosis liegt etwa bei 100–500 Bakterien. Die Inkubationszeit der Infektionen beträgt in der Regel bei 48–72 Stunden, für postoperative Wundinfektionen 3–8 Tage (4).

Enterokokken verursachen vor allem Harnwegsinfektionen.

Bevorzugte Aufenthaltsorte der Enterokokken

Ihr Habitat ist der Darm (Kolon) und die Harnröhrenmündungsflora. Besiedlungen des Mundraumes und der Trachea vor allem bei beatmeten Patienten und Tracheostomaträgern kommen vor. Relativ regelmäßig werden sie im weiblichen Genitalbereich gefunden.

Tabelle 4.3: Typische Enterokokken-Infektionen mit kurzen Erklärungen zum Erscheinungsbild.

Bezeichnung	Erscheinungsbild
Abszess	Eiterung gerne zusammen mit Anaerobiern und gram-negativen Darmbakterien, z.B. Analabszess
Pneumonie	Eher als flächige Verschattungen im bildgebenden Verfahren, meist beatmungsassoziiert
Sepsis	Heute meist katheterassoziiert oder als Urosepsis, ausgehend von einer Pyelonephritis, beatmungsassoziiert, sehr selten
Harnwegsinfektion	Häufig auch ohne Katheter, bei Diabetikern Risiko eines schnellen Übergangs in eine Pyelonephritis
Pyelonephritis	Nierenbeckenentzündung, Risiko der Urosepsis
Neugeborenen-infektionen	Septische Bilder, selten
Wundinfektionen	Insgesamt weniger häufig, postoperative Wundinfektionen, je nach Fachgebiet 6,9 – 12,9 % (4)

Pathogenität und Virulenz

Die Virulenz von Enterokokken ist eher gering.

Im Vergleich zu der Häufigkeit ihres Auftretens als Besiedler ist die **Virulenz** von Enterokokken eher gering.

Fragliche Enterokokkeninfektionen der Lunge werden vor allem im Intensivbereich beschrieben. Dennoch ist die Übertragung von Enterokokken über Nasen-Rachen-Aerosole sicherlich deutlich seltener zu erwarten als bei MRSA. Risikopatienten sind Enterostoma-Patienten sowie Patienten mit harnableitenden Systemen. **Tabelle 4.3** gibt eine Übersicht über die durch Enterokokken hervorgerufenen Erkrankungen mit kurzen Erläuterungen.

Übertragungswege

Typische Übertragungswege für VRE/GRE sind die Hände, Flächen in der patientennahen Umgebung, vor allem Spültaste und Brille der Toiletten, Wundsekrete – auch von besiedelten heilenden Wunden, Enterostoma- und Harnwegsversorgung sowie kontaminierte Medizinprodukte. Die aerogene Übertragung, z.B. durch direktes Anhusten, spielt für Enterokokken eine geringere Rolle (8).

Reserveantibiotika für VRE und GRE:
– Linezolid
– Daptomycin
– ggf. Tigecyclin

Therapie

Als Reserveantibiotika stehen zur Therapie von Infektionen mit VRE/GRE noch Linezolid, Daptomycin oder Tigecyclin zur Verfügung. Leider gibt es zunehmend linezolidresistente Stämme, was bei der Kohortenisolierung (➡ *Kapitel 5*) berücksichtigt werden muss.

4.4 Enterobakterien als MRGN (Multiresistente gramnegative Stäbchenbakterien)

MRGN ist die Abkürzung für **multiresistente gramnegative Stäbchenbakterien**. Dies bedeutet, dass die Stäbchenbakterien gegen drei bzw. vier der Antibiotikagruppen resistent sind, die normalerweise gegen diese Stäbchen wirksam sind (➡ *Kapitel 1, Tabelle 1.1, Definitionen des RKI (9)*). Diese „Neuen" in der Welt der Multiresistenten werden seit etwa 2013 flächendeckend in Deutschland beobachtet und diagnostiziert. Zu den MRGN gehören außer den Enterobakterien auch *Pseudomonas aeruginosa* und *Acinetobacter baumannii*. Die Diagnostik stellt in der Regel kein Problem mehr dar. „Hervorgegangen" sind die MRGN aus den ESBL-Bildnern (➡ *Kapitel 1.2*). ESBL-Bildner sind in der Lage, Betalaktam-Antibiotika (wie Penicilline, Cephalosporine) bereits vor der Zellberührung zu zerstören und damit wirkungslos zu machen. Sie werden dann als 3MRGN bezeichnet, wenn *zusätzlich* eine Ciprofloxacin-Resistenz nachgewiesen wird.

4MRGN sind Stäbchenbakterien, die gegen alle vier Antibiotikagruppen resistent sind. 3MRGN und 4MRGN beschreiben keineswegs nur ESBL-Bildung mit erweiterter Resistenz, sondern Kombinationen aus verschiedenen Resistenzmechanismen, die sich in den 3MRGN- bzw. 4MRGN-Resistenzmustern manifestieren. Bisher gibt es kaum 4MRGN-Enterobakterien in Deutschland. Wenn sie auftreten, sind es oft **Klebsiellen**, deren 4MRGN-Anteil aber auch unter 1 % liegt (ARS RKI).

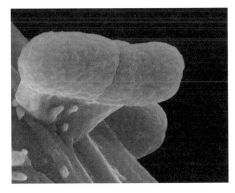

Abbildung 4.4: Auch EHEC (Enterohämorrhagische *E. coli*) können ESBL-Bildner sein.

Mikrobiologische Diagnostik

Die Enterobakterien (Darmbakterien) wie *Escherichia coli*, *Klebsiella* spp. oder *Enterobacter* spp. und andere stellen sich unter dem Mikroskop typischerweise als gramnegative Stäbchen dar (**Abbildung 4.4**). Die Kolonien sind innerhalb von 18–24 Stunden auf bluthaltigen Nährböden oder selektiven Indikatornährböden anzüchtbar und sehen im Falle der Klebsiellen wegen der Kapseln „schleimig" aus. Aus Abstrichen, Blutkulturen, Urin, Trachealsekret etc. gelingt der Nachweis in aller Regel problemlos. Sauerstoff benötigen die fakultativen Anaerobier nicht (➡ *Kapitel 1*).

Internethinweis:

Nationales Referenzzentrum (NRZ) für gramnegative Krankenhauserreger

memiserf.medmikro.ruhr-uni-bochum.de/nrz/

Umweltresistenz

Auf unbelebten Flächen bleiben Darmbakterien mindestens 12 Stunden bis zu mehreren Wochen infektionstüchtig. Eine Vermehrung findet auf Grund der fehlenden Nährstoffe im Allgemeinen nicht statt.

Krankheitsbilder durch Darmbakterien

Sie verursachen vor allem **Harnwegs- und Wundinfektionen.** Allerdings werden sie auch als Erreger tiefer Atemwegsinfektionen insbesondere bei Intensivpatienten, aber auch bei Nicht-Beatmeten als Sekundärinfektion nach bzw. bei Virusinfektionen (z. B. Influenza oder „grippale Infekte") gefunden. Seltener werden Osteomyelitiden nach septischer Streuung beobachtet. Auch Neugeborenenmeningitis und Sepsis kommen vor. Weitere typische Krankheitsbilder sind Peritonitis nach Darmperforation oder Anastomoseninsuffizienz.

Die Infektionsdosis liegt etwa im Bereich 100–500 Bakterien. Die Inkubationszeit beträgt in der Regel 48–72 Stunden, für postoperative Wundinfektionen 3–8 Tage.

Bevorzugte Aufenthaltsorte der Enterobakterien

Hauptreservoir beim Menschen ist der Dickdarm und die Harnröhrenmündungsflora. Besiedlungen des Mundraumes und der Trachea vor allem bei beatmeten Patienten und Tracheostomaträgern kommen vor. Relativ regelmäßig werden sie im weiblichen Genitalbereich gefunden. Auch Umweltreservoire wie wasserführende Systeme sind relevant (z. B. für Klebsiellen, Citrobacter).

Pathogenität und Virulenz

Im Vergleich zu der Häufigkeit ihres Auftretens als Besiedler ist die **Virulenz** von MRGN-Varianten eher gering einzuschätzen. MRGN-Varianten können aber auch bei pathogenen *Escherichia-coli*-Varianten, **z. B. EPEC oder EHEC**, gefunden werden.

Übertragungswege

Die Übertragung der Enterobakterien findet als Kontaktinfektion über die Hände statt sowie über Flächen in der patientennahen Umgebung, z. B. die Spültaste und Toilettendeckel, über Wundsekrete auch von besiedelten heilenden Wunden, über Stomata sowie und über kontaminierte Medizinprodukte. Die Tröpfchenübertragung, z. B. durch direktes Anhusten aus dem Tubus oder bei Tracheostomaversorgung oder über Aersoloe aus kontaminierten Waschbecken, stellt eine weitere Möglichkeit dar.

Reserveantibiotika für 3MRGN:
– ggf. Fosfomycin
– ggf. Tigecyclin
– ggf. Colistin
– ggf. Carpapeneme (entfallen bei 4MRGN)

Therapie

Als Reserveantibiotika stehen zur Therapie von 3MRGN Carbapeneme zur Verfügung. Bei **Carbapenemresistenz** kann Fosfomycin (vor allem bei Osteomyelitis gut wirksam) versucht werden. Gelingt dies nicht, können Tigecyclin (erhöhte Mortalität) oder Colistin (nephrotoxisch) eingesetzt werden.

4.5 Pseudomonas aeruginosa

Bei bereits reichlich vorhandenen natürlichen Resistenzen, die allen *Pseudomonas aeruginosa* gemeinsam sind, können einzelne Stämme Resistenzen regelrecht „sammeln". Sie verfügen dann über ESBL, Metalloproteasen gegen Carbapeneme und Effluxpumpen, mit denen sie Antibiotika aus der Zelle wieder ausschwemmen können. So entstehen **„panresistente"** Varianten (➡ *Kapitel 1*), die gegen alle gängigen Antibiotika resistent sind und für die kaum Reserveantibiotika (ggf. Fosfomycin oder Colistin) zur Verfügung stehen. Derzeit stellt *Pseudomonas aeruginosa* in den Kliniken den überwiegenden Anteil der 4MRGN, wobei der Anteil von 5–10 % der Isolate schwankt. Der Anteil der 3MRGN *Pseudomonas aeruginosa* liegt bei etwa 14 % (9).

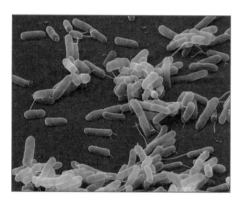

Abbildung 4.5: *Pseudomonas aeruginosa.*

Mikrobiologische Diagnostik

Die Pseudomonaden stellen sich unter dem Mikroskop typischerweise als gramnegative Stäbchen dar (**Abbildung 4.5**). Ihre Kolonien sind innerhalb von 18–24 Stunden auf bluthaltigen Nährböden oder selektiven Indikatornährböden anzüchtbar. Sie sind groß und rau, auf Blutnährboden kann sich ein typischer Stahlglanz zeigen. Charakteristisch ist die grüne oder braune Farbstoffbildung. Anzucht und Antibiogramme gelingen problemlos. Besseres Wachstum zeigt sich unter aeroben Bedingungen, unter anaeroben Bedingungen nur schwaches Wachstum.

Umweltresistenz

Auf unbelebten Flächen bleiben sie mindestens 12 Stunden bis Wochen infektionstüchtig. Eine Vermehrung findet auf Grund der fehlenden Nährstoffe im Allgemeinen nicht statt.

Krankheitsbilder durch Pseudomonaden

Während in der Allgemeinbevölkerung *Pseudomonas* eher Gehörgangs- und Nebenhöhlenentzündungen sowie Harnwegsinfektionen und Infektionen chronischer Wunden verursacht, treten im Krankenhaus hauptsächlich Infektionen der Atemwege bei beatmeten Patienten auf (hier hat *Pseudomonas* hinter den Enterobakterien und *S. aureus* den dritten Platz (3)). Bei panresistenten Varianten sind diese Infektionen mit hoher Letalität assoziiert. Häufig sind sie in Kliniken auch Verursacher von Wundinfektionen bei Verbrennungspatienten, deutlich seltener sind postoperative

Infektionen mit *Pseudomonas* im Operationsgebiet (0,5–3,8 %).

Pseudomonaden können auch Hautinfektionen (Whirlpool-Dermatitis) oder chronische Infektionen wie Kieferhöhlenentzündungen auslösen, und sie sind ein **klassischer Risikoerreger für Mukoviszidose- und COPD-Patienten**.

Die Infektionsdosis liegt bei 100–500 Erregern. Die Inkubationszeit beträgt in der Regel 48–72 Stunden, für postoperative Wundinfektionen 3–8 Tage.

P. aeruginosa sind klassische Risikoerreger für Mukoviszidose-Patienten.

Bevorzugte Aufenthaltsorte von Pseudomonaden

Ihr Habitat sind das Wasser und Feuchtgebiete. Sie gehören nicht zur menschlichen Flora, auch wenn ein kleiner Teil der Menschen *Pseudomonas* im Darm trägt. Sie sind in nahezu allen wasserführenden Systemen zu finden, wenn das Wasser nicht extra behandelt wurde, beispielsweise durch Sterilfiltrations. Siphons haben sich bereits als Quelle nosokomialer Infektionen durch *Pseudomonas* erwiesen.

Pathogenität und Virulenz

Im Vergleich zu der Häufigkeit ihres Auftretens in der Umgebung des Menschen kommen nicht so viele *Pseudomonas*-Infektionen vor. Sie befallen vor allem abwehrgeschwächte Menschen. Unter Antibiotikagabe kann gelegentlich der Darm betroffen sein.

Pseudomonas-Infektionen betreffen vor allem abwehrgeschwächte Menschen.

Übertragungswege

Infektionswege für *Pseudomonas* spp. sind die Hände, Flächen in der patientennahen Umgebung, Wundsekrete auch von besiedelten heilenden Wunden, Harnwegskatheter sowie kontaminierte Medizinprodukte oder seltener Arzneimittel (z. B. Infusionen). Die aerogene Übertragung, z. B. durch Aerosole beim Duschen oder aus Abflüssen, spielt eine sehr wichtige Rolle.

Therapie

Als Reserveantibiotika stehen zur Therapie von Infektionen mit multiresistenten *Pseudomonas* oft noch Carbapeneme zur Verfügung. Chinolone sind gelegentlich einsetzbar. Bei der leider zunehmenden Carbapenemresistenz können Fosfomycin – oder – ungünstiger – Colistin eingesetzt werden. Tigecyclin wirkt nicht.

Reserveantibiotika für Pseudomonaden:
– ggf. Carbapeneme
– ggf. Chinolone
– ggf. Fosfomycin
– ggf. Colistin

4.6 Acinetobacter species

Acinetobacter sind tpyische Umweltkeime, die sich auch auf der Haut und Schleimhäuten von Menschen finden können. Die Acinetobactergruppe umfasst verschiedene Spezies, von denen vor allem *Acinetobacter baumannii* bisher als **hoch- und panresistent** aufgefallen ist (10).

Allgemein ist in deutschen Kliniken der Anteil der 4MRGN bei *Acinetobacter baumannii* von 6,4 % 2008 auf 13,6 % 2011 gestiegen. Auf Intensivstationen lag ihr Anteil 2012 bei 19,6 % (11, 12).

Mikrobiologische Diagnostik

Acinetobacter spp. stellen sich unter dem Mikroskop typischerweise als kokkoide (eierförmige) gramnegative Stäbchen dar.

Ihre innerhalb von 18–24 Stunden anzüchtbaren Kolonien auf bluthaltigen Nährböden oder selektiven Indikatornährböden (**Abbildung 4.6**) sind kleiner als die von *Pseudomonas*, glatt und wirken farblos bis grau. Anzucht und Antibiogramme

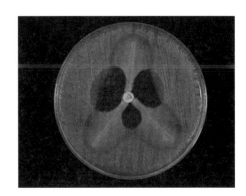

Abbildung 4.6: Hodge-Test auf MacConkey-Agar. Die strichförmigen Kolonien sind multiresistente *A. baumannii*.

gelingen problemlos. Als fakultativer Anaerobier wachsen *Acinetobacter* spp. auch ohne Sauerstoff gut.

Umweltresistenz

Auf unbelebten Flächen (z.B. Tastaturen) sind sie mindestens 12 Stunden bis Wochen infektionstüchtig. Eine Vermehrung findet auf Grund der fehlenden Nährstoffe im Allgemeinen nicht statt.

Krankheitsbilder durch Acinetobacter

Am häufigsten sind *Acinetobacter* Erreger von **Wundinfektionen**. Infektionen der Atemwege bei beatmeten Intensivpatienten sind mit **hoher Letalität** assoziiert. Ansonsten werden sie nicht so häufig als Infektionserreger gefunden.

Die Infektionsdosis scheint sehr niedrig zu sein, die Inkubationszeit der Infektionen liegt in der Regel bei 48–72 Stunden, postoperative Wundinfektionen 3–8 Tage.

Bevorzugte Aufenthaltsorte von Acinetobacter

Als ubiquitäre Umweltkeime sind sie in Wasser, Erde und auf Pflanzen zu finden und sie haben eine ausgeprägte Fähigkeit zur Biofilmbildung. Sie gehören normalerweise nicht zur menschlichen Flora, besiedeln aber – ähnlich wie *S. aureus* – auch Haut und Schleimhäute von Mensch und Tier.

Pathogenität und Virulenz

Im Vergleich zu der Häufigkeit ihres Auftretens in der Umgebung des Menschen treten nicht so viele *Acinetobacter*-Infektionen auf. Sie befallen vor allem abwehrgeschwächte Menschen.

Reserveantibiotika für Acinetobacter spp.:
- Fosfomycin
- ggf. Colistin ggf. in Kombination mit Rifampicin

Alle multiresistenten Erreger, die den Darm zu besiedeln vermögen, werden unter Umständen noch Wochen bis Monate ausgeschieden. Eine Therapieindikation ergibt sich daraus nicht, aber Hygienemaßnahmen sind erforderlich, wobei die geforderte Basishygiene bei 3MRGN ausreichend ist.

Übertragungswege

Typische Übertragungswege für *Acinetobacter* sind die Hände, Flächen in der patientennahen Umgebung, Wundsekrete auch von besiedelten heilenden Wunden sowie kontaminierte Medizinprodukte. Die Übertragung über Aerosole ist ebenfalls möglich.

Therapie

Als Reserveantibiotika stehen zur Therapie von Infektionen mit multiresistenten *Acinetobacter* spp. Fosfomycin oder u. U. Colistin, eventuell in Kombination mit Rifampicin zur Verfügung. Tigecyclin sollte getestet werden, Resistenzbildung (4MRGN) unter Therapie wurde aber beobachtet.

Zum *Tuberkulosekomplex* gehören *M. tuberculosis, M. africanum, M. bovis, M. microti, M. canettii* und *M. pinepedii.*

4.7 Mycobacterium tuberculosis

Diese Erreger können bei Menschen und Tieren vorkommen. Die in Deutschland hauptsächlich vorkommenden Spezies sind *M. tuberculosis,* und schon deutlich seltener *M. bovis.* Zum so genannten **Tuberkulosekomplex** gehören noch *M. africanum, M. microti, M. canetti* und *M. pinepedii. M. bovis* waren Rinder-assoziiert, manifestierten sich oft als Darmtuberkulose nach Genuss von roher Milch befallener Kühe und spielen heute dank konsequenter Überwachung keine Rolle mehr. Nach § 6 IfSG besteht eine Meldepflicht bei Erkrankung und Tod einer behandlungsbedürftigen Tuberkulose. Der Abwärtstrend in den Zahlen, der sich von 2009–2012 abgezeichnet hatte, scheint jedoch beendet. Die Fallzahlen und Meldeinzidenzen steigen seitdem wieder leicht. 2015 wurden 5.865 Fälle an das RKI gemeldet (13). Bei den als Berufskrankheit anerkannten Infektionskrankheiten sind auch 2014 Tuberkulose und Hepatitis B und C vorherrschend. Dies betrifft sowohl den klinischen Bereich als auch Arztpraxen und ambulante Dienste (14). Die Resistenzen sind unterschiedlich. Hochresistente Varianten werden oft aus Osteuropa oder Afrika eingeschleppt und machen nach Angaben des RKI von 2013 ca. 1,6 % der Fälle aus.

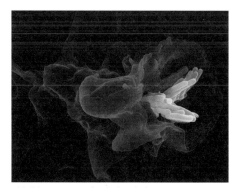

Abbildung 4.7: Tuberkulosebakterien.

Mikrobiologische Diagnostik

Die Mykobakterien stellen sich unter dem Mikroskop typischerweise als nach Gram nicht einfärbbare „säurefeste" Stäbchen dar (**Abbildung 4.7**). Diese Bezeichnung geht auf die Ziehl-Neelsen-Färbung zurück, eine Spezialfärbung, mit der Mykobakterien leuchtend rot auf blauem Grund erscheinen. Auch andere Färbungen wurden entwickelt.

Da ihre Generationszeit 18–24 Stunden beträgt, dauert es 10–14 Tage, bis Kolonien auf selektiven Nährböden erscheinen und eine Kultur darf erst nach sechs Wochen für negativ erklärt werden. Daher wird ihr Erbgut in der **Polymerase-Kettenreaktion (PCR)** nachgewiesen. So kann schnell eine Diagnose aus Sputum oder einer **bronchio-alveolären Lavage (BAL)** gestellt werden. Gleichzeitig ermöglicht die PCR die Unterscheidung zu anderen Mykobakterien, die als **nichttuberkulöse Mykobakterien (NTM)** bezeichnet werden und früher auch atypische Mykobakterien oder **MOTT (Mycobacteria other than tubercle bacilli)** genannt wurden.

BAL = bronchio-alveoläre Lavage
NTM = nichttuberkulöse Mykobakterien
MOTT = Mycobacteria other than tubercle bacilli

Darüber hinaus kann die Tuberkulose durch den Antikörpernachweis gegenüber sogenanntem Tuberkulin (Hauttest nach Mendel-Mantoux, jedoch keine 100 % Sensitivität und Spezifität) und ggf. im bildgebenden Verfahren (Röntgen, CT, MRT) nachgewiesen und in ihrer Aktivität beurteilt werden.

Internethinweis:
Nationales Referenzzentrum (NRZ) für Mykobakterien
www.fz-borstel.de/cms/forschungszentrum/nationales-referenzzentrum-fuer-mykobakterien.html

Umweltresistenz

Auf unbelebten Flächen können Mykobakterien mindestens einige Wochen bis zu drei Monaten infektionstüchtig bleiben. Eine Vermehrung findet auf Grund der fehlenden Nährstoffe im Allgemeinen nicht statt.

Krankheitsbilder durch Mykobakterien

Ob eine Erkrankung entsteht, hängt von der Empfänglichkeit der Person, der Dauer der Exposition und der aufgenommenen Erregermenge ab (4).

Die Erstinfektion der Lunge entsteht meist durch Tröpfcheninfektion (Mensch zu Mensch). In den Alveolen kommt es zur Vermehrung der Bakterien mit Bildung des Primärkomplexes, eines lokalen Herdes mit regionalem Lymphknoten, dies bleibt oft unbemerkt von den Betroffenen. Zumeist kommt es in diesem Stadium zum Stillstand der Erkrankung, allerdings mit persistierenden Erregern, die bei Störung des Immunsystems wieder aktiv werden. Typische Symptome sind Müdigkeit, Abgeschlagenheit, Nachtschweiß und Gewichtsverlust sowie nach gewisser Zeit ein zunächst trockener Husten. Der in Romanen und Opern beschriebene Bluthusten stellt einen fortgeschrittenen Zustand dar und wird heute selten beobachtet (15).

Je nach Abwehrlage zeigen sich verschiedene weitere Verläufe:

> Verkäsung und Verkalkung des Lungenherdes, Tuberkulin-Test ist positiv aber die Erkrankung kommt zum Stillstand (Reaktivierung ist aber auch nach Jahren noch möglich).

> Kaverne mit Drainagebronchus (offene Tb), ggf. lokale Ausbreitung. Auch Abheilen ist möglich, die Kaverne bleibt zurück.

> Hämatogene Streuung nach Einbrechen in ein Blutgefäß mit Absiedelungen in

anderen Organen (Miliar-Tbc, aber auch einzelne Herde z. B. Knochen, Gelenke und Nieren).

> Meningitis (oft langer Verlauf, geringe Leukozytenreaktion, heute sehr selten, hinweisend sind moderate Zell- und Proteinerhöhung im Liquor und fokale neurologische Ausfälle meist im Bereich der Hirnnerven).

Die Infektionsdosis liegt – wie auch die Nachweisgrenze im Mikroskop – etwa im Bereich 1000–10.000 Bakterien. Die Inkubationszeit der Infektionen beträgt in der Regel bei 6–8 Wochen (15).

Bevorzugte Aufenthaltsorte der Mykobakterien

Die Mykobakterien des Tuberkulosekomplexes haben als Hauptreservoir den Menschen. NTM finden sich auch in Wasser, Erde und somit der Umwelt.

Pathogenität und Virulenz

Mykobakterien befallen vor allem abwehrgeschwächte bzw. disponierte Menschen. Die WHO geht von ca. 2 Milliarden Infizierter aus. Jährlich erkranken 9 Millionen Menschen neu und ca. 1,7 Millionen sterben an der Erkrankung.

Tabelle 4.4: Übersicht über die wichtigsten Eigenschaften häufiger multiresistenter Erregergruppen.

| Eigenschaften | MRSA | VRE | MRGN | | | Mycobacterium tuberculosis |
			Enterobakterien	Pseudomonas aeruginosa	Acinetobacter baumannii	
Umweltresistenz (trockene unbelebte Fläche)	3–6 Wochen bis zu 7 Monate (16)	5 Tage bis Wochen (17)	3 Tage bis Wochen (18)	2 Tage bis 5 Wochen (19)	4 Monate (20)	4 Tage bis 4 Monate (21)
Diagnose	PCR Indikatornährböden	Indikatornährboden Kultur	Indikatornährboden Kultur	Kultur	Kultur	PCR Kultur (langsames Wachstum)
Kontagiosität	Mittel	Gering	Mittel	Gering	Gering	Gering
Virulenz für Risikopatienten	Mittel	Gering	Mittel	Hoch	Hoch	Hoch
Habitat	Haut Nasenvorhof	Darm Harnröhrenmündung	Darm Harnröhrenmündung	Wasser Flüssigkeiten	Umwelt Pflanzen, Erde, Wasser	Lunge seltener Haut oder andere Organe
Häufige Übertragungswege	Hände Inventar Medizinprodukte	Fäkal-oral Hände Medizinprodukte Inventar	Fäkal-oral Hände Medizinprodukte Inventar	Hände Aerosole Medizinprodukte Inventar	Hände Medizinprodukte Flächen Inventar	Aerogen Wunden
Regeltherapie	Vancomycin Cotrimoxazol	Linezolid	Betalaktamaseinhibitorenkombinationen Carbapeneme	Carbapeneme oder Cefixim, wenn möglich	Nach Antibiogramm	Kombination mit Isoniazid Rifampicin Pyrazinamid Streptomycin
Reserveantibiotika	Linezolid Daptomycin Fosfomycin	Linezolid Daptomycin ggf. Tigecyclin	Fosfomycin Tigecyclin Colistin	Colistin	Fosfomycin Colistin ggf. Tigecyclin	Chinolone Amikazin Kanamycin Capreomycin

Übertragungswege

Typische Übertragungswege für Mykobakterien sind Aerosole bei Husten infizierter Menschen. Selten kann eine Hauttuberkulose durch Wundinfektionen entstehen.

Therapie

Standardtherapie ist eine Kombination aus Isoniazid (INH), Rifampicin (RMP), Pyrazinamid (PZA) und Ethambutol (EMB) oder Streptomycin (SM). Als Reserveantibiotika stehen zur Therapie von multiresistenten Stämmen Chinolone, Amicazin, Kanamycin und Capreomyzin zur Verfügung. Fallen auch von diesen welche aus, wird von der extrem resistenten Tuberkulose (XDR-TB) gesprochen und mit dem therapiert, was nach Antibiogramm überhaupt noch eine Chance bietet. Diese Fälle kommen in Deutschland bereits vereinzelt vor.

Reserveantibiotika für multiresistente *M. tuberculosis*:
– Chinolone
– Amicazin, Kanamycin, Capreomycin

4.8 Sonstige

Neben den bereits genannten sorgen auch andere Erreger immer wieder für Verunsicherung, auch wenn sie nicht zu den multiresistenten Erregern im engeren Sinne gehören. Dennoch sollen sie hier kurz Erwähnung finden.

4.8.1 Clostridium difficile

Dieser anaerobe Sporenbildner ist der Erreger der antibiotikaassoziierten Diarrhoe, die zur Colitis werden oder zum Vollbild der pseudomembranösen Colitis auswachsen kann. Die Übertragung erfolgt in der Regel durch Sporen, die gegen alle Händedesinfektionsmittel und mit Ausnahme der Perverbindungen und Aldehyde auch gegen Flächendesinfektionsmittel resistent sind. Über ein Enterotoxin (Toxin A) und ein zellschädigendes Zytotoxin (Toxin B) greifen sie die Darmwand an.

4.8.2 Stenotrophomonas maltophilia

Dieses gramnegative Stäbchenbakterium ist umwelt- und wasserassoziiert und grundsätzlich Carbapenem-resistent. Dafür ist es in aller Regel (ca. 95 %) Cotrimoxazol-sensibel. Die Eigenschaften sind davon abgesehen *Pseudomonas aeruginosa* sehr ähnlich, weshalb auf eine ausführlich Darstellung verzichtet wird.

FRAGEN ZUM KAPITEL 4:
EIGENSCHAFTEN HÄUFIGER MULTIRESISTENTER ERREGER

1. Wie lange sind MRSA auf trockenen Flächen infektionstüchtig?

2. Wofür steht die Abkürzung ESBL und was sind ESBL?

3. Ist eine Sanierung von MRGN-Patienten möglich?

4. Was sind NTM?

5. Welche Reserveantibiotika gibt es für grampositive multiresistente Krankheitserreger?

6. Warum sind die gramnegativen multiresistenten Krankheitserreger kritischer zu sehen als die grampositiven?

Literatur

1. Kommission für Krankenhaushygiene und Infektionsprävention (Hrsg.): Empfehlungen zur Prävention und Kontrolle von Methicillin-resistenten *Staphylococcus aureus* (MRSA) in medizinischen und pflegerischen Einrichtungen". Bundesgesundheitsbl 2014; 57:696–732.

2. Lederer SR, Riedelsdorf G, Schiffl H: Nasal carriage of methicillin resistant *Staphylococcus aureus*: the prevalence, patients at risk and the effect of elimination on outcomes among outclinic haemodialysis patients. Eur J Med Res 2007; 12:284–8.

3. Geffers C, Gastmeier P: Nosokomiale Infektionen und multiresistente Erreger in Deutschland: Epidemiologische Daten aus dem Krankenhaus-Infektionen-Surveillanc-System. Dt Arztebl Int 2011; 108:(6)87–93.

4. Jassoy C und Schwarzkopf A: Lehrbuch der Mikrobiologie, Hygiene und Ernährungslehre. Thieme Verlag: Stuttgart, New York, 2004.

5. Kommission für Krankenhaushygiene und Infektionsprävention beim Robert Koch-Institut (Hrsg.): Prävention postoperativer Infektionen im Operationsgebiet. Bundesgesundheitsbl Gesundheitsforsch Gesundheitsschutz 2007; 50:377–393.

6. Kramer A, Daeschlein G, Kammerlander G, Andriessen A et. al.: Konsensusempfehlung zur Auswahl von Wirkstoffen für die Wundantiseptik. ZfW 2004; (9):110–120.

7. Werner G, Klare I et al.: Vancomycin-resistente Enterokokken. Chemotherapie Journal 2008; 17:183–193.

8. Rao GG: Risk factors for the spread of antibiotic-resistant bacteria. Drugs 1998; 55(3):323–30.

9. Kommission für Krankenhaushygiene und Infektionsprävention (Hrsg.). Hygienemaßnahmen bei Infektionen oder Besiedlung mit multiresistenten gramnegativen Stäbchen. Bundesgesundheitsbl 2012; 55:1311–1354.

10. Wisplinghoff H, Seifert H: Infektionen mit *A. baumannii* – Klinische Bedeutung und Therapieoptionen. HygMed 2012; 37(1/2):8–15.

11. Kommission für Krankenhaushygiene und Infektionsprävention: Hygienemaßnahmen bei Infektionen oder Besiedlung mit MRGN. Epid Bull 2014; 21:183.

12. Staroszik C. *Acinetobacter baumannii*. Problemkeim fordert Klinikpersonal heraus. Ärztezeitung online. 2.2.2015. www.aerztezeitung.de

13. Welttuberkulosetag 2016: Gemeinsam gegen Tuberkulose. Epid Bull 2016;10/11:81.

14. M. Dulon, B. Lisiak, D. Wendeler, A. Nienhaus. Berufsbedingte Infektionskrankheiten bei Beschäftigten im Gesundheitsdienst 2014. Zbl Arbeitsmed 2015; 65:210–216.

15. Robert Koch-Institut: RKI-Ratgeber für Ärzte. Tuberkulose. Stand: Januar 2013. www.rki.de.

16. Wagenvoort JHT, Slinjsmans W, Penders RJR: Better environmental survival of outbreak vs. sporadic MRSA isolates. J Hosp Infect 2000; 45:231–234.

17. Neely AN, Maley MP: Survival of Enterococci and Staphylococci on hospital fabrics and plastics. J Clin Microbiol 2000; 38:724–726.

18. Dickgiesser N: Untersuchungen über das Verhalten grampositiver und gramnegativer Bakterien in trockenem und feuchten Milieu. Zbl Bak Hyg I Ab. Orig B 197; 167:48–62.

19. Gundermann KO: Untersuchungen zur Lebensdauer von Bakterienstämmen im Staub unter dem Einfluss unterschiedlicher Luftfeuchtigkeit. Zbl Bak Hyg I Abt Orig B 1972; 156:422–429.

20. Jawad A, Snelling AM, Heritage J, et al.: Influence of relative humidity and suspending menstrua on survival of *Acinetobacter* spp. on dry surfaces. J Clin Microbiol 1996; 34: 2881–2887.

21. Mitscherlich E, Marth EH: Microbial survival in the environment. Springer-Verlag: Berlin, Heidelberg, Tokio, New York, 1984.

5 Isolierungsmassnahmen beim Auftreten Multiresistenter Erreger

5.1 Festlegung und Kommunikation von Hygienemaßnahmen

Hygienefachkraft, hygienebeauftragte(r) Ärztin/Arzt, Krankenhaushygieniker(in)

Die Festlegung der Hygienemaßnahmen erfolgt durch die Hygieneinstitutionen der Einrichtung auf Basis von Risikobewertungen. Die Hygienefachkraft oder auch Fachkrankenschwester/-pfleger für Hygiene und Infektionsprävention im Krankenhaus und in Rehabilitationseinrichtungen ist eine Pflegekraft und verfügt über ein abgeschlossenes Examen als Gesundheits- und Krankenpfleger(in) sowie eine mindestens dreijährige Berufspraxis. Mit in den meisten Bundesländern mindestens 720 Stunden zusätzlicher Theorie und 30 Wochen Praktikum wird sie für ihr Amt als Hygienefachkraft geschult. Die Hygienefachkraft arbeitet mit dem hygienebeauftragten Arzt, z.B. beim Führen der Infektionsstatistik oder den mikrobiologischen Kontrollen des Hygienestandards. Sie kann nach Absprache mit der/ dem hygienebeauftragte(r) Ärztin/Arzt eine Vorlage für Verfahrensanweisungen für die Hygienekommission erstellen. Hinzugezogen wird auch der Krankenhaushygieniker, der als entsprechend qualifizierter Facharzt für Mikrobiologie, Virologie und Infektionsepidemiologie oder für Hygiene und Umweltmedizin oder mit einer curricularen Fortbildung „Krankenhaushygiene" die Einrichtung in allen Fragen der Hygiene unterstützt. Entscheidend ist dabei die Zusammenarbeit mit den behandelnden Ärzten zur Erstellung von patientenindividuellen Risikobewertungen.

In den anderen medizinischen Einrichtungen wird die Aufgabe der Hygienefachkraft von Hygienebeauftragten wahrgenommen.

Hygienebeauftragte Pflegekräfte

In der im September 2009 veröffentlichten KRINKO/RKI-Empfehlung werden hygienebeauftragte Pflegekräfte für die einzelnen Stationen und Funktionsbereiche empfohlen und haben in einigen Bundesländern gesetzliche Pflichtvorhaltung erlangt. Ein Curriculum für diese Fachkräfte wurde 2012 von der DGKH veröffentlicht (1). Sie stehen als Vermittler zwischen der Hygienefachkraft und dem Stationspersonal und unterstützen die Hygienefachkraft durch Überwachungs- und Beratungsleistungen vor Ort. Auch für Pflegeeinrichtungen der Altenhilfe gibt es Hygienebeauftragte, so auch in Dialysezentren, Arztpraxen und ambulanten Pflegediensten, die dort die Aufgaben der Hygienefachkraft wahrnehmen.

Hygienekommission

Obligate Mitglieder der **Hygienekommission**, die in den Hygieneverordnungen für **medizinische Einrichtungen** der einzelnen Bundesländer unterschiedlich zusammengesetzt ist, sind der ärztliche Direktor (meist auch Vorsitzender), die hygienebeauftragte Ärzteschaft, die Hygienefachkraft, der Krankenhaushygieniker, Vertreter der Verwaltung/Geschäftsführung und die Pflegedienstleitung. Hinzu kommen die Hygienebeauftragten in der Pflege. Sinnvoll ist auch die Hinzuziehung der Hauswirtschaftsleitung und der technischen Leitung. Bei Bedarf können die Küchenleitung, der Apotheker, der Betriebsarzt sowie Mitarbeiter des Gesundheitsamts teilnehmen.

In **Pflegeeinrichtungen** sind Verwaltungsleitung, Pflegedienstleitung, Hygiene-

Zur Hygienekommission gehören u.a.:

– Ärztlicher Direktor (meist Vorsitz)

– Verwaltungsleitung

– Pflegedienstleitung

– Hygienebeauftragte Ärzte

– Krankenhaushygieniker

– Hygienefachkraft

Einzelheiten sind in den Hygieneverordnungen für medizinische Einrichtungen der Bundesländer festgelegt (➡ *Kapitel 3*).

beauftragte und ggf. die Hauswirtschaftsleitung und Wohnbereichsleitungen Mitglieder der Hygienekommission.

Die Hygienekommission verabschiedet alle Hygieneregeln für das Haus, sie hat beratende Funktion für die Leitung der Einrichtung. Vorlagen für den Hygieneplan werden dort eingebracht und diskutiert. Beschlüsse der Hygienekommission sind für alle Mitarbeiter des Hauses verbindlich, wenn sie vom Verwaltungsleiter gegengezeichnet und den Mitarbeitern entsprechend zur Kenntnis gebracht wurden.

Damit kennen alle Mitarbeiter das Hygienekonzept und können Details in den Hygieneplandokumenten nachschlagen. Mitarbeitende, die von einer Besiedlung oder Infektion mit multiresistenten Erregern erfahren – z. B. über ein „Schnelltest"-Ergebnis oder einen mikrobiologischen Befund – setzen unverzüglich die Hygienefachkraft und/oder die Hygienebeauftragten über das interne Meldewesen in Kenntnis. Gleichzeitig etablieren sie die vorgegebenen Isolierungsmaßnahmen.

In Krankenhäusern und Einrichtungen für ambulantes Operieren muss nach § 23 Abs. 4 eine Erfassung erfolgen (➡ *Kapitel 2*). Details hierzu sind den Hygieneverordnungen der Bundesländer zu entnehmen (➡ *Kapitel 3*). Krankenhäuser können sich auch am MRE-KISS (Krankenhaus-Infektions-Surveillance-System) beteiligen und die entsprechenden Daten dem nationalen Referenzzentrum für Surveillance **www.nrz-hygiene.de** zur Verfügung stellen.

Durch entsprechende Maßnahmen ist sicherzustellen, dass alle Mitarbeitenden informiert sind und die entsprechenden Maßnahmen ergreifen können (6).

5.2 Basishygiene (Standardhygiene)

Basishygienemaßnahmen sind Maßnahmen, die im Alltag einer Einrichtung grundsätzlich immer einzuhalten sind.

Der Begriff **Basishygiene** oder auch **Standardhygiene** umfasst die Maßnahmen, die im Alltag einer Einrichtung immer zu beachten sind. Hierzu gehören beispielsweise die Händehygiene, Einmalhandschuhe und gezielte Desinfektion beim Umgang mit Körperflüssigkeiten sowie langärmelige Schutzkittel bei einem Risiko der Kontamination der Arbeitskleidung (3). Die Maßnahmen sind gemäß § 23 Abs. 3 IfSG (Krankenhäuser, Rehabilitationseinrichtungen, Dialysezentren, Arztpraxen) bzw. § 36 IfSG (Kindereinrichtungen, Heime und andere Gemeinschaftseinrichtung) oder Ziffer 5.1 TRBA 250 (ambulante Pflegedienste) in Hygieneplänen festzulegen, zu schulen und die Durchführung ist zu kontrollieren.

5.3 Systematik von Isolierungsmaßnahmen

Zielsetzung und Formen

Isolierungsmaßnahmen sind Maßnahmen, die bei Krankheiten mit erhöhter Ansteckungsgefahr ergriffen werden, wenn Basishygienemaßnahmen nicht mehr ausreichen, um die Übertragungswege vollständig zu unterbrechen.

Werden beim Auftreten bestimmter Erreger als Kolonisation oder Infektion die Standardhygienemaßnahmen nicht mehr als ausreichend erachtet, sind spezielle **Isolierungsmaßnahmen** notwendig. Ziel ist es, die Übertragungswege möglichst vollständig zu unterbrechen und eine Weiterverbreitung von Krankheitskeimen auf andere Personen zu verhindern. Ein weiterer Grund zur Isolierung kann auch der Schutz eines stark abwehrgeschwächten Menschen vor einer Infektion aus dem Umfeld sein. Neuere Empfehlungen der Kommission für Krankenhaushygiene und Infektionsprävention erlauben dabei, nach Risikobewertung vorzugehen, es ist also durchaus möglich, Patienten mit multiresistenten Erregern in verschiedenen Bereichen z. B. eines Krankenhauses unterschiedlich zu behandeln.

In den letzten Jahren haben sich verschiedene Begriffe für unterschiedliche Isolierungsformen eingebürgert. Im Amerikanischen werden diese Maßnahmen z. B. unter dem Begriff „transmission based precautions" (4) zusammengefasst. Das

Prinzip ist immer ein **Konzept von unterschiedlichen Stufen** zum Schutz von Personal und Patienten.

Dabei kann folgendermaßen vorgegangen werden:

Stufe I

Hier steht die **Vermeidung von Übertragung der Erreger durch das Personal** im Vordergrund. Eine Einzelunterbringung ist nicht unbedingt erforderlich, und die Patienten dürfen das Zimmer verlassen.

Gebräuchliche Bezeichnungen:

– Funktionelle Isolierung (5, 6),

– Barrierepflege (7).

Die Anwendung dieser Isolierungsstufe erfolgt im Krankenhaus bei MRE-Besiedlung oder Infektion mit MRE, wenn der Nachweis nur im Urin, Stuhl oder auf Wunden geführt wurde. Im Grunde handelt es sich um eine **erweiterte Basishygiene** (generelles Tragen von persönlicher Schutzausrüstung). Eine flüssigkeitsdichte Schutzschürze wird angelegt, wenn Durchfeuchtung zu erwarten ist, wie beim Wechsel von Inkontinenzmaterial oder der Durchführung von Wundspülungen.

3MRGN-Stäbchen (➡ *Kapitel 1 und 4*) sollen in Risikobereichen (wie z. B. Intensivstation) isoliert werden. In anderen Bereichen ist eine Barrierepflege sinnvoll, vor allem, wenn die Basishygiene nicht sicher gewährleistet ist. In Pflegeeinrichtungen wird diese Form auch bei nasaler Besiedlung mit MRSA praktiziert. Dabei werden auch die Betreuten in der Händehygiene geschult (3) (➡ *Kapitel 8 und 9*). Die von der KRINKO angebotenen unterschiedlichen Isolierungsmaßnahmen z. B. bei unterschiedlichen Spezies der Enterobakterien sind oft sehr kompliziert und sind auch von der Virulenz z. B. bei *Enterobacter cloacae* her schwer nachvollziehbar. Daher wird eine Vereinheitlichung für alle 3MRGN empfohlen.

Stufe II

Die Stufe II beinhaltet eine **räumliche Isolierung**, in der Regel als Einzelzimmerunterbringung, bzw. wenn dies nicht möglich ist, die Unterbringung von Patienten mit dem gleichen Erreger im Mehrbettzimmer (**Kohortenisolierung**). Die Betroffenen sollen im Zimmer bleiben, um – je nach Risikobewertung und Erregereigenschaften – eine Gefährdung von Mitpatienten auszuschließen.

Andere gebräuchliche Bezeichnungen:

– **Räumliche Isolierung** (5, 6),

– Zimmerisolierung (7).

Übertragungsspezifische Untergruppen (**nach CDC**):

– **Kontaktisolierung** (contact precautions) in der Regel mit Einzelzimmerunterbringung, Kittel- und Handschuhpflicht.

– **Tröpfchensolierung** (droplet precautions), bei Aerosolentstehung und aerogen übertragbaren Erregern, in der Regel mit Einzelzimmerunterbringung. Die Tröpfchenisolierung betrifft meistens Krankenhauspatienten mit Besiedlung oder Infektion des Respirationstrakts.

Die Schutzkleidung wird entsprechend den Übertragungswegen gewählt.

Aerogene Isolierung (airborne precautions)

Die extremsten Isolierungsmaßnahmen werden nach CDC unter **Airborne Precautions** zusammengefasst, die bei hochkontagiösen Erregern, die über die Luft bzw. auch über Lüftungsanlagen verbreitet werden können, anzuwenden sind. Die Patienten sind in Räumen mit Abluftfilterung untergebracht und das Personal muss

Funktionelle Isolierung oder *Barrierepflege* bedeutet die Anordnung von über die Basishygiene hinausgehenden Hygienemaßnahmen *ohne* räumliche Isolierung, v.a. Tragen von langärmeligem Schutzkittel und Handschuhen bei jedem therapeutischen/ diagnostischen/pflegerischen Patientenkontakt bzw. von zusätzlicher Schutzkleidung (z.B. Einmal-Schürze bei zu erwartender Durchfeuchtung).

Räumliche Isolierung: Getrennte Unterbringung von Patienten im Einzelzimmer oder im Mehrbettzimmer (Kohortenisolierung).

Kontaktisolierung (contact), *Tröpfchenisolierung* (droplet) und *aerogene* (airborne) *Isolierung* sind drei Kategorien der übertragungsspezifischen Hygienemaßnahmen (transmission-based precautions) nach den Richtlinien der Centers of Disease Control (4)

entsprechende Schutzkleidung tragen. In Deutschland finden sich solche Räume in Sonder-Seucheneinrichtungen (Isolierstationen) für Marburg-, Ebola- und andere Viren.

Die 2014 in Kraft getretene, aktualisierte TRBA 250 fordert eine FFP2-Maske zum Personalschutz bei Influenza, Tuberkulose und anderen aerogen übertragbaren Erkrankungen. Multiresistente Erreger gelten in der Regel nicht als direkt aerogen übertragbar. Der hier auch empfohlene Mund-Nase-Schutz gilt als Schutz vor Berührungen durch die Hände während Pflegemaßnahmen.

Mit Ausnahme der Tuberkuloseerreger gelten multiresistente Erreger nicht als direkt aerogen übertragbar, wenn Aerosole nicht technisch generiert werden.

Umkehrisolierung *(Schutzisolierung oder protektive Isolierung)*
Als letzte Form ist die Umkehr- oder **protektive Isolierung** zu nennen, die eine Filterung der Zuluft (mit bakteriendichten Filtern) bedingt und z. B. für immunsupprimierte Patienten der Risikogruppe 2 und 3 (8) eingesetzt wird. Hierzu gehören noch weitere Maßnahmen wie keimarmes Essen, vollständige Schutzkleidung für das gesamte Personal u. a.

Die *protektive Isolierung* im Einzelzimmer dient dem Schutz schwer abwehrgeschwächter Patienten vor Infektionen.

Räumliche Isolierung
Unterbringung im Einzelzimmer
Diese Form der Isolierung ist beispielsweise **grundsätzlich bei Besiedlung von Patienten mit mehreren Arten multiresistenter Erreger** angezeigt. Sie wird in der Regel **Maßnahmen der Stufe II** zugeordnet.

Weitere **Indikationen** sind: die Besiedlung mit multiresistenten Erregern im **Nasen-Rachenraum**, vor allem in Bereichen mit Risikopatienten (die z. B. auf Intensiveinheiten oder hämatologisch-onkologischen Stationen) betreut werden, ➡ *Kapitel 9, Altenheime*), oder bei 3MRGN-Stäbchen in Risikobereichen wie ITS, Hämatologie/Onkologie, oder generell bei 4MRGN-Stäbchen (➡ *Kapitel 1 und 4*). Das **gleichzeitige Auftreten mehrerer (auch nicht resistenter) Erregerspezies** (z. B. MRSA und *Clostridium difficile* oder MRGN und VRE) sowie **mangelnde Kooperation** der Patienten können gleichfalls Indikationen darstellen.

Indikationen zur Unterbringung im Einzelzimmer:
Grundsätzlich bei:
– Besiedlung/Infektion mit mehreren Arten multiresistenter Erreger
– Besiedlung mit multiresistenten Erregern im Nasen-Rachenraum im Bereich von Risikopatienten
– 3MRGN-Stäbchen in Risikobereichen
– Auftreten von panresistenten Varianten bzw. 4MRGN-Stäbchenbakterien
– protektiver Isolierung
Sinnvoll auch bei:
– Infektion mit mehreren Erregerarten (auch nicht resistente)
– mangelhafter Kooperation der Patienten

Kennzeichnung der Türen ➡*Kapitel 6*

In den genutzten Räumen sollte – mit Ausnahme von Intensivstationen – **auf jeden Fall eine eigene Nasszelle** vorhanden sein. Moderne Stationen verfügen über wenigstens zwei Einzelzimmer mit Vorräumen, in denen teilweise sogar eigene Steckbeckenspüler, auf jeden Fall aber Schutzkleidung und -mittel sowie ein Händedesinfektionsmittelspender für das Personal vorgehalten werden. Die Patienten sollen das Zimmer – falls überhaupt – **nur unter kontrollierten Bedingungen** (nach Händedesinfektion) verlassen. Hier entscheiden die behandelnden Ärztinnen und Ärzte. Die **Tür wird gekennzeichnet** und signalisiert allen den beschränkten Zutritt. Ob Angehörige Schutzkleidung benötigen, ist nach einem Gespräch zu entscheiden. So sollten Angehörige, die selbst Pflegekräfte sind oder der Ärzteschaft angehören, Schutzmaßnahmen ergreifen. Dies gilt auch für Angehörige, die zu Hause noch Risikopatienten betreuen, z. B. Mukoviszidosekinder oder Asthmatiker unter Kortisontherapie.

Bei der räumlichen Isolierung ist zu beachten, dass für die Betroffenen eine erhebliche psychische Belastung besteht. Isolierte Patienten haben weniger Kontakte zum Personal und es ist belegt, dass die **Rate an Komplikationen bei Isolierten höher** ist. Daher ist immer abzuwägen, welche Maßnahmen zu ergreifen sind. Schon das Weglassen von Mund-Nasen-Schutz und Haube kann eine deutlich gefühlte Verbesserung darstellen, **da die Mimik die analoge Kommunikation verbessert.** Dieses Vorgehen wird von der TRBA 250 gedeckt, z.B. wenn Kontakt zu den Schleimhäuten von Nase und Mund ausgeschlossen werden kann. Auf Schutzkleidung kann verzichtet werden, wenn nur Tabletts in das Zimmer gestellt oder von abgeholt werden. Sie wird auch nicht benötigt, wenn von der Tür aus gefragt wird, wie es dem Patienten geht oder andere Informationen eingeholt werden. Wenn möglich, sollten die Betroffenen immer wieder daran erinnert werden, dass es sich um vorübergehende Maßnahmen handelt. Aufklärungszettel oder -flyer können – auch für die Angehörigen – hilfreich sein und werden in vielen Regionen von MRE-Netzwerken zur Verfügung gestellt.

In allen Fällen, auch bei der oben bereits beschriebenen **protektiven Isolierung**, sind die zuständigen Pflegekräfte sorgfältig auszuwählen. Im Falle einer Isolierung wegen MRE sollten sie keine Hautkrankheiten haben (3), im Falle der protektiven Isolierung frei von Infektionen oder Besiedlungen mit MRE (8).

Kohortenisolierung

Eine **Kohortenisolierung** bedeutet die Zusammenlegung von zwei oder mehr Patienten mit dem gleichen Erreger. Sie kann **in Stufe I oder Stufe II** erfolgen. Eine Kohortenisolierung hat den Vorteil, dass wieder Zimmer frei werden und das Personal mit der gleichen Schutzkleidung mehrere Patienten versorgen kann und damit der Pflegeaufwand kleiner wird. Aber auch eine Kohortenisolierung erfordert vorab einige Überlegungen.

Kohortenisolierung kommt in erster Linie Patienten in Betracht, **die den gleichen Erreger haben**, also nur z.B. MRSA mit MRSA und 3MRGN mit 3MRGN,

Kohortenisolierung bedeutet die Zusammenlegung von zwei oder mehr Patienten mit dem gleichen Erreger in einem Mehrbettzimmer.

Tabelle 5.1: Übersicht zur Indikation einer Kohortenisolierung.

Trägerstatus Patient 1	Trägerstatus Mitpatient(en)	Regelqualität für Kohortenisolierung
MRSA im Nasen-Rachenraum, Tracheostoma	MRSA im Nasen-Rachenraum, ggf. Tracheostoma	Obligat
MRSA nur in der Wunde (Bedingungen wie oben dargestellt) oder im Urin bei geschlossenem System	MRSA nur in der Wunde (Bedingungen wie oben dargestellt) oder im Urin bei geschlossenem System	Obligat[1]
MRSA mit Sensibilität gegenüber Chinolonen und/oder Cotrimoxazol	MRSA mit Sensibilität gegenüber Chinolonen und/oder Cotrimoxazol	Fakultativ, da ausreichend Reserveantibiotika zur Verfügung stehen
ESBL* – Carbapenem-sensibel (3MRGN)	ESBL* – Carbapenem-sensibel (3MRGN)	Obligat[1,2]
ESBL*– Carbapenem-resistent (4MRGN)	ESBL* – Carbapenem-resistent (4MRGN)	Obligat
VRE/GRE – Linezolid-sensibel	VRE/GRE – Linezolid-sensibel	Obligat[2]
VRE/GRE – Linezolid-resistent	VRE/GRE – Linezolid-resistent	Obligat[2], da Ausfall eines wichtigen Reserveantibiotikums
Pseudomonas/Acinetobacter 3MRGN multiresistent je nach Antibiogramm und hauptsächlich eingesetzten Antibiotika	*Pseuodomonas/Acinetobacter* 3MRGN multiresistent je nach Antibiogramm und hauptsächlich eingesetzen Antibiotika	Obligat
Panresistent bzw. 4MRGN	Panresistent bzw. 4MRGN	Obligat[2]
Tuberkulose	Tuberkulose	Obligat[2]
Tuberkulose multiresistent	Tuberkulose multiresistent nach Antibiogramm	Obligat[2]

1) Diese Patienten können unter den oben genannten Bedingungen auch zu nicht kolonisierten Patienten ins Zimmer gelegt werden.

2) Bezüglich Kolonisation des Nasen-Rachenraums oder Tracheostomas und anderer Körperregionen gilt das für MRSA Gesagte.

*) Nur auf Frühchenstationen werden ESBL ohne Ciprofloxacinresistenz isoliert.

nicht bei Besiedlung mit verschiedenen Erregern. Auch weitere Infektionen, z.B. MRGN in Kombination mit einer *Clostridium-difficile*-assoziierten Diarrhoe, können die Betroffenen für eine Kohortenisolierung **ausschließen** (9). Für gleiche Erreger können noch weitere Unterteilungen sinnvoll sein (**Tabelle 5.1**). Denn je nach Strategie des Hauses können noch einzelne Antibiotikaresistenzen Beachtung finden, z.B. Cotrimoxazol oder Clindamycin bei MRSA. Auch der zusätzliche Ausfall wichtiger Reserveantibiotika kann eine Einzelunterbringung erforderlich machen, z.B. Linezolid bei GRE.

Die Kohortenisolierung findet vor allem in Krankenhäusern mit Mehrbettzimmern statt. Sie kann bei Aerosolexposition oder Besiedlung von Harntrakt oder Wunden eingesetzt werden. Chirurgische Kliniken legen z.B. gerne Patienten mit Wundinfektionen durch gleiche Erreger zusammen, um „aseptische" Patienten zu schützen.

Eine Variante der Kohortenisolierung ist die „**Bettplatzisolierung**". Hier werden allerdings Patienten mit verschiedenen Erregern in einem Zimmer zusammengelegt. Dies geht natürlich nur, wenn das Übertragungsrisiko minimiert werden kann. Dies ist beispielsweise der Fall, wenn einer der Patienten in einem Doppelzimmer immobil ist und somit die Nasszelle nicht benutzt. Auch kann diese Variante überlegt werden, wenn die Erreger nur auf Wunden oder im Urin bei liegendem harnableitendem System zu finden sind und andere mögliche Besiedlungsorte, vor allem die Atemwege, ausgeschlossen wurden. Dieses Vorgehen wird aus der Not heraus bei Bettenknappheit gewählt. Sie erfordert eine stete Personaldisziplin und sorgfältige Risikobewertung. Bei *Clostridium difficile*, hochkontagiösen Erregern wie Noroviren oder Influenza findet sie keine Anwendung.

Mit der Novellierung des IfSG 2011 bzw. nach den aktuellen KRINKO-Empfehlungen müssen MRSA- bzw. MRE-Patienten in Pflegeeinrichtungen nicht mehr zwingend isoliert werden. Dennoch muss natürlich auch dort auf Infektionsprävention geachtet werden.

Im Zweifelsfalle wird eine Einzelunterbringung veranlasst. Schwer einzuschätzen sind Befunde, die beispielsweise MRSA nur in der Leiste nachweisen. Hier sind Kontrollen durchzuführen und im Zweifel der Patient zunächst einzeln unterzubringen.

5.4 Grundlagen und Schwerpunkte von Isolierungsmaßnahmen
Das Patientenzimmer und die patientennahe Umgebung
Das Risiko der Umgebungskontamination
Bei der Planung von Maßnahmen gegen die Übertragung von multiresistenten Erregern muss man sich darüber klar werden, dass Bakterien auch den Gesetzen der Mechanik und Physik unterliegen. Zwar sind sie mit 0,2–0,45 Pikogramm (1 Pikogramm ist ein Millardstel Gramm) richtige „Leichtgewichte", dennoch müssen sie der Schwerkraft folgen. Selbst „nackte" Bakterien streben also dem Boden zu. Dies tun sie mit einer Geschwindigkeit von 2,7 mm pro Sekunde, so dass davon ausgegangen werden kann, dass selbst ausgeprägte Aerosole nach spätestens **15 min im Wesentlichen vollständig sedimentiert** sind (10). Sind die Bakterien in größere und schwerere Sekrettröpfchen gehüllt oder an Hautschuppen angeheftet, geht die Sedimentation natürlich noch schneller.

Die Sedimentationsgeschwindigkeit bestimmt auch die Reichweite. Beim Sprechen setzen Patienten mit multiresistenten Erregern diese über Aerosole aus dem

Es kann davon ausgegangen werden, dass *Aerosole* nach spätestens 15 min sedimentiert sind.

Nasen-Rachenraum frei. Die Reichweite ist allerdings beschränkt. Sie hängt ab von der Lautstärke des Sprechens, ob Hustenstöße erfolgen, und der – natürlich nicht ohne weiteres wahrnehmbaren – Formation der inneren Anatomie der Atemwege. Untersuchungen haben jedoch gezeigt, dass **die Reichweite mit 1 m – 1,50 m** angenommen werden kann (11). Dies bedeutet im Umkehrschluss, dass Gegenstände oder Menschen, die weiter weg von der Keimquelle sind, durch das Aerosol nur noch in geringem Ausmaß kontaminiert werden. Wer also in einem Zimmer einen Abstand mit 1,50 m zum Betroffenen hält, wird nicht ohne weiteres MRSA oder andere Erreger über die Luft auf Kleidung oder gar in die Nase bekommen. Wie Anhang 7 der TRBA 250 beschreibt, **gilt dies nicht für Viren.** Virushaltige Aerosole können mehr als 16 Stunden in der Luft nachgewiesen werden.

*Untersuchungen haben gezeigt, dass **Bakterien** bis 1,50 m über die Luft transportiert werden können, bevor sie sich niederlassen.*

Reinigung und Desinfektion

Leider sagt dies nichts über den Zustand der Flächen in dem Zimmer aus. Denn wenn ein Patient sich über 24 Stunden in seinem Zimmer aufhält (klassische räumliche Isolierung) und mobil ist, ist damit zu rechnen, dass er **über seine Atmung und seine Hände** die Bakterien im Zimmer verteilt hat. Die meisten befinden sich dabei in der sog. „patientennahen Umgebung", das ist der Platz, an dem sich der Patient tagsüber und nachts bevorzugt aufhält. Dies kann nur das Bett sein, vielleicht aber auch das Bett und ein Platz am Tisch. **Gleichfalls als kontaminiert anzusehen ist alles, was der Patient berührt.** Telefon, Fernbedienung, Hörgerät, Weckeruhr, Bücher,…, alles kommt als potenzielle Quelle für multiresistente Erreger in Frage. Auch die Nasszelle ist kontaminiert, da hier ja die Keime „heruntergewaschen" werden.

Mit „patientennahe Umgebung" ist der Ort gemeint, an dem sich der Patient bevorzugt aufhält, z. B. das Bett, ein Platz am Tisch bzw. die unmittelbare Umgebung dieses Ortes.

Da alle bekannten multiresistenten Erreger Tage bis Wochen auf unbelebten Flächen infektions- und kolonisationstüchtig bleiben, kommt es zur **Kumulation**, d.h. die Anzahl der Erreger pro Quadratzentimeter Fläche nimmt mit der Zeit zu. Dies bedeutet aber im Umkehrschluss, dass Bereiche – wie z. B. die Funktionsdiagnostik – in denen sich Patienten nur kurz aufhalten, eine entsprechend geringere Flächenkontamination über die Atemwege der Patienten erfahren werden.

Kumulation: Die Anzahl der Erreger pro Quadratzentimeter Fläche nimmt mit der Zeit zu.

Ganz flächendeckend ist die Kontamination im Zimmer allerdings nicht. In einer Studie mit 38 MRSA-Patienten und über 350 Abklatschuntersuchungen konnten verschiedene kontaminierte Bereiche als bevorzugt herausgearbeitet werden: das Bett, der Fußboden, Tische und die Blutdruckmanschette (12). Von den in den Zimmern gewonnenen 350 Abklatschuntersuchungen konnten im Mittel in 72 % der Proben MRSA nachgewiesen werden.

Zu den bevorzugt mit MRSA besiedelten Flächen in einem Patientenzimmer gehören das Bett, der Fußboden, der Tisch und die Blutdruckmanschette.

Kurz gesagt, man sollte sich immer wieder vergegenwärtigen, dass die patientennahe Umgebung genauso stark kontaminiert ist wie der Patient selbst und diese Überlegung in das Händehygienekonzept mit einbeziehen. Auf Lücken kann man nicht bauen, da bei mobilen Patienten nicht vorhergesagt werden kann, welche Flächen im Zimmer kontaminiert sind.

Das Bewusstmachen ist notwendig, da wir innerlich nicht automatisch unterstellen, dass auch Flächen infektiös sein könnten. Nur so ist folgende Tatsache zu erklären: Die so genannte **fünfte Indikation zur Händehygiene** bei den Anwendungsbeobachtungen der „Aktion Saubere Hände", nämlich **Händedesinfektion nach Berührung der patientennahen Umgebung ohne den Patienten selbst berührt zu haben,** wurde bei Beobachtungsstudien am häufigsten weggelassen!

Die Händedesinfektion nach Berührung der patientennahen Umgebung, ohne den Patienten selbst berührt zu haben (sog. fünfte Indikation zur Händehygiene), wird besonders häufig vergessen.

Vergegenwärtigt man sich aber, dass nach Berührung der patientennahen Umgebung in 42 % der Fälle die Handschuhe des Pflegepersonals kontaminiert waren (also wären es auch die Hände gewesen, falls keine Handschuhe getragen wurden) verdeutlicht dies eindrucksvoll, wie leicht auch auf diesem Weg multiresistente Erreger aufgenommen und weitergegeben werden (12).

Besonders gefährlich sind dabei **unbewusste Tätigkeiten und Bewegungen**, z.B. Aufheben von Gegenständen vom Fußboden und Platzierung auf dem Fensterbrett, „nur mal schnell einen Alarm quittieren". Leicht wird dabei die abschließende Händedesinfektion vergessen und der Erreger zum nächsten Patient getragen.

Nach unbewusst ausgeführten Tätigkeiten wie z.B. das Aufheben von Gegenständen vom Fußboden Händedesinfektion nicht vergessen!

Auch das Reinigungspersonal, Physiotherapeuten, Labormitarbeiterinnen, kurz jeder der in das Patientenzimmer hineingelangt, ist in das Hygienekonzept mit einzubeziehen und entsprechend zu schulen. Der Reinigungsdienst ist zu besonderer Sorgfalt aufzufordern, denn ihm kommt bei der Bekämpfung der Ausbreitung der Erreger eine tragende Bedeutung zu. Wegen der Wichtigkeit wird den notwendigen Schulungen für das Reinigungspersonal ein eigener Abschnitt gewidmet.

▶▶ SCHULUNGSTIPP

Um sich die Zonen mit der stärksten Kontamination im Zimmer zu vergegenwärtigen, kann ein Zollstock herangezogen werden. 1,50 m – 2 m um den Hauptaufenthaltsort des Patienten finden sich die meisten Erreger.

▶▶ MERKE

Die patientennahe Umgebung ist im Zweifel genau so kontaminiert wie der Patient selbst. Gerade kleine Fehler durch unbewusste Berührungen ermöglichen die Erregerübertragung. Und: Es ist multiresistenten Erregern egal, mit welcher Berufsgruppe sie das Patientenzimmer verlassen – also müssen alle die Hygieneregeln der Einrichtung kennen und beachten! Minimum ist die Händehygiene!

Nach der RKI-Richtlinie für Heime aus dem Jahr 2005 genügt auch bei MRSA-Besiedlung/Infektion eine tägliche Reinigung ohne Desinfektion, es sei denn, es liegt eine Kontamination mit Exkreten, Sekreten oder Blut vor (3). Dies gilt **nicht** für Krankenhäuser und Rehabilitationseinrichtungen. In Heimen würde damit jeder Sanierungsversuch von vornherein gefährdet, denn der Sanierungserfolg hängt auch von dem Unterbleiben einer Rekontamination ab. Bei Versuchen der Eradikation von MRSA bei Pflegekräften wurde gezeigt, dass sich die Eradikation verzögerte oder für Jahre scheiterte, wenn Flächen weiter kontaminiert blieben. Darüber hinaus bestand ein Zusammenhang mit besiedelten Angehörigen der Pflegekräfte (13). Ähnliches gilt für andere multiresistente Erreger (➡ *Kapitel 9)*. Soll also die Sanierung gelingen, ist eine entsprechende Desinfektion sinnvoll. Können Möbel nicht desinfiziert werden, kann eine deutliche Reduktion der Keimlast mit Teebaumöl-haltiger Möbelpolitur oder durch Abreicherung (mehrfach hintereinander reinigen) erreicht werden (6).

Reinigungsdienst

Der **Reinigungsdienst** – oft von externen Dienstleistern oder Servicegesellschaften betrieben – fristet oft ein Schattendasein in der Tagesroutine einer medizinischen Einrichtung. Gerade aber bei der Bekämpfung multiresistenter Erreger spielen der Reinigungsdienst und dessen korrektes Verhalten eine große Rolle.

Um Szenen wie im nachfolgenden Fallbeispiel dargestellt zu vermeiden, muss die Tätigkeit des Reinigungsdienstes wertgeschätzt und das Personal entsprechend geschult werden. **Denn gerade in Risikobereichen wie einer Intensivstation ist die Desinfektion zur Verhütung von Ausbrüchen von besonderer Bedeutung** (14). Diese sind mit der Objektleitung eines externen Dienstleisters abzustimmen. Am besten ist es, wenn die **Pflicht zur Teilnahme an Schulungen** durch die Hygienebeauftragten der Einrichtung (nicht des Dienstes) ohne extra Berechnung bereits in der **Ausschreibung** der Leistung festgelegt ist.

Fallbeispiel zur Schulung der Reinigungskräfte

■ **FALLBEISPIEL**

Ein Patient mit MRSA-Pneumonie im Krankenhaus bekommt Besuch. Der Besucher beobachtet folgendes: Die Reinigungskraft verlässt mit dem Putzwagen das Zimmer und hat die Handschuhe noch an. Mit diesen nimmt sie nun den benutzten Mopp und knüllt ihn in die Entsorgungstüte. Anschließend ordnet sie mit diesen Handschuhen die Flaschen auf dem Wagen, kehrt noch etwas Staub mit dem Kehrblech auf und schiebt den Wagen in den Abstellraum.

Natürlich kann es sein, dass der Wagen jetzt noch vollständig desinfiziert wird. Aber sehr wahrscheinlich ist das kurz vor Dienstschluss eigentlich nicht. Das kann heißen, dass der Wagen am nächsten Tag als erstes mit durchaus lebendigen MRSA in die „normalen Zimmer" fährt, denn die MRSA-Zimmer kommen zuletzt dran.

Bei eigenem Personal sind entsprechende Hygieneplandokumente vorzuhalten und zu vermitteln, wobei die Theorie durch praktische Übungen ergänzt werden kann.

Zur **Schulung** gehören:

> eine angstreduzierende, aber auch nicht abwiegelnde Darstellung des Erregers,
> die Auswahl der richtigen Schutzkleidung,
> das korrekte Anlegen der Schutzkleidung,
> das korrekte Ablegen der Schutzkleidung (einschließlich umfassender Händedesinfektion nach Ablegen der Handschuhe),
> dass der Reinigungswagen außerhalb des Zimmers verbleibt,
> die korrekte Entsorgung von Lappen und Mopp (Wechselbezug) sowie die Desinfektion des Wechselbezugträgers.

Auch muss die Zeit gewährt werden, alle Flächen entsprechend gründlich zu bearbeiten. Das Pflegepersonal sollte vor allem in Risikobereichen darauf achten, dass die Flächen auch gut zugänglich sind. Ansonsten gilt das in der KRINKO/RKI-Empfehlung zur Reinigung und Desinfektion von Flächen (15) Gesagte.

▶▶ **MERKE**

Gut geschultes Reinigungspersonal und die Kontrolle der Durchführung der Desinfektion bis ins Detail sind obligater Bestandteil bei der Verhütung der Verbreitung von multiresistenten Erregern!

▶▶ **SCHULUNGSTIPP**

Bei Sprachbarrieren können Plüschbakterien zur Verdeutlichung der Übertragungswege hilfreich sein.

Bei **Tuberkulose** ist zu prüfen, ob der Hersteller des verwendeten Desinfektionsmittels eine höhere Konzentration fordert. Moderne Verneblungsverfahren auf Wasserstoffperoxid-Basis können ggf. ergänzend zur Flächendesinfektion für die **Schlussdesinfektion** eingesetzt werden. Die Geräte können in den Zimmern aufgestellt werden und mittels Zeitschaltuhr bedient werden. Folgende Punkte sind zu beachten:

> Vorbereitung des Raums
  • Entfernen von gelagertem Sterilgut
  • Öffnen von Schränken und Schubladen
  • Fenster schließen, RLT abstellen (nicht reine Abluft in Nasszellen, hier abkleben)
> Medizinproduktevorbereitung
  • Entfernung von Einmalmaterial
  • Grobreinigung, Wischdesinfektion

> Markieren des Raumes
> Abdichten des Raums

Zur Kontrolle der Durchführbarkeit der Desinfektion sind die Raumtemperatur und die Luftfeuchtigkeit zu bestimmen und mit den ermittelten Toleranzen abzugleichen.

Die Verneblungsflüssigkeit darf auf den Flächen weder optische noch schädliche Rückstände hinterlassen. Die Wirksamkeit muss nach EN-Normen geprüft und ein Erfolg dokumentiert sein. Mindestens ein Gutachten sollte sich mit der Wirkung auf eine Prüfanschmutzung mit Blut befassen.

Das Verfahren kann abschließend nach einer Wischdesinfektion eingesetzt werden. In Risikobereichen sollte der Gerätestandpunkt im Zimmer einheitlich festgelegt werden, falls die Gutachten nicht eine völlig gleiche Keimreduktion um das, hinter und unter dem Gerät aufweisen. Diese Standpunkte sollen in möglichst großer Entfernung vom Patientenbett an Stellen mit zu erwartender geringer Kontamination gewählt werden. Das gewählte Verfahren muss hausspezifisch festgelegt, überprüft und mit einer Arbeitsanweisung versehen werden.

Personalschutz: Kleidung und Schutzausrüstung
Wann man Mund-Nasen-Schutz, Haube und Handschuhe trägt

Ein Mund-Nasen-Schutz soll mit einer Haube kombiniert getragen werden:
– bei Exposition gegenüber Aerosolen (z.B. offenes Absaugen, Erkältung des Patienten),
– bei Aufenthalt in unmittelbarer Nähe des Patienten (z.B. Verbandwechsel).

Ein **Mund-Nasen-Schutz** muss bei MRE nur getragen werden, wenn Aerosol-Expositionen zu erwarten sind. Dies ist der Fall beim **offenen Absaugen** (siehe Anhang 7 der TRBA 250 bzw. 4.2.10) und wenn der Patient erkältet ist oder aus anderen Gründen stärker hustet, ggf. ist auch eine Schutzbrille zu erwägen.

Beim offenen Absaugen entsteht regelhaft eine **Aerosolwolke**, bei der **ein Durchmesser von ca. 1,60 m** unterstellt werden muss (16). Da sich die die Absaugung durchführende Personen naturgemäß in diesem Bereich aufhalten, ist eine **Haube aus Arbeitsschutzgründen indiziert**. Denn multiresistente Erreger vermögen auch auf den Haaren geraume Zeit zu überleben und können dann mit den eigenen Händen nach Streichen über die Haare und zeitnaher Berührung der Nase oder des Mundes in den Nasen-Rachen-Raum gelangen. Die Ziffer 4.2.9 der TRBA 250 sieht auch einen **Gesichtsschutz** (Visier oder Schutzbrille) vor, wenn eine Exposition zu **potenziell infektiösen Aerosol** besteht (2). Da es nicht sinnvoll ist, sich der Vorstellung hinzugeben, dass Aerosole am Gesicht stehen bleiben und den behaarten Kopf aussparen, ergibt sich daraus automatisch die Sinnhaftigkeit der **Hauben**. Dies wird auch von der Deutschen Gesellschaft für Krankenhaushygiene so gesehen (18).

Ein Mund-Nasen-Schutz kann auch sinnvoll sein, wenn längere Zeit der **Gesichtsbereich des Pflegepersonals dem Patientengesicht nahe** ist, z.B. beim Verbandwechsel, Lokalisation Schulter oder anderen Pflegemaßnahmen, die diesen Bereich betreffen. Der Mund-Nasen-Schutz sollte grundsätzlich auch dann mit einer dem Selbstschutz dienenden Haube kombiniert werden.

Einen Mund-Nasen-Schutz gibt es in verschiedenen Abscheidungsgraden, womit gemeint ist, dass der Rückhalt vor allem von Bakterien zwischen ca. 80% – ca. 90% liegt. Für multiresistente Erreger mit Ausnahme der Tuberkuloseerreger reicht der mehrlagige Mund-Nasen-Schutz mit Metallbügel, der dem optimalen Anformen an Nase und Gesicht dient. Bei multiresistenten Mykobakterien wird eine FFP2-Maske mit höherem Abscheidungsgrad empfohlen, die mehrfach verwendet werden. Bei Auftreten **multiresistenter Mykobakterien** ist die Verwendung einer **FFP2-Maske** erforderlich.

Beim Auftreten *multiresistenter Mykobakterien* ist die Verwendung einer FFP2-Maske erforderlich.

Schutzkleidung	MRSA	MRSE	VRE/GRE	Gramnegative MRE	Tuberkulose
Mund-Nasen-Schutz bei Aerosolexposition	FFP1	nein	FFP1	FFP1	FFP2
Haube und Mund-Nasen-Schutz	empfohlen	nein	empfohlen	empfohlen bei 4MRGN*	nein
Schutzkittel	ja	nein	ja	ja	ja
Schutzschürze	bei möglicher Durchfeuchtung	nein	bei möglicher Durchfeuchtung	bei möglicher Durchfeuchtung	bei möglicher Durchfeuchtung

*in Risikobereichen auch bei 3MRGN

Tabelle 5.2: Übersicht zur erregerspezifischen Schutzkleidung.

Schutzhandschuhe sind Pflicht. Nach dem Ausziehen der Handschuhe muss eine Händedesinfektion erfolgen.

Hauben und Mund-Nasen-Schutz müssen so abgenommen und entsorgt werden, dass es nicht zu Kontaminationen von Flächen kommen kann. Dies ist erfüllt bei direktem Abwurf in den Pflegemüll (**Abfallschlüssel EAK/AS 18 01 04**) und nachfolgender Händedesinfektion (19).

Die Verpflichtung zur Nutzung von **Handschuhen** ergibt sich aus der Ziffer 4.2.8 der TRBA 250. Da Handschuhe bereits in der Verpackung Mikroperforationen aufweisen können oder diese während der Arbeit durch Scherkräfte erleiden können, soll nach Ausziehen der Handschuhe auf jeden Fall eine **Händedesinfektion** erfolgen. Dies schützt auch vor Kontaminationen, die während des Ablegens der Handschuhe durch Unaufmerksamkeit beim Herausziehen der Hände erworben wurden.

Was Schutzkittel leisten und wie man mit ihnen umgeht

Schutzkittel wirken zum einen als mechanisches Hindernis, zum anderen aber auch wie „Magneten", da die elektrostatische Aufladung der Textilfasern die selbst elektrisch geladenen Bakterien bzw. mit Bakterien behaftete Partikel anzieht und festhält. So ist zu erklären, dass selbst relativ hohe Keimlasten von Textilien, auch in Abhängigkeit vom Material und dessen Porengröße zurückgehalten werden, der Rückhalt reicht dabei von 40–99 % (20). Und so ist auch zu erklären, dass die auch sehr dünn wirkenden modernen **Einmalkittel** eine völlig ausreichende Schutzwirkung entfalten, Voraussetzung ist allerdings, dass die Stoffe trocken sind. Denn Wasser gleicht die elektrischen Ladungen aus und kann Erreger über Kapillarkräfte mitreißen – hier auf die Arbeitskleidung oder sogar auf die Haut.

Die aus Vliesstoffen bestehenden Einmalkittel werden vom Personal teilweise misstrauisch beäugt, da sie so dünn sind. Wie eben dargelegt, kommt es auf die Dicke des Gewebes aber gar nicht an. Da diese Kittel sich meist relativ stark elektrostatisch aufladen, erfüllen sie ihren Zweck. **Einmalkittel sollten nach dem Gebrauch entsorgt werden**, wobei zu beachten ist, dass es beim Ausziehen, Zerknüllen oder Wickeln und Entsorgen **nicht zu einer Kontamination der Arbeitskleidung** kommt.

Mehrfach nutzbare Kittel sollten nach de**r Einer-Regel** (21, 17) genutzt werden:
> **Eine** nutzende Pflegeperson (Bereichs- oder Bezugspflegekraft) pro Kittel.

Schutzhandschuhe sind Pflicht. Nach dem Ausziehen der Handschuhe muss eine Händedesinfektion erfolgen.

Mehrfach nutzbare Kittel sollten nach der *Einer-Regel* genutzt werden.

> **Ein** Kittel (in passender Größe) hängt am Haken – also keine sinnlose „Stapeltechnik".
> **Eine** Schicht lang wird der Kittel genutzt – und dann zur Wäsche gegeben.
> **Ein**malkittel für alle anderen, die ins Zimmer müssen (Ärzte, Physiotherapie, Labor, Reinigungskräfte...)!

Nur so kann sichergestellt werden, dass immer die gleiche Person einen passenden Schutzkittel an- und auszieht. Dadurch werden Fehler beim Umgang und damit die Kontaminationsgefahr der Arbeitskleidung minimiert. Weitere Personen, die das Zimmer betreten, legen zuvor Einmalkittel an und entsorgen diese nach jedem Einsatz. Tatsächlich spart dies auch Kosten, da die Aufbereitungskosten für Kittel deutlich höher sind als der Preis für Beschaffung und Entsorgung von Einmalkitteln. Daher haben viele Krankenhäuser auf die reine Einmalkittelnutzung, d. h. Wechsel nach jedem Gebrauch, umgestellt.

▶▶ **SCHULUNGSTIPP**

Um die Sicherheit des An- und Ablegens von Schutzkitteln zu prüfen, sollte dies einmal im Team von jedem ausprobiert werden.
Die anderen Teammitglieder achten dabei auf kleine Fehler, z. B. Schwingen der kontaminierten Seite des Kittels auf die Arbeitskleidung.

▶▶ **MERKE**

Nur trockene Schutzkleidung ist voll funktionsfähig. Besteht die Gefahr einer Durchfeuchtung (z. B. Waschen von Patienten, Wundspülungen etc.), müssen zusätzliche Maßnahmen wie das Anziehen einer zusätzlichen Einmalplastikschürze oder aber die Nutzung beschichteter Kittel erwogen werden.

Schutzschürzen

Die *Schutzschürze* wird nur ergänzend zum Kittel verwendet, wenn eine Durchfeuchtung des Schutzkittels zu erwarten ist.

Immer wieder wird die Frage gestellt, ob Schürzen nicht ausreichend sind. Aber nur Kittel gewähren – bei Aerosolexposition – den notwendigen Schutz der Arbeitskleidung (außer bei der Physiotherapie im Zimmer ➡ *Kapitel 8*). Die **Schutzschürze** kommt daher nur ergänzend zum Kittel zum Einsatz, nämlich dann, wenn Durchfeuchtungen der Schutzkittel zu erwarten sind. Dies ist beispielsweise beim Waschen/Duschen/Baden der Patienten und bei Wundspülungen der Fall. Die Schürze alleine kann in Verbindung mit Handschuhen zum Wechsel von Inkontinenzmaterial bei MRGN, VRE/GRE und ggf. MRSA eingesetzt werden, wenn eine Besiedlung der Atemwege ausgeschlossen ist.

Ausschlusskriterien für Pflegepersonen

Hautkrankheiten, die zu Ekzemen führen, machen Betroffene als Pflegepersonal für MRSA-Besiedelte ungeeignet, da sich hier das Risiko einer Besiedlung deutlich erhöht. So sind z. B. ca. 90 % der Ekzeme bei Neurodermitis mit *Staphylococcus aureus* besiedelt. Ekzeme erschweren auch die Händedesinfektion, da die üblichen alkoholischen Präparate Schmerzen auslösen. Octenidin kann unter Berücksichtigung der verlängerten Einwirkzeit (mindestens 2 Minute) eine Alternative sein, stellt aber eine „Off Label"-Nutzung dar

Ungünstig sind auch laufende Antibiotikatherapien (Störungen der Flora mit erhöhter Wahrscheinlichkeit der Besiedlung).

Versorgung und Entsorgung
Geschirr

In einigen Einrichtungen wird für isolierte Patienten Einmalgeschirr verwendet oder deren benutztes Geschirr vom Pflegepersonal eingepackt. Ganz generell gilt in der Hygiene, dass risikominierende Maßnahmen auch an der richtigen Stelle im hygienerelevanten Prozess durchgeführt werden müssen. Daher ist zu prüfen, wie normalerweise vorgegangen wird.

Üblicherweise wird das Geschirr aus der gesamten Einrichtung gesammelt und in der Küche zentral einer Mehrtankgeschirrspülmaschine mit desinfizierender Wirkung zugeführt. In diesem Falle wird das Geschirr von Patienten, die aufgrund von MRE isoliert wurden, entsorgt wie üblich (10). Die speiseresteabräumenden Arbeitskräfte erhalten Schutzhandschuhe und Schürzen (bevorzugt Einmalschürzen, aber auch leicht zu reinigende und zu desinfizierende Mehrfachschürzen erfüllen den Zweck). Mund-Nasen-Schutz ist wegen fehlender Aerosolbildung nicht erforderlich. So wird jedes Geschirrteil als potenziell kontaminiert betrachtet und auch nicht erkannte beginnende Infektionen mit kontagiöseren Erregern werden nicht auf das Personal übertragen.

Werden Teile des Geschirrs, z. B. Schnabelbecher, oder das ganze Geschirr dezentral aufbereitet, kann das Geschirr von Patienten oder Bewohnern mit multiresistenten Erregern dazu gegeben werden (3). Dabei sollte die Spülmaschine aus generellen infektionspräventiven Gründen eine Temperatur von über 65 °C erreichen (22), was in der Regel im längsten Programm gegeben ist.

Bei der Verwendung von Einmalgeschirr erfolgt die Entsorgung im Pflegemüll (EAK/AS 18 01 04).

Wäsche

Die Wäsche von mit multiresistenten Erregern besiedelten Bewohnern oder Patienten wird im Zimmer gewechselt und entsorgt (3, 17). Zum Schutz des Personals in der Wäscherei wird die **Doppelsackmethode** angewendet (6). Hierzu wird der leere textile Wäschesack in einen zweiten Plastiksack gegeben. Dieser wird beim Entsorgen aus dem Zimmer an der Tür einfach abgestreift, so dass der textile Sack nahezu ohne Kontamination weitergegeben werden kann. Bei Nasswäsche müssen **zwei Plastiksäcke** verwendet werden, um den Anforderungen eines keimdichten Behälters gemäß TRBA 250 zu genügen. Die Doppelsackmethode kann entfallen, wenn die Wäsche bei immobilen Patienten in der verschließbaren Nasszelle gesammelt wird. Möglichst die Wäsche nicht von Angehörigen waschen lassen.

Immer wieder gibt es bei der Abgabe an externe Wäschereien Fragen zur Einstufung dieser Wäsche als „**infektiöse Wäsche**". Die Einrichtung soll das Vorgehen vorher mit der Wäscherei abstimmen (2).

Wäschereien, die Wäsche mit multiresistenten Erregern waschen, müssen über einen Hygieneplan, entsprechende Möglichkeiten der Hände- und Flächendesinfektion und ein geprüftes Waschverfahren verfügen. Letzteres ist durch das jährlich zu erneuernde Hygienezeugnis zu belegen (TRBA 250, Ziffer 4 und 9.1).

In Haushaltswaschmaschinen gewaschene Wäsche wird deutlich und ausreichend desinfiziert, wenn ein **60 °C-Waschprogramm und ein chlorhaltiges Vollwaschmittel** verwendet werden. Color-Waschmittel ergeben eine geringe Keimreduktion (6).

Instrumente/Medizinprodukte

Sammlung und Aufbereitung erfolgen wie üblich, da die derzeit vorhandenen multiresistenten Erreger keine Desinfektionsmittelresistenzen aufweisen und es auch mykobakterizide Instrumentendesinfektionsmittel gibt.

Doppelsackmethode

- leeren, verschließbaren textilen Wäschesack in einen zweiten Sack (aus Kunststoff) geben.
- (trockene) Wäsche im Patientenzimmer sammeln
- Plastiksack an der Tür vom textilen Sack abstreifen
- textilen Wäschesack entweder vor die Tür stellen oder dort von einer zweiten Kraft zur Entsorgung entgegen nehmen lassen

Bettenaufbereitung

Wo die Bettenaufbereitung noch zentral betrieben wird, erfolgt in der Regel eine einheitliche desinfizierende Bearbeitung der Bettgestelle. Heute sollten alle Matratzen Schutzbezüge haben, die leicht desinfizierend abzuwischen und so aufzubereiten sind.

Die Bettbezüge von mit MRE kolonisierten oder infizierten Patienten werden desinfizierend gewaschen (s. o.). Für die Aufbereitung des Bettzeugs (Decke, Kissen) kann die KRINKO-Empfehlung für Heime aus dem Jahr 2005 herangezogen werden (3). Hier wird für das Bettzeug eine chemo-thermische oder thermische Desinfektion vorgesehen; entsprechend sollte in allen Einrichtungen des Gesundheitsdienstes verfahren werden. Dies bedeutet, dass das Personal der Bettenzentrale geeignet über solche Betten informiert werden muss, was mittels laminierter Anhänger in leuchtenden Farben, Klebepunkten oder ähnlichem geschehen kann.

Bei der dezentralen Bettenaufbereitung ist das Personal zur besonderen Sorgfalt anzuhalten (und die entsprechenden Zeitressourcen zur Verfügung zu stellen), denn diese findet regelhaft bei den elektrisch zu bewegenden Betten in Risikobereichen wie der Intensivstation und Verbrennungsstationen statt. Aber auch sonst soll die gründliche dezentrale Bettenaufbereitung überprüft werden, z. B. durch Reinigungsindikatoren oder Abklatschuntersuchungen. Bei ungünstigen Ergebnissen kann sofort eine Schulung durchgeführt werden.

> ▶▶ MERKE
>
> Bei der Bettenaufbereitung muss das aufbereitende Personal angewiesen werden, Risse und Schnitte sowie klaffende Nähte in den Schutzbezügen zu melden, damit diese repariert oder ersetzt werden können. Eine entsprechende Passage sollte sich im Hygieneplandokument „Bettenaufbereitung" finden.

Abfall

Das alleinige mögliche Vorhandensein von multiresistenten Erregern generiert noch keinen infektiösen Abfall im Sinne der kommunalen Abfallordnungen und der Länderarbeitsgemeinschaft Abfall (LAGA, 19). Allerdings ist **mit Tuberkuloseerregern kontaminierter Abfall** immer als infektiös (AS 18 01 03*) zu entsorgen. Ansonsten wird der Abfall entsprechend dem Abfallschlüssel 18 01 04 – vergleiche Anhang 8 der TRBA 250 – entsorgt. Bei der Entsorgung ist allerdings darauf zu achten, dass die Reinigungskräfte möglichst nicht außen kontaminierte Säcke transportieren müssen. Daher wird bei der Sammlung im Zimmer analog wie bei *Wäsche* beschrieben vorgegangen.

Abfallschlüssel (AS) 180104

„Abfälle, an deren Sammlung und Entsorgung aus infektionspräventiver Sicht keine besonderen Anforderungen gestellt werden"

Aufhebung der Isolierung

Die Aufhebung der Isolierung erfolgt entweder nach gelungener Sanierung bei MRSA oder wenn die Erreger nach mindestens sechstägiger Therapiepause nicht mehr nachweisbar sind. Bei Nachweis nur im Urin oder auf Wunden gelten die Prinzipien der Stufe I (funktionelle Isolierung/Barrierepflege).

Die Aufhebung der Isolierung bei gramnegativen Erregern kann im allgemeinen nach drei negativen Kontrollen im Wochenabstand erfolgen und soll vom Arzt festgelegt werden.

Fragen zum Kapitel 5:
Isolierungsmassnahmen beim Auftreten von MRE

1. Wie lange hält sich eine Aerosolwolke in der Luft?

2. Wie weit reicht eine Aerosolwolke, die beim offenen Absaugen entsteht?

3. Was ist die fünfte Indikation der Händedesinfektion?

4. Wann ist das Tragen einer Haube sinnvoll?

5. Wie lautet die Einer-Regel für Schutzkittel?

6. Was sind essentielle Schulungsinhalte für das Reinigungspersonal (3 Beispiele)?

Literatur

1. Deutsche Gesellschaft für Krankenhaushygiene (DGKH): Curriculum für einen Grundkurs für Hygienebeauftragte in der Pflege im Krankenhaus (Link-Nurse). HygMed 2012; 3 (1/2):46.

2. Bundesanstalt für Arbeitsschutz und Arbeitsmedizin: Technische Regel für Biologische Arbeitsstoffe 250: Biologische Arbeitsstoffe im Gesundheitswesen und in der Wohlfahrtspflege (TRBA 250). Ausgabe März 2014. GMBl 2014, Nr. 10/11 vom 27.03.2014. Letzte Änderung: 21.7.2015 (Abruf 20. März 2016).

3. Kommission für Krankenhaushygiene und Infektionsprävention beim Robert Koch-Institut (Hrsg.): Infektionsprävention in Heimen. Bundesgesundheitsbl Gesundheitsforsch Gesundheitsschutz 2005; 48:1061–1080.

4. Siegel JD, Rhinehart E, Jackson M, Chiarello L and the Healthcare Infection Control Practices Advisory Committee: 2007 Guidelines for Isolation Precautions: Preventing Transmission of Infectious Agents in Healthcare Settings. http://www.cdc.gov/ncidod/dhqp/pdf/isolation2007.pdf

5. Länder-Arbeitskreis zur Erstellung von Hygieneplänen nach § 36 IfSG: Rahmenhygieneplan für Alten- und Pflegeheime und weitere Einrichtungen nach § 1 Heimgesetz. Stand: 2009.

6. Schwarzkopf A: Praxiswissen für Hygienebeauftragte. Kohlhammer-Verlag: Stuttgart, 4. Auflage, 2015.

7. v. Baum H, Dettenkofer M, Heeg P, Schröppel K, Wendt C: Konsensusempfehlung Baden-Württemberg: Umgang mit Patienten mit hochresistenten Enterobakterien inklusive ESBL-Bildnern. HygMed 2010; 35:40–45.

8. Kommission für Krankenhaushygiene und Infektionsprävention beim Robert Koch-Institut (Hrsg.): Anforderungen an die Hygiene bei der medizinischen Versorgung immunsupprimierter Patienten. Bundesgesundheitsbl Gesundheitsforsch Gesundheitsschutz 2011;53:357–88.

9. Kommission für Krankenhaushygiene und Infektionsprävention beim Robert Koch-Institut (Hrsg.): Hygienemaßnahmen bei Infektion oder Besiedlung mit multiresistenten gramnegativen Stäbchen. Bundesgesundheitsbl Gesundheitsforsch Gesundheitsschutz 2012; 55:1311–1354.

10. den Aantrekker ED, Beumer RR, van Gerwen SJ, Zwietering MH, van Schothorst M, Boom RM: Estimating the probability of recontamination via the air using Monte Carlo simulations. Int J Food Microbiol 2003; 87(1–2):115.

11. Robert Koch-Institut: RKI-Ratgeber für Ärzte – Pertussis. Stand: 19.11.2010.

12. Boyce JM, Potter-Bynoe G, Chenevert C, King T: Environmental contamination due to methicillin-resistant *Staphylococcus aureus*: possible infection control implications. Infect Control Hosp Epidemiol 1997; 18:622–7.

13. Kniehl E, Becker A, Forster DH: Bed, bath and beyond: pitfalls in prompt eradication of methicillin-resistant *Staphylococcus aureus* carrier status in healthcare workers. J Hosp Infect 2005; 59(3):180–7.

14. Simor AE, Lee M, Vearncombe M, Jones-Paul L, Barry C, Gomez M, Fish JS, Cartotto RC, Palmer R, Louie M: An outbreak due to multiresistant *Acinetobacter baumannii* in a burn unit: risk factors for acquisition and management. Infect Control Hosp Epidemiol 2002; 23:261–7.

15. Kommission für Krankenhaushygiene und Infektionsprävention beim Robert Koch-Institut (Hrsg.): Anforderungen an die Hygiene bei der Reinigung und Desinfektion von Flächen. Bundesgesundheitsbl Gesundheitsforsch Gesundheitsschutz 2004; 47:51–61.

16. Distler R, Wille B: Untersuchungen zur Keimverbreitung bei offenen endotrachealen Absaugen. Krh-Hyg Inf verh 1998; 20:180–185.

17. Kommission für Krankenhaushygiene und Infektionsprävention beim Robert Koch-Institut (Hrsg.): Empfehlungen zur Prävention und Kontrolle von Methicillin-resistenten Staphylococcus aureus-Stämmen (MRSA) in medizinischen und pflegerischen Einrichtungen. Bundesgesundheitsbl 2014; 57:696–732.

18. Sektion Hygiene in der ambulanten und stationären Kranken- und Altenpflege/Rehabilitation der DGKH: Kleidung und Schutzausrüstung für Pflegeberufe aus hygienischer Sicht. 2008. www.dgkh.de/Empfehlungen.

19. Länderarbeitsgemeinschaft Abfall (LAGA): Richtlinie über die ordnungsgemäße Entsorgung von Abfällen aus Einrichtungen des Gesundheitsdienstes. (Abfallschlüssel AS 18 01 04; LAGA Gruppe B, bei einer MRSA- Meldepflicht LAGA- Abfallschlüssels 180103 Gruppe C).

20. Lidwell OM, Mackintosh CA, Towers AG: The evaluation of fabrics in relation to their use as protective garments in nursing and surgery. II. Dispersal of skin organisms in a test chamber. J Hyg (Lond) 1978; 81:453–69.

21. Schwarzkopf A: Von MRSA bis ESBL – Multiresistenz im Zentrum. Vortrag Weiterbildungsseminar AfnP in Ulm, 30.03.2011.

22. Bayerisches Landesamt für Gesundheit und Lebensmittelsicherheit: Bayerischer Rahmenhygieneplan für Infektionsprävention in Heimen. Infektionsprävention in stationären Einrichtungen für ältere Menschen und pflegebedürftige Volljährige. Ziffer 5.3. Stand: 2014. www.lgl.bayern.de/downloads/.

6 MULTIRESISTENTE ERREGER IM KRANKENHAUS

6.1 ALLGEMEINE GRUNDSÄTZE FÜR HYGIENEMASSNAHMEN BEI MULTIRESISTENTEN ERREGERN IM KRANKENHAUS

6.1.1 Einführung

Das Krankenhaus gilt heute in der Allgemeinbevölkerung als primäre Streuquelle multiresistenter Erreger, die in den Massenmedien häufig „Krankenhauskeime" genannt werden. Tatsächlich haben multiresistente Erreger – vor allem auch über die Tiermast – den Weg in die Allgemeinheit gefunden. Sie werden aber nach wie vor in Krankenhäusern nachgewiesen und treten dort dann gehäuft auf. Das Infektionsschutzgesetz trägt dieser Entwicklung Rechnung, indem es Krankenhäuser und Einrichtungen für das ambulante Operieren verpflichtet, Daten zu Art und Umfang des Antibiotikaverbrauchs fortlaufend aufzuzeichnen, unter Berücksichtigung der lokalen Resistenzsituation zu bewerten und Schlussfolgerungen hinsichtlich der Verwendung von Antibiotika zu treffen (§ 23 Abs. 4 IfSG, ➡ *Kapitel 2 und 3*). Die Maßnahmen alleine auf diese Einrichtungen zu konzentrieren, greift jedoch kurz, denn 70–80 % aller Antibiotikaverschreibungen erfolgen im niedergelassenen Bereich (1). Von niedergelassenen Ärzten werden – durchaus auf Druck der Patienten – zu häufig sinnlos Antibiotika verordnet (z. B. bei Virusinfektionen, chronischen Wunden etc.) oder hochwertige Breitspektrumantibiotika eingesetzt (z. B. Moxifloxacin). Dies trägt nicht nur zur Resistenzbildung bei, sondern sorgt durch die Schädigung der körpereigenen Flora zu einer Verminderung der Kolonisationsresistenz und ermöglicht damit multiresistenten Erregern besonders leicht eine Besiedlung.

Hinzu kommt die Ausbreitung innerhalb der Bevölkerung durch gemeinsam berührte Flächen (z. B. Einkaufswagengriffe, öffentliche Verkehrsmittel) sowie das Vorkommen in anderen (öffentlichen) Einrichtungen wie Altenheimen. In Heimen findet bisher routinemäßig kein Screening der Bewohner statt, im Krankenhaus dagegen wird ein Eingangsscreening durchgeführt, wodurch eine Besiedlung oder Infektion überhaupt erst entdeckt wird. Auf diese Weise entsteht leicht der Eindruck, dass die Bewohner *ohne* MRSA in das Krankenhaus kämen und *mit* MRSA wieder heraus.

Alle „Schwächen", die medizinische Einrichtungen und Heime sich bei der Eindämmung der MRE erlauben, muss letztlich das Krankenhaus als Betreuungsstätte für Patienten mit dem höchsten Risikoprofil auffangen und kompensieren. Insofern ist es gerechtfertigt, dass zuerst für Krankenhäuser mit dem **OPS-Kode 8-987**, die ein entsprechendes Anforderungsprofil (Sanierung, mikrobiologische Kontrollen, entsprechender Pflegeaufwand) erfüllen, eine zusätzliche Abrechnungsmöglichkeit geschaffen wurde. Eine 2011 beschlossene Änderung des § 87 SGB V sollte auch Hausärzten ermöglichen, eine Eradikation (= Sanierung) durchzuführen und abzurechnen, einschließlich der erforderlichen Kontrollabstriche. Wenn eine konsequente Umsetzung erfolgt, ist dies ein Schritt in die richtige Richtung. Die Krankenhäuser könnten so entlastet und der Aufwand der Volkswirtschaft verringert werden. Allerdings wurde dieses Angebot kaum wahrgenommen und die erhofften Einsparungen an Isolierungen im Krankenhaus blieben marginal.

So ist es weiterhin eine Illusion, anzunehmen, dass wir eines Tages ähnlich günstige Werte wie in den Niederlanden erreichen könnten. Denn dort ist schon die

OPS-Kode „8-987 – Komplexbehandlung bei Besiedlung oder Infektion mit multiresistenten Erregern (MRE)."

Internethinweis:

Aktuelle Forderungen der DGKH zur Krankenhaushygiene (2015).

(abrufbar unter

http://www.krankenhaushygiene.de oder

http://mhp-verlag.de)

Unabhängig von den baulichen Gegebenheiten
müssen die *personellen Voraussetzungen* erfüllt
sein.

Infrastruktur eine andere. Es gibt in allen Krankenhäusern deutlich mehr Einzelzimmer. Im August 2011 wurde das erste Krankenhaus in Betrieb genommen, dass nur noch Einzelzimmer vorhält (2). Davon sind wir in Deutschland weit entfernt. Die Deutsche Gesellschaft für Krankenhaushygiene (DGKH) fordert daher, zumindest bei Neu- und Umbauten die Einzelzimmerquote deutlich zu erhöhen.

Unabhängig von den baulichen Gegebenheiten müssen vor allem **personelle Voraussetzungen** erfüllt sein:
- Das Personal muss ausreichend sein, so dass Pflege- und Hygienemaßnahmen stressfrei durchgeführt werden können und Raum für soziale Zuwendung bleibt. Dies verhindert nicht nur Infektionen, sondern verkürzt die Liegezeit, weil auch andere Komplikationen ausbleiben (3, 4).
- Das Personal muss sorgfältig geschult sein und zwar in allen Berufsgruppen einschließlich Reinigungsdienst, Haustechnik, Laborpersonal etc.

Es sind nicht zuletzt die „Hygieneskandale" aus Fulda, Mainz, München oder Bremen, die zeigen, dass gute bauliche und technische Bedingungen alleine keine Garantie für ein erfolgreiches Hygienemanagement sind, sondern Fachkompetenz, gute Arbeitsbedingungen und Sorgfalt des (Pflege-)Personals.

Es gilt jedoch zunächst, mit der bestehenden Situation bestmöglich umzugehen. Die wichtigsten Maßnahmen im Krankenhaus sind im Folgenden dargestellt.

6.1.2 Screening im Krankenhaus

Bei Aufnahme neuer Patienten, die einer
Risikogruppe angehören, ist ein Screening
empfehlenswert. Dies gilt auch für 4MRGN
(in Risikobereichen) siehe ➡ *Kapitel 2, Seite 8ff*
und die KRINKO-Richtlinie für multiresistente
gramnegative Stäbchen:

http://www.rki.de/DE/Content/Kommissionen/
KRINKO/krinko_node.html

Bei der Aufnahme neuer Patienten ist zumindest ein Screening auf MRSA nach KRINKO und den dort definierten Risikogruppen empfehlenswert (5). Für das Screening auf multiresistente gramnegative Stäbchen gibt es seit Oktober 2012 detaillierte Empfehlungen der KRINKO (6). Insbesondere für 4MRGN-Erreger werden Screenings im Krankenhaus empfohlen. Weitere Informationen entnehmen Sie bitte auch ➡ *Kapitel 2.*

Bei Flüchtlingen aus Afrika und dem mittleren Osten sind häufiger 4MRGN und MDR-Mykobakterien der Tuberkulosegruppe festzustellen. Ein Screening ist nicht obligat (7), jedoch für Intensivpatienten empfehlenswert.

6.1.3 Internes Meldewesen im Krankenhaus

Hygienefachkräfte, Hygienebeauftragte, Krankenhausleitung, Pflegedienstleitung auch betroffenes Personal müssen *so schnell wie möglich*
vom Auftreten von multi- oder panresistenten
Erregern erfahren.

Für den reibungslosen Vollzug der **TRBA 250** ist es erforderlich, ein **internes Meldewesen** zu etablieren (5, 6, 8). Dies bedeutet, dass Hygienefachkräfte, bygienebeauftragte Ärzte, die Krankenhausleitung, Pflegedienstleitung, aber auch betroffenes Personal **so schnell wie möglich vom Auftreten von multi- und erst recht panresistenten Erregern (gemeint sind MRGN mit Resistenzen gegen weitere Antibiotikagruppen, so dass praktisch keine Reserveantibiotika bleiben) im Haus erfahren.** Da auch die Schweigepflicht eingehalten werden muss, erfahren nur Ärzteschaft und Pflegepersonal die direkte Diagnose und Differenzierung des Erregers. Andere Berufsgruppen wie Physiotherapeuten, Laborpersonal, Reinigungskräfte, insbesondere von externen Dienstleistern und bei Bedarf Techniker werden nur darauf hingewiesen, dass besondere Schutzmaßnahmen zu treffen sind und durch das Pflegepersonal bzw. Hygienebeauftragte entsprechend eingewiesen.

Hilfreich kann ein Farbcode sein. Dabei werden die an der Zimmertür befestigten Schilder mit unverfänglichem Text in unterschiedlichen Farben ausgeführt (**Abbildung 6.1**):

> **Gelb**: MRSA,
> **Rot**: 3MRGN-Stäbchen oder 4MRGN-Stäbchen in allen Bereichen
> (➡ *Kapitel 1 und 5)* sowie VRE/GRE,
> **Grün**: *Clostridium difficile*, Noro-/Rota-Viren,
> **Blau**: Tuberkulose, ggf. für multiresistente Varianten mit einem „R" ergänzen
> über dem Text „Stop".

Mit entsprechendem Farbcode versehene laminierte Tafeln geben den Reinigungskräften Auskunft, welche Schutzkleidung anzulegen ist, ob spezielle Desinfektionsmittel (z. B. Sauerstoffabspalter oder Aldehyde) und wenn ja, in welcher Konzentration sie eingesetzt werden müssen.

Die Information über Spezies und Besiedlungsort (Nase, Urin) muss die betroffenen Patienten beim Weg durch das Haus, z. B. zu Einheiten der Diagnostik oder Physiotherapie, begleiten. In den jeweiligen Bereichshygieneplänen ist geregelt, wie dann vorzugehen ist.

6.1.4 Risikobewertung im Krankenhaus

Die **Dokumentation** der Risikobewertung und der individuell festgelegten Maßnahmen muss z. B. in der Krankenakte erfolgen. Dies kann im Rahmen der Pflegeakte oder auf einem extra Formular geschehen. Dabei müssen die folgenden Fragen zu den Betroffenen beantwortet werden:

Erregerspektrum: Welcher Erreger liegt vor?

> **MRSA**: Affinität zum Nasen-Rachen-Raum, zu Wunden und Katheteraustrittsstellen, Harnwege selten und dann in erster Linie beim Vorliegen von transurethralen, seltener suprapubischen Kathetern. Bei beatmeten Patienten kann er abszedierende Pneumonien auslösen, dagegen spielt er bei der Community-acquired-Pneumonia (CAP) nur eine eher untergeordnete Rolle.
> **MRSE**: Haut und der Nasen-Rachenraum sowie die Harnwege sind das Haupthabitat von *Staphylococcus epidermidis* und anderer Spezies, z. B. *S. lugdunensis* oder *warneri*. Bei Frühchen kann er Pneumonien auslösen, ansonsten ist er als Erreger von gefäßkatheterassoziierten Infektionen und katheterassoziierten Harnwegsinfektionen beschrieben. Isolierungen sind nicht zwingend erforderlich, eine Verwechslung mit MRSA muss im Informationsfluss vermieden werden.
> **VRE/GRE**: Sie sind zu finden auf Wunden, im Darm, in der Genitalregion und in den tiefen Atemwegen (beatmungsassoziiert). Es sind typische Harnwegsinfektionserreger. Bei der Planung der Isolierung muss das Antibiogramm mitberücksichtigt werden. Linezolidresistenz sollte erhöhte Vorsicht und striktere Isolierung nach sich ziehen.
> **Enterobakterien (3MRGN oder 4MRGN):** Sie sind zu finden auf Wunden, im Darm, in der Genitalregion und in den tiefen Atemwegen (beatmungsassoziiert). Es sind typische Harnwegsinfekterreger. Bei der Planung der Isolierung muss das Antibiogramm mitberücksichtigt werden. Carbapenemresistenz (4MRGN) erfordert in allen Bereichen eine räumliche Isolierung.
> **Pseudomonas aeruginosa (3MRGN oder 4MRGN):** Hier stehen die beatmungsassoziierte Pneumonie und Wundinfektionen im Vordergrund. Isolierungsmaßnahmen werden nach Antibiogramm vorgegeben. 3MRGN (➡ *Kapitel 1 und 5)* sollen in Risikobereichen mit erhöhter Infektionsgefahr, 4MRGN oder sol-

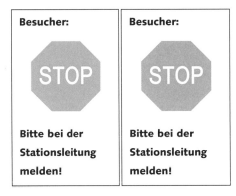

Abbildung 6.1: Muster für Türschilder. Die verschiedenen Farben symbolisieren verschiedene Erreger (➡ *Kapitel 4 und 5, S. 43*).

Die *Dokumentation* der Risikobewertung muss z. B. in der Krankenakte erfolgen.

che mit singulärer Amikacin-Sensibilität müssen in allen Krankenhausbereichen strikt isoliert werden.

> **Acinetobacter baumannii (3MRGN oder 4MRGN):** Auch hier stehen die beatmungsassoziierte Pneumonie und Wundinfektionen im Vordergrund. Isolierungsmaßnahmen werden nach Antibiogramm vorgegeben. Carbapenemresistente Varianten (4MRGN) sollen in jedem Fall einzeln untergebracht werden, dabei können aber andere eventuell noch wirksame und zur Therapie geeignete Antibiotika berücksichtigt werden.

Typische Fehleinschätzungen vermeiden

Typische Fehler bei der Einschätzung der Situation sind Vorstellungen wie diese:

> MRE überleben auf Flächen nur kurz.
> Von Flächen geht kein Kontaminationsrisiko aus.
> MRE sollte man nachfolgenden Einrichtungen (z. B. Rehakliniken) besser verschweigen („Was sie nicht wissen, macht sie nicht heiß"). Dies ist jetzt in vielen Bundesländern eine Ordnungswidrigkeit.
> Falsche Risikobewertung für die Zieleinrichtung („Da macht es ohnehin nichts…").

Fehler, die innerhalb der Einrichtung bei der Patientenversorgung gemacht werden:

> Die Information wird zwar weitergegeben, geht aber unter.
> MRSA und MRSE (methicillinresistente *S. epidermidis*) werden verwechselt (und damit überflüssige Isolierungsmaßnahmen getroffen).
> Die Information wird berücksichtigt, aber falsche Maßnahmen getroffen (z. B. Verwechslung von 3MRGN oder 4MRGN).

Erregerreservoir: Wo sind die nachgewiesenen Erreger zu finden?

Aus der Lokalisation der Erreger am oder im Körper können Rückschlüsse auf das Infektionsrisiko für Mitpatienten gezogen werden.

> **Tubus, Tracheostoma:** Aerosolbildung, dadurch Umgebungskontamination des Inventars und Kontamination von Pflegepersonen – **höchstes Übertragungsrisiko.**

> **Haut:** Übertragung über Bettwäsche, Kleidung, berührte Gegenstände – mittleres Übertragungsrisiko.

> **Urin** (auch asymptomatische Bakteriurie): Bei geschlossenem harnableitenden System – geringes Übertragungsrisiko; dies auch bei Urostomata und suprapubischen Kathetern. Höheres Risiko bei Harnwegsinfektionen ohne Katheter und Inkontinenz ohne Katheter, da Kontaminationen im Bett über die Hände verteilt werden können!

> **Wunden:** Bei geschlossenen Verbänden, die von den Patienten nicht geöffnet werden und beim nächsten Verbandwechsel noch trocken, also nicht durch Exsudat durchtränkt ist, besteht kein Verbreitungsrisiko. Allerdings führt jedes Öffnen des Verbandes, auch bei hygienisch völlig korrektem Vorgehen, zur Freisetzung der auf dem Wundgrund befindlichen Erreger (5, 6).

Wer gehört zu den gefährdeten Mitpatienten?

Nach der geltenden KRINKO-Empfehlung sollten mit MRSA kolonisierte oder infizierte Patienten im Krankenhaus im Rahmen eines Maßnahmenbündels getrennt von anderen Patienten untergebracht werden (Einzelzimmer oder Kohorte) (5). Dies

Das *höchste Übertragungsrisiko* im Krankenhaus besteht bei Besiedlung eines Tubus oder Tracheostoma.

ist jedoch auf Grund der hohen Fallzahl zusammen mit den anderen Trägern multiresistenter Erreger in der Praxis kaum zu leisten. Im Krankenhaus können daher **die erweiterten Hygienemaßnahmen der funktionellen Isolierung/Barrierepflege** angewendet werden. Dies gilt nach der aktuellen KRINKO-Empfehlung vor allem für MRSA-Patienten, die das Bakterium im Urin und auf Wunden tragen (5). Für **Patienten, die sich im gleichen Zimmer wie ein MRSA-Patient befinden**, gelten für die Unterbringung im gleichen Zimmer u. a. folgende Ausschlusskriterien:

> kein Tracheostoma,

> keine Wunden mit durchnässenden Verbänden,

> keine Sonden (PEG, CAPD, Magensonde),

> keine Katheter (ZVK und andere venöse oder arterielle Katheter, nach außen abgeleitete Liquorshunts bzw. Periduralkatheter zur Schmerztherapie).

Für MRGN wird eine bereichsbezogene Risikobewertung zugelassen.

▶▶ Merke

Das Konzept der modernen Hygiene berücksichtigt auch die Resistenz der Isolate. Danach wird ermittelt, wie riskant eine Infektion für Mitpatienten sein könnte, und es werden entsprechende Isolierungsmaßnahmen festgelegt. Auch die Lokalisation des Erregers am Körper spielt für die Risikobewertung eine Rolle.

Einige andere spezielle Faktoren können auch der Tabelle 9.1 zur Risikobewertung in Altenheimen ➡ *Kapitel 9* (S. 120) entnommen werden. Hinzu kommen einrichtungsspezifische Risiken, etwa der Patienten einer hämatologisch/onkologischen Station und der Intensivmedizin (➡ *Kapitel 6.2*).

Individuelle Risiken wie eine **Immunsuppression** sind ebenso zu berücksichtigen. Hinweise hierzu gibt es in der sehr ausführlichen KRINKO-Empfehlung zur medizinischen Versorgung immunsupprimierter Patienten (9). Bei Kindern ist zu beachten, dass diese häufiger die Nähe anderer Kinder suchen und auch auf dem Boden spielen. Daher müssen Kinder mit multiresistenten Erregern im Krankenhaus entweder (zusammen mit einem eingewiesenen Elternteil) im Einzelzimmer untergebracht werden oder es muss eine Kohortenisolierung angestrebt werden.

6.1.5 Isolierungsmaßnahmen im Krankenhaus

Patienten, die eine Besiedlung mit mehreren multiresistenten Erregern bzw. mit 4MRGN aufweisen, sollen strikt im Einzelzimmer untergebracht werden. Generell ist dies bei Mischinfektionen ratsam.

Eine Kohortenisolierung wird erregerabhängig angeordnet (➡ *Kapitel 5, Tabelle 5.1*). Sie muss der jeweiligen Situation in der Einrichtung angepasst bzw. erweitert werden. Im Zweifelsfalle wird eine Einzelunterbringung veranlasst.

Grundsätzlich sind darüber hinaus die Basishygienemaßnahmen sowie die erweiterten Hygienemaßnahmen einer funktionellen Isolierung (Barrieremaßnahmen) im Sinne eines Maßnahmenbündels zu beachten (➡ *Kapitel 5*).

6.1.6 Im OP und Eingriffsraum

Obwohl schon aus Gründen des erhöhten Infektionsrisikos an kolonisierten oder infizierten Patienten möglichst keine Eingriffe oder Operationen durchgeführt werden sollten, lässt sich das nicht immer vermeiden. Mit entsprechender Vor- und Nachbereitung kann aber zumindest das Risiko einer Übertragung der Erreger auf Personal oder nachfolgende Patienten deutlich vermindert werden. Diesen Aufgaben ist ein separates Kapitel gewidmet (➡ *Kapitel 6.3*).

6.1.7 Rettungsdienst

Patienten mit MRSA (5), *Clostridium difficile* und 3MRGN müssen müssen nicht als „Infektionsfahrt" mit Schutzoveralls transportiert werden. Völlig ausreichend sind Basishygienemaßnahmen wie Handschuhe und ein Schutzkittel. Der Begleiter beim Transportieren braucht keinen Mund-Nasen-Schutz, wenn der Transportierte einen trägt oder beatmet wird bzw. wenn er nur im Urin oder auf verbundenen Wunden kolonisiert ist.

Bei 4MRGN kann bei Besiedlung des Atemtrakts nach Risikobewertung vorgegangen werden. Bei Tuberkulose ist PSA und eine FFP2-Maske zu tragen. Die Desinfektion richtet sich nach dem Erreger und wird mit Konzentrationen und Einwirkzeiten der VAH-Liste durchgeführt.

FRAGEN ZUM KAPITEL 6.1: ALLGEMEINE GRUNDSÄTZE FÜR HYGIENEMASSNAHMEN BEI MRE IM KRANKENHAUS

1. Welche Fragen müssen für die Risikobewertung für Mitpatienten gestellt werden?

2. Wofür steht die Abkürzung MRSE?

3. Wie ist das Risiko der Übertragung von multiresistenten Erregern über den Urin einzuschätzen?

4. Welche Ausschlusskriterien bestehen für die Unterbringung von Mitpatienten im gleichen Zimmer mit einem MRSA-Patient?

Literatur

1. Kipp F, Geis HK: Praktische Umsetzung eines regionalen Antibiotic Stewardship-Programms in Krankenhäusern der Grund- und Schwerpunktversorgung. Mikrobiologie 2011; 21(6): 193.

2. Hendrix R: Prävention von Antibiotikaresistenzen: Der niederländische Weg. Vortrag 11. Wilhelmshavener Hygieneforum, Wilhelmshaven, 7.09.2011.

3. Blegen MA, Goode CJ, Spetz J, Vaughn T, Park SH: Nurse staffing effects on patient outcomes: safety-net and non-safety-net hospitals. Med Care 2011; 49:406–414.

4. Schwarzkopf A: Praxiswissen für Hygienebeauftragte. Kohlhammer-Verlag: Stuttgart, 3. Auflage, 2011.

5. Kommission für Krankenhaushygiene und Infektionsprävention beim Robert Koch-Institut (Hrsg.): Empfehlungen zur Prävention und Kontrolle von Methicillin-resistenten Staphylo-

coccus aureus-Stämmen (MRSA) in medizinischen und pflegerischen Einrichtungen. Bundes-gesundheitsbl 2014; 57:696–732.

6. Kommission für Krankenhaushygiene und Infektionsprävention beim Robert Koch-Institut (Hrsg.): Hygienemaßnahmen bei Infektion oder Besiedlung mit multiresistenten gram-negativen Stäbchen. Bundesgesundheitsbl Gesundheitsforsch Gesundheitsschutz 2012; 55:1311–1354.

7. Robert-Koch-Institut: Stellungnahme des Robert-Koch-Institutes zur Frage des Screenings von Asylsuchenden auf multiresistente Erreger. Januar 2016. Abrufbar: www.rki.de.

8. Bundesanstalt für Arbeitsschutz und Arbeitsmedizin: Technische Regel für Biologische Arbeitsstoffe 250: Biologische Arbeitsstoffe im Gesundheitswesen und in der Wohlfahrtspfle-ge (TRBA 250). Ausgabe: März 2014, zuletzt geändert und ergänzt am 21.7.2015. http://www.baua.de/de/Themen-von-A-Z/Biologische-Arbeitsstoffe/TRBA/TRBA-250.html.

9. Kommission für Krankenhaushygiene und Infektionsprävention beim Robert Koch-Institut (Hrsg.): Anforderungen der Hygiene an die medizinische Versorgung immunsupprimierter Patienten. Bundesgesundheitsbl Gesundheitsforsch Gesundheitsschutz 2010; 53:357–388.

6.2 Multiresistente Erreger auf Intensivstationen

6.2.1 Einführung

Je nach Intensivstationsart und Infektion entwickeln sich zwischen 0,9 und 9,6 Device-assoziierte Infektionen pro 1 000 Device-Tage. Daraus berechnen sich circa 57 900 nosokomiale Infektionen auf Intensivstationen jährlich. Am häufigsten sind dabei Infektionen der Atemwege im Zusammenhang mit der Beatmung (1). Zu den häufigsten Erregern nosokomialer Infektionen der unteren Atemwege auf Intensivstationen gehören nach *S. aureus* (21,3 pro 100 Infektionen) gramnegative Erreger wie *Pseudomonas aeruginosa* (18,1 %), *Klebsiella* spp. (12,6 %), *Escherichia coli* (11,7 %) und *Enterobacter* spp. (8,6 %) (2). Daraus kann ersehen werden, dass die Gruppe der Enterobakteriazeen zusammengenommen und damit die potenziellen ESBL-Bildner die Mehrheit haben.

6.2.2 Screening auf Intensivstationen

Patientenscreening

Das *Patientenscreening* für Intensivstationen ist in jedem Fall zu empfehlen (➡ *Kapitel 2*).

Eine typische Quelle für die Weiterverbreitung von Erregern auf einer Station sind neu aufgenommen Patienten, die den Erreger bereits tragen. Dies gilt v. a. für MRSA und 4MRGN-Stäbchen. **Das Patientenscreening für Intensivstationen ist daher in jedem Fall sinnvoll.** Eigentlich sollte jeder Intensivpatient bei der Aufnahme gescreent werden, man kann sich aber auch an den Risikogruppen, die von der KRINKO formuliert wurden, orientieren (3, 14). Ein Screening ist **auf jeden Fall indiziert**, wenn der Patient vermutlich **länger auf der Station** verweilen wird. Auf neonatologischen Intensivstationen wird derzeit noch kein generelles Screening empfohlen, wohl aber beim Auftreten von Ausbrüchen (4). Konkret empfiehlt die KRINKO (4):

Bei Patienten mit durch Komplikationen bedingtem langen Krankenhausaufenthalt, multiplen Infektionen und somit einer erheblichen Exposition gegenüber Breitspektrum-Antibiotika sollte ein maximal einmal pro Woche durchgeführtes mikrobiologisches Screening von Haut und Schleimhaut (z. B. Abstrich Nasenvorhof, Anus und Trachealsekret, falls intubiert) erwogen werden. Es wird eine vorausgehende Absprache über die Zielsetzung eines solchen Screenings und die Optimierung der Methoden zur Verbesserung des mikrobiologischen Ertrages mit dem zuständigen mikrobiologischen Labor empfohlen. Wenn bei Patienten mit Infektionsverdacht in den zu diesem Anlass gewonnenen Kulturen multiresistente Isolate gefunden werden, soll in Absprache mit dem Hygienefachpersonal über Kontrolluntersuchungen und über ein **Screening** von **Kontaktpersonen oder Mitpatienten** entschieden werden.

In Absprache mit dem Hygienefachpersonal kann ein *Screening von Kontaktpatienten* oder Mitpatienten sinnvoll sein.

Hierzu können Proben von Rachen, Haut, Nabel, Anus, Urin und ggf. Trachealsekret gewonnen werden (s. auch **Tabelle 6.2.1**).

Personalscreening

Ein routinemäßiges *Personalscreening* auf MRSA ist auf Intensivstationen nicht notwendig.

Auch auf Intensivstationen ergibt sich **keine Notwendigkeit zu einem routinemäßigen Personalscreening** auf MRSA. Dieses ist jedoch sinnvoll, wenn durch steigende Fallzahlen der Verdacht besteht, dass ein oder mehrere Teammitglieder **Träger** seien könnten und streuen. Das Gleiche gilt für ESBL und Metallocarbapenemasen-produzierende multiresistente Erreger (z. B. *Pseudomonas*). Hier wurden in orientierenden Studie auch beim Personal Träger gefunden (5), u. a. in Verbindung mit künstlichen Fingernägeln, die auf der Intensivstation nicht erlaubt sein sollten (6).

Abstrich	MRSA	ESBL	VRE/GRE	Pseudomonas	Acinetobacter
Stirn, Haaransatz	+++	–	–	–	+
Nase	+++	+	–	+	+
Rachen	+++	++	+	+	++
Tracheostoma	+++	+++	++	+++	++
PEG-Eintrittsstelle	++	++	++	++	++
Stuhl	–	+++	+++	–	–
Perianalbereich	++	++	++	–	–
Leiste	++	++	++	–	+
Urin	+	+++	+++	+++	++
Wunden	+++	+++	+++	+++	+++

Tabelle 6.2.1: Screeningstellen. +++ immer sinnvoll, ++ oft sinnvoll, + Nachweis eher seltener, – Nachweis eher unwahrscheinlich

6.2.3 Risikobewertung auf der Intensivstation

Erregerspektrum

Die Surveillance der Antibiotika-Anwendung und der bakteriellen Resistenzen auf Intensivstationen (SARI) zeigt, dass es zwischen den Jahren 2001 und 2009 zu einem stetigen Anstieg bei G3C-resistenten *Escherichia coli* und *Klebsiella pneumoniae* von 1,2 auf 11,0 % bzw. von 3,8 auf 12,5 % gekommen ist. MRSA ist dagegen von 20–25 % der *S. aureus*-Isolate auf derzeit ca. 18 % (ARS 2014) rückläufig.

4MRGN/Panresistenz

Der Begriff „Panresistenz" bezieht sich auf Erreger, gegen die die in der Klinik üblicherweise eingesetzten Antibiotikagruppen einschließlich Carbapenemen, Cephalosporinen der Gruppe 4 und Chinolonen der Gruppe 4 (➡*Kapitel 1 und 2*) nicht mehr wirksam sind. Der Begriff ist heute durch 4MRGN ersetzt. Diese Erreger sind zur Zeit in Deutschland ausnahmslos gramnegative Stäbchenbakterien, vor allem *Pseudomonas aeruginosa* und *Acinetobacter baumannii*. Hier ist besondere Vorsicht geboten, da Infektionen mit diesen Erregern nach Erwerb zusätzlicher Resistenzen sehr schwer oder gar nicht mehr zu behandeln sind.

Patienteneigene Risiken

Das Auftreten von Infektionen bzw. des verursachenden Erregers wird stark von patienteneigenen Faktoren (Grundkrankheiten, Beatmungsdauer, vorangegangene Antibiotikatherapie) beeinflusst. Nach den KISS-Daten für operative Intensivstationen sind Beatmungspneumonien, gefolgt von Harnwegsinfektionen und Septikämien die häufigsten nosokomialen Infektionen.

Folgende verschiedene Faktoren wirken ungünstig zusammen:

– Es besteht generell eine **Abwehrschwäche** alleine schon durch Immobilität, teilweise oder ganze parenterale Ernährung sowie Applikation zahlreicher Fremdkörper (Katheter) und zahlreicher Medikamente mit potenziellen Nebenwirkungen.

– Die natürliche Abwehr (auf den Schleimhäuten) ist durch **Fremdkörper** (Tubus) und künstliche Eintrittspforten (Tracheostoma, Enterostoma, Urostoma, Sonden, Katheteraustrittsstellen) vermindert. Im Gegenzug bilden sich hier attraktive Besiedlungsstellen für Bakterien mit der Möglichkeit der Biofilmbildung.

– **Barrierestörungen im Darm** durch Peristaltikverlangsamung, parenteraler oder eingeschränkt oraler Ernährung sind ein typisches Problem der Intensivpatienten.

Download-Service
Die Tabelle 6.2.1 finden Sie im Download-Service-Bereich zum Buch

Resistenzen gegen G3C (Gruppe-3-Cephalosporine) bei Enterobakterien haben stetig zugenommen.

Diese mehr oder weniger ausgeprägten Barrierestörung („**Leaky Gut**") führen zum einen zum Verlust dringend benötigter Serumproteine in das Darmlumen, zum anderen leisten sie dem Eindringen nicht ausreichend abgebauter bakterieller Stoffwechselprodukte in die Blutbahn mit negativen Auswirkungen auf das System Vorschub.

– Je nach Situation können ausgedehnte **Wundflächen** (Verbrennungspatienten, Unfallopfer) vorliegen.

– Die Pflege ist mit engem Patientenkontakt, damit auch einem erhöhten Risiko der Übertragung multiresistenter Erreger auf andere Patienten verbunden – vor allem bei engem Personalschlüssel und bereits vorhandenen besiedelten und isolierten Patienten (7).

– Die moderne Intensivmedizin mit dem Einsatz zahlreicher Perfusoren macht häufig Manipulationen an **Infusionssystemen** mit der Möglichkeit des Keimeintrags aus der Patientenumgebung oder – bei mangelhafter Händedesinfektion – sogar von anderen Patienten erforderlich. Hinzu kommen immer wieder mehr oder weniger invasive Maßnahmen von der Portpunktion bis hin zur Bronchoskopie.

– Intensivpatienten benötigen häufig **Antibiotikatherapien**, wobei oft initial eine so genannte Interventionstherapie mit Breitspektrumantibiotika oder sehr breit angelegten Antibiotikakombinationen erforderlich sind. Dies führt zu einer erheblichen Schädigung der natürlichen Flora mit Verlust der Kolonisationsresistenz, dies begünstigt das Auftreten von multiresistenten Erregern, *Clostridium difficile* und Hefepilzen der Gattung *Candida*.

Hinzu kommen je nach betreutem Patienten weitere Risiken. Besonders problematisch sind dabei schwerst abwehrgeschwächte Patienten (Risikogruppe 2 und 3 nach KRINKO/RKI (8)) und Patienten in akut kritischen Zustand wie z. B. SIRS.

Eine strikte Einhaltung der Hygiene und sogar eine Antibiotikatherapie sind hier oft nicht mehr ausreichend. Weitere Mittel wie lokale Antisepsis und systemische Gabe von Spurenelementen (zur Stärkung der Abwehrmechanismen, z. B. Selen und Zink) müssen erwogen und ggf. eingesetzt werden.

Infektionsquellen und indirekte Übertragungswege

Abgesehen von neu aufgenommenen Patienten sind auch Übertragungen aus der unbelebten Umwelt denkbar: patientennahe Flächen, medizinische Geräte wie z.B. Inkubatoren und Beatmungsgeräte, Waschbecken bzw. das Siphon eines Waschbeckens (Aerosolübertragung und nachfolgende weitere Verbreitung über Handkontaktflächen). Im Rahmen von Umgebungsuntersuchungen wurden Ausbruchserreger auch im Personalaufenthaltsbereich gefunden, der wie die Personaltoilette eine Streuquelle für nosokomiale Besiedlungen und Infektionen darstellen kann.

Unabhängig davon, wie die Erreger ursprünglich auf die Station kamen, kann damit festgestellt werden, dass die **Hände** des Personals, evtl. auch dessen Kleidung, einen Hauptübertragungsweg darstellt. Hierzu muss man sich klarmachen, wann die Hände, Flächen und ggf. auch die Arbeitskleidung des Personals kontaminiert werden können. Im Folgenden werden diese Möglichkeiten dargestellt und entsprechende Hygienemaßnahmen empfohlen.

Die *Hände* des Personals, evtl. auch dessen Kleidung, stellen immer einen Hauptübertragungsweg dar.

6.2.4 Übertragungsspezifische Hygienemaßnahmen
Verbreitung über patientennahe Umgebung und Hände

Aerosole entstehen hauptsächlich beim offenen Absaugen. Es konnte gezeigt werden, dass Aerosole bis 1,60 m Durchmesser entstehen und die patientennahe Umgebung sowie das absaugende Pflegepersonal kontaminieren (9).

Eine weitergehende Ausbreitung kann erfolgen, wenn die Aerosolwolke durch Turbulenzen in der Luft oder Zugphänomene verformt wird. Im Allgemeinen kann aber davon ausgegangen werden, dass die Reichweite nicht weiter als 1,60 m in jede Richtung ist (➡ *Kapitel 5*). Diese Beobachtung liegt auch der alten BGA-Richtlinie zugrunde, die einen Mindestabstand von Intensivbetten von 2,20 m forderte (10). Heute wird zwischen Tröpfcheninfektion und aerogener Infektion (mit **Tröpfchenkernen** < 5 Mikrometer) unterschieden (11). Zu beachten ist, dass die Kontamination sich auf alle Flächen der gesamten patientennahen Umgebung erstreckt und damit z. B. auch das „nur mal eben Quittieren eines Alarms" zu einer Kontamination der Hände führen kann. Ist man sich dessen bewusst, ist das relativ unproblematisch, denn eine Händedesinfektion kann angeschlossen werden. Leider ist es allerdings so, dass Beobachtungsstudien im Rahmen des sog. Hand-KISS gezeigt haben, dass gerade nach Berührung der patientennahen Umgebung – ohne Kontakt mit dem Patientenkörper selbst – die Händedesinfektion am häufigsten unterlassen wird.

Um wenigstens die **technischen Voraussetzungen** zu schaffen, fordert die „Aktion saubere Hände" **pro Intensivbett einen gut zu erreichenden Händedesinfektionsmittelspender**, eine Forderung, die nach dem eben ausgeführten verständlich erscheint.

Verbreitung über Arbeitskleidung

Wie bereits in ➡ *Kapitel 5* dargestellt, wird schon bei normalen Pflegemaßnahmen unter den Bedingungen einer Allgemeinstation in 65 % der Fälle eine Kontamination der Arbeitskleidung beobachtet. Dies wird sich natürlich auch bei Intensivpflegemaßnahmen bemerkbar machen. Multiresistente Erreger können dann weitergegeben werden, wenn die Schutzkleidung falsch angelegt oder – weitaus häufiger! – falsch abgelegt wird. Mögliche Kontaminationen können dabei durch falsches Ablegen der Handschuhe oder Kontamination der Arbeitskleidung beim Ablegen der Schutzkleidung verbreitet werden.

Handschuhe dienen ausschließlich dem Selbstschutz und müssen entsprechend gehandhabt, also häufig gewechselt werden.

Verbreitung über Medizinprodukte (indirekte Übertragung (11))

Hier sind vor allem Medizinprodukte zu nennen, an deren Kontamination und der Notwendigkeit zur Aufbereitung nicht ohne weiteres gedacht wird. Dazu zählen beispielsweise hochwertige, individuell von Ärztinnen und Ärzten eingesetzte Stethoskope, die ein optimales akustisches Ergebnis für die Auskultation liefern. Hier ist daran zu denken, dass sie nach dem Einsatz bei Intensivpflege-Patienten wischdesinfiziert werden müssen. Für die Blutdruckmessungen und einfache Auskultationen stehen in der Regel patientengebundene Produkte zur Verfügung. Bei der Aufbereitung sind Hersteller-Angaben zu berücksichtigen, um Schäden zu vermeiden. Im Allgemeinen bieten sich die auch zur Aufbereitung von Ultraschallköpfen zugelassenen Einmaltücher an.

Keimverbreitungen sind auch – trotz der Schutzhüllen – durch Digital-Thermometer beobachtet worden, die beispielsweise zur Kontrolle von Temperatursonden zusätzlich eingesetzt wurden. Zwar waren sie durch eine Einmalschutzhülle geschützt, dennoch kam es zu einer Kontamination des nichtgeschützten Bereichs mit anschließender Keimausbreitung. Dies wurde für *Clostridium difficile* belegt (12).

▶▶ SCHULUNGSTIPP

Um sich die Reichweite zu verdeutlichen, kann ein Zollstock auf 1,60 m eingestellt werden und in alle Richtungen (auch nach oben!) bewegt werden. Dadurch entsteht die Vorstellung einer kugelförmigen Aerosolwolke, die anschließend in dem entsprechenden Bereich sedimentieren wird.

Pro Intensivbett sollte ein gut zu erreichender Händedesinfektionsmittelspender installiert sein.

Medizinprodukte, an deren Notwendigkeit zur Aufbereitung nicht ohne weiteres gedacht wird: Stethoskope, Blutdruckmanschetten, Thermometer, Ultraschallköpfe

Sterilgutverpackungen können eine Kontaminationsquelle sein, wenn das Personal mit keimbelasteten Händen die Produkte anfasst.

Selbst **Sterilgutverpackungen** können eine Kontaminationsquelle sein. Besonders groß ist die Wahrscheinlichkeit, wenn große Mengen von Sterilgut in Schütten zentral für die ganze Station in einem Raum vorgehalten wird, und sich das Personal vor Pflegemaßnahmen dort erst die benötigten Produkte zusammenstellt. Besser ist es also, ständig benötigte Medizinprodukte in kleinen Mengen und geschützt bei den Patienten im Zimmer vorzuhalten. Reste können dann nach Entlassung des Patienten verworfen werden, wenn besonders virulente oder besonders kontagiöse Erreger wie beispielsweise *Acinetobacter baumannii* als Besiedler identifiziert wurden.

> ▶▶ MERKE
>
> Bei kontagiösen multiresistenten und allen panresistenten Erregern ist es besser, Sterilgut in kleinen Mengen in den Patientenzimmern vorzuhalten und Reste zu verwerfen. Dies ist deutlich billiger als das Weitertragen und eine neue Besiedlung mit entsprechendem Pflegeaufwand oder gar eine Infektion zu riskieren!

Schutzboxen, Schubladen oder Schränke können vor direkter Aerosoleinwirkung schützen, nicht jedoch vor eventuell kontaminierten, hineingreifenden Händen.

Verbreitung über Pflegemaßnahmen

Bei Pflegemaßnahmen ist zu beachten, dass multiresistente Erreger Wunden und Katheteraustrittsstellen besiedeln können, ohne dass Zeichen einer Entzündung vorliegen. Hier ist **beim Verbandwechsel besondere Vorsicht** geboten, da dann die Keime auf der Wunde auf jeden Fall freigesetzt werden (13), egal welche Technik zum Einsatz kommt. Daher müssen entsprechende Vorkehrungen getroffen werden.

Maßnahme	Effekt
Oberkörper möglichst im Winkel >30° lagern	Vermindertes Aspirationsrisiko von Darmbakterien
Nicht invasive Beatmung mit Maske	Kein Tubus zur Biofilmbildung für Bakterien, MRSA, ESBL, *Pseudomonas*
Vorsichtige Magensäureblockung	Geringerer Aufstieg von Darmbakterien
Sorgfältige Mundpflege	Erhalt der natürlichen Flora als Hilfe gegen alle MRE
Regelmäßige Leerung/Austausch der Wasserfallen, Nutzung von Einmalmaterial	Vermeidung der Anreicherung von *Pseudomonas*
Bei tracheal besiedelten Patienten Nutzung von geschlossenen Absaugsystemen	Vermeidung der Ausbreitung von Aerosol mit nachfolgender Flächenkontamination
Bei offenem Absaugen zusätzlich zu Kittel und Handschuhen noch Mund-Nasen-Schutz (FFP1) und Haube tragen	Minimierung der Kontamination des Personals mit nachfolgend geringerer Gefahr der Weiterverbreitung von MRE

Tabelle 6.2.2: Pflegemaßnahmen zum Schutz gegen die Übertragung von MRE auf Intensiveinheiten.

Darüber hinaus sind alle weiteren empfohlenen Maßnahmen gegen die Aspirationspneumonie bzw. beatmungsassoziierte Pneumonie und das Weitertragen der multiresistenten Erreger zu beachten. In **Tabelle 6.2.2** sind zusätzliche Pflegemaßnahmen zum Schutz gegen MRE auf Intensiveinheiten zusammengefasst.

Zur Planung und Durchführung der weiteren Maßnahmen kann auf die aktuelle KRINKO-Empfehlung zu MRSA (14) und die in der Richtlinie zu gramnegativen Erregern beschriebenen Zusatzmaßnahmen zurückgegriffen werden (15).

Verbreitung über den Reinigungsdienst

Oft wird vergessen, dass nicht nur das Pflegepersonal und die Ärzteschaft um die Patienten und deren Schutz bemüht sind. Auch der Reinigungsdienst betritt die Zimmer täglich und muss sorgfältig auf die Situation eingewiesen sein. Daher ist die Forderung der KRINKO, in solchen Risikobereichen **Personalfluktuationen möglichst zu vermeiden** (16), unbedingt zu erfüllen. Die notwendigen Maßnahmen einschließlich der korrekten Entsorgung von Abfällen und Reinigungsutensilien sowie Aufbereitung der wiederverwendeten Gerätschaften (z. B. Wechselbezugsträger) sind sorgfältig zu schulen (TRBA 250, (17). Denn der etwas irritierende Befund, dass **die vorherige Belegung des Zimmers mit einem besiedelten oder infizierten Patient zu den Risikofaktoren für eine Besiedlung des neuen Patienten** gehört (18), ist durch mangelnde Desinfektionsleistung (z. B. Lücken bei der Flächendesinfektion, vergessene Flächen wie z. B. Lichtschalter) aber auch durch zurückgelassene kontaminierte und weiter verwendete Medizinprodukte zu erklären. Daher ist eine Checkliste für die Durchführung der Flächendesinfektion notwendig sowie Hinweise auf die richtige Technik, dass Desinfizieren mit kreisförmig „polierenden" Handbewegungen durchzuführen, anstatt hin und her zu wischen (Kontrolle durch Feuchtigkeitsverteilung bei entsprechender Beleuchtung). Neben Checklisten, was wann zu reinigen ist bietet sich auch die Beobachtung der Reinigungskräfte bei der Arbeit an. Ein Blick bei günstigem Licht verrät, ob eine Fläche gleichmäßig benetzt ist. An ungünstigen Stellen können Reinigungsindikatoren (Fluoreszenzstifte, Klebepunkte) eingesetzt werden. Von Bedeutung ist auch das korrekte Ausziehen und Entsorgen der Schutzkleidung und der Umgang mit dem Reinigungswagen.

Verbreitung über Betten

Besondere Aufmerksamkeit ist der Bettenaufbereitung zu widmen. Diese findet meist dezentral im Patientenzimmer statt. Nicht nur die sinnvollerweise mit Schutzbezügen ausgestattete Matratze und Lagerungshilfen sind sorgfältigst zu desinfizieren, sondern auch das Bettgestell, eventuelle Anbauteile einschließlich mobiler Händedesinfektionsmittelspender und alle Bedienelemente und -hebel. Die regelmäßige Kontrolle durch Farbindikatorsysteme oder Abklatschplatten ist hier eine sinnvolle Maßnahme, deren Resultate vor allem im ungünstigen Fall für Schulungen didaktisch genutzt werden können.

Obligat ist eine Arbeitsanweisung für das bettenaufbereitende Personal. Defekte in den Schutzbezügen sofort zu melden, denn Schaumstoffe und andere für die Matratzen verwendete Materialien können in Verbindung mit eingedrungener Feuchtigkeit beträchtliche Keimzahlen beherbergen (19).

Verbreitung durch die Physiotherapie

Auch Mitarbeitende der Physiotherapie müssen sich an die Hygieneregeln halten. Eine ausführliche Darstellung hierzu findet sich ➡ *im Kapitel 8.*

6.2.5 Prävention durch Selektive Darmdekontamination

Bedingt durch die 2013 veröffentlichte Empfehlung der KRINKO „Prävention der nosokomialen beatmungsassoziierten Pneumonie" ist die **selektive Darmdekontamination (SDD)** wieder im Gespräch. Ziel der SDD ist die Abtötung eines Teils der Darmflora im Darm, um damit das Auftreten von beatmungsassoziierten Pneumonien zu reduzieren. Eingesetzt werden dabei schwer resorbierbare Antibiotika und

Personalfluktuationen sollten in Risikobereichen vermieden werden.

Regelmäßige, dokumentierte *Kontrollen der Reinigungsarbeiten* vor Ort sind gesetzliche Pflicht der Hygienefachkräfte oder der für die Intensivstation zuständigen Hygienebeauftragten in der Pflege.

▶▶ SCHULUNGSTIPP

Das korrekte vollständige Benetzen kann auch durch Ausbringen von z.B. mit Lebensmittelfarbe eingefärbten Desinfektionslösungen auf verschiedenen hellen Flächen geübt werden. So kann jede Reinigungskraft ihren optimalen Desinfektionsstil finden.

SDD: Selektive Darmdekontamination

Literaturhinweis:

Leitlinien der Deutschen Sepsis-Gesellschaft und der Deutschen Vereinigung für Intensiv- und Notfallmedizin „Prävention, Diagnose, Therapie und Nachsorge der Sepsis" (Stand 2/2010)

www.sepsis-gesellschaft.de

www.awmf.org/leitlinien

KRINKO Empfehlung zur beatmungsassoziierten Pneumonie (2013)

Download unter www.rki.de

➡ *siehe auch Kapitel 2*

Die initiale *Breitspektrum-Antibiose* muss bei Vorliegen des mikrobiologischen Befunds auf eine gezielte (und im Idealfall oral veabreichte) Antibiotikatherapie umgestellt werden (*Deeskalation und Sequenztherapie*).

Antimykotika, die zum Beispiel über Sonden oder oral verabreicht und als SOD (= Selektive Oropharyngeale Dekontamination) als Paste in die Mundhöhle eingebracht werden. So entfalten sie vor Ort ihre Wirkung, ohne z. B. die Hautflora zu irritieren.

Einige Studien belegen, dass dies ein funktionierendes Konzept ist. Allerdings darf nicht vergessen werden, dass in erheblichem Maße in das natürliche Gleichgewicht der Standortflora eingegriffen wird, das durch die Situation des Patienten in der Intensivmedizin ohnehin schon belastet ist. Daher ist es auch nicht verwunderlich, dass viele Autoren feststellen, dass eine Zunahme an multiresistenten Keimen bei konsequentem Einsatz der SDD zu bemerken ist (z. B. 20, 21). Eine SDD bei *Acinetobacter* oder *Pseudomonas* ist in ihrer Wirksamkeit nicht untersucht und sollte daher aus obigen Erwägungen unterlassen werden.

Überlegungen, durch **moderate Abpufferung der Magensäure** und damit Erhalt einer natürlichen Barriere sowie ggf. Einsatz von Probiotika mit generellem Anstieg des Sekretorischen IgA eine adäquate Prophylaxe zu erreichen, sind wünschenswert und sollten weiter vorangetrieben werden (22). Genauso ist zu überlegen, ob bei enteraler Ernährung nicht ganz auf eine Säureblockung verzichtet werden kann (23).

6.2.6 Antibiotikamanagement

Die Bekämpfung von multiresistenten Erregern auf der Intensivstation erfordert einen umfangreichen Maßnahmenkatalog. Konkret gehören hierzu neben dem bereits Dargestellten auch ein aktives Antibiotikamanagement. Da vor allem im Intensivbereich Probleme auftreten, sei dieser Punkt ausführlich dargestellt.

Die Basisaussage ist eigentlich denkbar einfach: Je weniger Antibiotika eingesetzt werden, desto unwahrscheinlicher können sich resistente Erreger einnisten. Selbstverständlich ist gerade bei Intensivpatienten ein solches Vorgehen definitiv nicht immer möglich. Gerade bei kritischen Patienten muss man sich oft für eine sehr breite Antibiotika-Therapie entscheiden, bis die Ergebnisse des mikrobiologischen Befunds vorliegen. Entscheidend ist es, dann aber die **Breitspektrum-Antibiose** auf eine möglichst gezielte (und im Idealfall oral verabreichte) Antibiotikatherapie umzustellen **(Deeskalation und Sequenztherapie,** heute auch als „Oralisierung" bezeichnet).

Zum aktiven Antibiotika-Management gehört bis auf die kalkulierte Interventionstherapie – die unter Umständen je nach Erregerspektrum einheitlich festgelegt werden sollte – nicht nach „Schema F" vorzugehen. Hierzu gehört auch das kritische Hinterfragen der weiteren Notwendigkeit einer Antibiotika-Therapie, wenn die Entzündungsparameter deutlich rückläufig sind und das klinische Bild sich verbessert. Das Umstellen der initialen Breitspektrum-Therapie unterbleibt immer wieder, weil Besorgnis besteht, dass die mikrobiologischen Befunde nicht die ganze Situation abbilden. Hier ist es sinnvoll, mit den medizinischen Mikrobiologen des Labors in Kontakt zu treten, die dann bei der Entscheidung für das weitere Vorgehen unterstützend tätig werden können.

All das kann nur gelingen, wenn initial und flankierend mikrobiologische Untersuchungen in ausreichender Menge durchgeführt werden. Das Auftreten von erhöhter Temperatur sollte eine Indikation zur Fokussuche darstellen, ist jedoch nicht zwingend eine Indikation zu einer wie auch immer gearteten Antibiotikagabe. Gleichfalls sollte auf Therapieversuche bei asymptomatischer Bakteriurie oder auf „Laborkosmetik" bei Erregernachweisen ohne Infektionszeichen im Trachealsekret verzichtet werden.

Gegen multiresistente Erreger wirksame Antibiotika können im Einzelfall zur perioperativen Prophylaxe eingesetzt werden, **keinesfalls jedoch routinemäßig** (24). Eine Indikation ergibt sich, wenn bei bekannter MRSA-Besiedlung und bestehenden Sanierungshindernissen beispielsweise häufigere Operationen an besiedelten Wunden oder Körperhöhlen (z. B. Debridement, Wechsel des Niederdrucksystems) durchgeführt werden müssen. Denn **septische Streuungen können nicht ausgeschlossen werden, dies gilt vor allem bei MRSA.**

Auf jeden Fall ist es sinnvoll, im Rahmen des „Antibiotic Stewardship" als Untergruppierung der Arzneimittelkommission oder als eigenständige Kommission, der die Chefärzte und ggf. Funktionsoberärzte sowie der Krankenhaushygieniker angehören, eine **Antibiotikaleitlinie** für das Haus zu erstellen. Krankenhausapotheker können dabei wichtige Daten zur Pharmakokinetik der Antibiotika und zum Antibiotikaverbrauch im Haus und auf der Intensivstation bieten. Hierzu gehört als Grundlage die Erfassung des Antibiotikaverbrauchs bezogen auf 100 Patiententage und 100 Fälle, derzeit in DDD (Defined Daily Doses).

Die Leitline berücksichtigt die hausspezifischen Besonderheiten und dient jüngeren Kolleginnen und Kollegen als Unterstützung, die beispielsweise auch im Wochenenddienst angewendet werden kann. Die notwendigen Informationen bietet die Paul-Ehrlich-Gesellschaft für Chemotherapie auf ihrer Website kostenfrei als Kurzlehrbücher an. Gemeinsame Visiten mit dem Mikrobiologen, Fallkonferenzen und Punktprävalenz-Studien runden das Konzept ab (25).

In Zukunft sind auch weitere Empfehlungen der gemäß § 23 Abs. 2 am Robert Koch-Institut angesiedelten **Kommission „Antiinfektiva, Resistenz und Therapie" (ART)** zu erwarten. Nachdem in § 23 Abs. 4 neben der Statistik nosokomialer Infektionen und der **Erfassung von Erregern mit bestimmten Resistenzen auch die Erfassung des Antibiotikaverbrauchs** fordert, steht in Zukunft ein umfassender Datenpool zur Verfügung.

Auf der ITS sollten vor allem über beatmungsassoziierte Pneumonien und die ZVK-assoziierten Kathederinfektionen erfasst und die zumindest jährlich, besser halbjährliche Auswertung der vom Labor zur Verfügung gestellten Resistenzdaten ausgewertet werden. Die Ergebnisse der Bewertung durch medizinische Mikrobiologen sollten zum Anlass genommen werden, jeweils die kalkulierte Chemotherapie zu modifizieren, wenn dies aufgrund der Daten als erforderlich angesehen wird.

Einige Häuser teilen die Ergebnisse dann der kompletten Ärzteschaft als „Brief der Hygienebeauftragten Ärzte" mit, die auf diese Weise bekannt werden und an Wahrnehmung gewinnen.

Natürlich kann auch die Krankenhaushygieneabteilung entsprechende Rundschreiben herausgeben. Belegärzte – obwohl rein rechtlich gesehen selbst verantwortlich für ihr Handeln – sollten fest in den Informationsfluss mit eingebunden werden.

Im Idealfall werden Veranstaltungen zum Thema Antibiotika angeboten, in die auch die zuweisenden niedergelassenen Ärzte mit einbezogen werden.

Denn der Kampf gegen die Multiresistenz im Krankenhaus beginnt außerhalb des Krankenhauses. Im niedergelassenen Bereich werden nach wie vor viele Antibiotika ohne mikrobiologische Testung und mit teilweiser schwacher oder nicht vorhandener Indikation verordnet. Jede Antibiotikagabe kann aber zur Resistenzbildung beizutragen. Die Zusammenarbeit mit den vor allem vom öffentlichen Gesundheitsdienst sehr geförderten **MRE-Netzwerken** ist dabei für alle beteiligten Einrichtungen sinnvoll (➡ *Anhang C*).

Antibiotika, die gegen multiresistente Erreger wirksam sind, sollten *keinesfalls routinemäßig* eingesetzt werden.

Es sollte für jedes Krankenhaus eine eigene *Antibiotikaleitlinie* erstellt werden.

Literaturhinweise:
Paul-Ehrlich-Gesellschaft
http://www.p-e-g.org/
– Empfehlungen zur kalkulierten parenteralen Initialtherapie bakterieller Erkrankungen beim Erwachsenen
– Rationaler Einsatz oraler Antibiotika bei Erwachsenen und Schulkindern (Lebensalter ab 6 Jahre)
– Rationaler Einsatz oraler Antibiotika bei Erwachsenen: S2k-Leitlinie: www.awmf.org

Intensivstationen gelten als Risikobereiche. Sämtliche multiresistenten Erreger sind isolierungspflichtig.

6.2.7 Isolierungskonzept auf Intensivstationen

Intensivstationen gelten **auf jeden Fall als Risikobereiche**. Damit sind sämtliche multiresistenten Erreger **isolierungspflichtig**, d. h. in Einzelunterbringung, zumindest wenn die Atemwege besiedelt oder infiziert sind. Gelegentlich werden aus der Bettnot heraus Patienten mit verschiedenen Erregern in Doppelzimmern zusammengelegt, dies ist jedoch nur möglich, wenn ausschließlich Urin oder Wunden bzw. Katheteraustrittsstellen besiedelt oder infiziert sind. Diese Situation erfordert eine strikte Personaldisziplin bei der Durchführung der hygienerelevanten Maßnahmen.

6.2.8 Hinweise für neonatologische Intensivstationen

Für die Betreuung von Frühgeborenen unter 1500 g liegt eine ausführliche Empfehlung der KRINKO am RKI vor (4, 26). Im Grunde gelten die gleichen Risikofaktoren wie bereits oben dargestellt mit dem entscheidenden Unterschied, dass auf Grund der völlig unterentwickelten körpereigenen Abwehr das Risiko fataler Ausgänge ungleich höher ist. Hinzu kommt die äußerste Sensibilität auf therapeutische Maßnahmen, die besonders leicht zu Defektheilungen mit Dauerschäden des kognitiven Systems oder anderer Organsysteme führen kann. Wie tragische Zwischenfälle gezeigt haben, ist auch besondere Sorgfalt bei der Zubereitung der parenteralen/enteralen Ernährung erforderlich.

Durch räumliche und personelle Ressourcen ist daher dafür zu sorgen, dass optimale Versorgungsbedingungen herrschen, ausführliche Hinweise finden sich dazu auf der Website des RKI (3).

Neben einer sorgfältig durchgeführten Desinfektion ist auch die geschützte Lagerung der aufbereiteten Inkubatoren obligat.

Besondere Bedeutung kommt auch der Aufbereitung von Medizinprodukten, vor allem der Inkubatoren zu. Neben einer sorgfältigst durchgeführten Desinfektion ist auch die geschützte Lagerung der aufbereiteten **Inkubatoren** obligat.

Der Autor hat mehrfach erlebt, dass bei Umgebungsuntersuchungen ESBL (2MRGN) auf patientennahen Sterilgutverpackungen (z. B. von Absaugkathetern) nachgewiesen werden konnten. Da Aerosole einem Inkubator nicht verlassen können, sind die Erreger mit den Händen transportiert worden. Daraus leiten sich die Notwendigkeit sorgfältiger und bewusster Händehygiene nach jeder Pflegemaßnahme und der besonders vorsichtige Umgang mit Schutzkleidung ab. Hier sollte am besten Einmalmaterial eingesetzt werden.

Auf Frühchenstationen werden auch ESBL (2MRGN) isoliert, da hier die Auswahl an Reserveantibiotika deutlich eingeschränkt ist.

Im Gegensatz zu den Intensivstationen der Erwachsenen werden auf **Frühchenstationen** auch ESBL (2MRGN) isoliert, da hier die Auswahl an Reserveantibiotika deutlich eingeschränkt ist. Ciprofloxacin z. B. kann nicht gegeben werden.

6.2.9 Hinweise für Neu- und Umbauten von Intensivstationen

Da nicht damit zu rechnen ist, dass es in absehbarer Zeit zu einer deutlichen Reduktion von multiresistenten Erregern kommt, sollten Räume bei Neu- und Umbauten gleich für Aufnahme besiedelter oder infizierter Patienten optimiert werden. Hierzu gehören:

> Ausreichend Lagerfläche für Sterilgut, geschützt vor Staub, UV-Licht und Aerosolen.
> Zimmer mit maximal zwei Betten, möglichst viele Einbettzimmer mit Vorschleuse zum sicheren An- und Ablegen der Schutzkleidung zumindest mit der Möglichkeit der Händedesinfektion, besser Waschplatz gemäß TRBA 250 (16).
> Ausreichend Platz zwischen den Betten (2,20 m (10)) bzw. Inkubatoren (2 m (26)).

> Angemessene Aufbereitungs- und Lagerungsräume für Medizinprodukte.

> Eine Raumlufttechnische Anlage mit ausreichender Dimensionierung zur Abfuhr der Wärmelast, Raumklasse 1 b nach DIN 1946 Teil 4 für Verbrennungsstationen, ggf. neonatologische Stationen und Umkehrisolierung bei schwer Immunsupprimierten.

> Wasserarmaturen müssen so beschaffen sein, dass bei Bedarf Sterilfilter montiert und trotzdem noch bequem zu benutzen sind.

> Ausreichend praktisch platzierte Händedesinfektionsmittelspender (ein Spender pro Bett).

> Waschbecken sollten – falls überhaupt in den Patientenzimmern montiert – keinen Überlauf haben und nicht zur Entleerung von Waschschüsseln bei Patienten mit MRE genutzt werden (Ausgußbecken Fäkalraum nutzen) (27).

FRAGEN ZUM KAPITEL 6.2:
MULTIRESISTENTE ERREGER AUF INTENSIVSTATIONEN

1. Wann ist ein Patientenscreening auf jeden Fall indiziert?

2. Wann kann es zur Übertragung von Erregern durch Sterilgutverpackungen kommen?

3. Was sind wichtige Maßnahmen in Bezug auf den Reinigungsdienst?

4. Welche technischen Voraussetzungen fordert die „Aktion saubere Hände" für die Händedesinfektion?

5. Was versteht man unter Deeskalation und Sequenztherapie?

6. Bei welchen MRE sollte eine SDD auf jeden Fall unterlassen werden?

Literatur

1. Geffers C, Gastmeier P: Nosokomiale Infektionen und multiresistente Erreger in Deutschland: Epidemiologische Daten aus dem Krankenhaus-Infektions-Surveillance-System. Dtsch Ärztebl Int 2011; 108(6): 87–93; DOI: 10.3238/arztebl.2011.0087.

2. Mattner F, Bange FC, Meyer E, Seifert H, Wichelhaus T, Chaberny I: Prävention der Ausbreitung von multiresistenten gramnegativen Erregern. Vorschläge eines Experten-Workshops der Deutschen Gesellschaft für Hygiene und Mikrobiologie. Dtsch Ärztebl Int 2012; 109(3):38–45. DOI: 10.3238/arztebl.2012.0039.

3. Kommission für Krankenhaushygiene und Infektionsprävention beim Robert Koch-Institut und Robert Koch-Institut: Kommentar zu den Empfehlungen zur Prävention und Kontrolle von Methicillin-resistenten Staphylococcus aureus (MRSA) in Krankenhäusern und anderen medizinischen Einrichtungen, Hinweise zu Risikopopulationen für die Kolonisation mit MRSA. Epid Bull 2008, 17. Oktober 2008; (42); 363–364.

4. Kommission für Krankenhaushygiene und Infektionsprävention beim Robert Koch-Institut (Hrsg.): Ergänzende Empfehlung (2011) zur „Prävention nosokomialer Infektionen bei neonatologischen Intensivpflegepatienten mit einem Geburtsgewicht unter 1.500 g (2007)". Epid Bull 2012; 2: 16.1.2012.

5. March A, Aschbacher R, Dhanji H, et al.: Colonization of residents and staff of a long-term-care facility and adjacent acute-care hospital geriatric unit by multiresistant bacteria. Clin Microbiol Infect 2010; 16:934–944.

6. Gupta A, Della-Latta P, Todd B, San Gabriel P, et al.: Outbreak of extended-spectrum beta-lactamase-producing *Klebsiella pneumoniae* in a neonatal intensive care unit linked to artificial nails. Infect Control Hosp Epidemiol 2004; 25:210–215.

7. Howie AJ, Ridley SA: Bed occupancy and incidence of Methicillin-resistant *Staphylococcus aureus* infection in an intensive care unit. Anaesthesia 2008; 63:1070–1073.

8. Kommission für Krankenhaushygiene und Infektionsprävention beim Robert Koch-Institut (Hrsg.): Anforderungen der Hygiene an die medizinische Versorgung immunsupprimierter Patienten. Bundesgesundheitsbl Gesundheitsforsch Gesundheitsschutz 2010; 53:357–388.

9. Distler, R, Wille B: Untersuchungen zur Keimverbreitung bei offenem endotrachealen Absaugen. Krh-Hyg + Infverh 1998; 20:180–185.

10. Bundesgesundheitsamt (Robert Koch-Institut): Richtlinie „Anforderungen der Hygiene an die funktionelle und bauliche Gestaltung von Einheiten für die Intensivmedizin (Intensivtherapie)" Bundesgesundheitsbl 1995; 4. Anlage zu Ziffer 4.3.4 Richtlinie für Krankenhaushygiene und Infektionsprävention". München: Elsevier, Urban&Fischer.

11. Kommission für Krankenhaushygiene und Infektionsprävention beim RKI (Hrsg.): Infektionsprävention im Rahmen der Pflege und Behandlung von Patienten mit Infektionskrankheiten. Bundesgesundheitsbl 2015; 58: 1151-1170,

12. Hsu J, Abad C, Dinh M, Safdar N: Prevention of endemic healthcare-associated Clostridium difficile infection: reviewing the evidence. Am J Gastroenterol. 2010; 105:2327–2339.

13. Ohgke H, Kanz E: Verbreitung von *Staph. aureus* im Patientenzimmer. Zbl Bakt Hyg 1. Abt Org B 1980;171:293–308.

14. Kommission für Krankenhaushygiene und Infektionsprävention (Hrsg.): Empfehlungen zur Prävention und Kontrolle von Methicillin-resistenten *Staphylococcus aureus* (MRSA) in medizinischen und pflegerischen Einrichtungen" Bundesgesundheitsbl 2014; 57:696–732.

15. Kommission für Krankenhaushygiene und Infektionsprävention beim Robert Koch-Institut (Hrsg.): Hygienemaßnahmen bei Infektion oder Besiedlung mit multiresistenten gramnegativen Stäbchen. Bundesgesundheitsbl Gesundheitsforsch Gesundheitsschutz 2012; 55: 1311–1354. DOI 10.1007/s00103-012-1549-5.

16. Kommission für Krankenhaushygiene und Infektionsprävention beim Robert Koch-Institut (Hrsg.): Anforderungen an die Hygiene bei der Reinigung und Desinfektion von Flächen. Bundesgesundheitsbl Gesundheitsforsch Gesundheitsschutz 2004; 47:51–61.

17. Bundesanstalt für Arbeitsschutz und Arbeitsmedizin: Technische Regel für Biologische Arbeitsstoffe 250: Biologische Arbeitsstoffe im Gesundheitswesen und in der Wohlfahrtspflege (TRBA 250). Ausgabe: März 2014, zuletzt geändert und ergänzt am 21.7.2015. http://www.baua.de/de/Themen-von-A-Z/Biologische-Arbeitsstoffe/TRBA/TRBA-250.html.

18. Nseir S, Blazejewski C, Lubret R, et al.: Risk of acquiring multidrug-resistant Gram-negative bacilli from prior room occupants in the intensive care unit. Clin Microbiol Infect 2011; 17:1201–1208.

19. Thomas S: Observations on mattress covers: results of a pilot study. J Tissue Viability 1998; 8:5–11.

20. Al Naiemi N, Heddema ER, Bart A, de Jonge E et. al.: Emergence of multidrug-resistant

Gram-negative bacteria during selective decontamination of the digestive tract on an intensive care unit. J Antimicrob Chemother 2006; 58:853–856.

21. Oostdijk EA, de Smet AM, Blok HE, et al.: Ecological effects of selective decontamination on resistant gram-negative bacterial colonization. Am J Respir Crit Care Med. 2010; 181:452–457.

22. Oudhuis GJ, Bergmans DC, Dormans T, et al.: Probiotics versus antibiotic decontamination of the digestive tract: infection and mortality. Intensive Care Med. 2010 Aug 19. [Epub ahead of print].

23. Kommission für Krankenhaushygiene und Infektionsprävention beim Robert Koch-Institut (Hrsg.): Prävention der nosokomialen beatmungsassoziierten Pneumonie. Bundesgesundheitsbl 2013 · 56:1578–1590.

24. Kommission für Krankenhaushygiene und Infektionsprävention beim Robert Koch-Institut (Hrsg.): Prävention postoperativer Infektionen im Operationsgebiet. Bundesgesundheitsbl Gesundheitsforsch Gesundheitsschutz 2007; 50:377–393.

25. S3-Leitlinie der Deutschen Gesellschaft für Infektiologie e.V. (DGI) (federführend) in Zusammenarbeit mit den folgenden Fachgesellschaften/Verbänden/Institutionen: Bundesverband Deutscher Krankenhausapotheker e.V. (ADKA), Deutsche Gesellschaft für Hygiene und Mikrobiologie (DGHM), Paul-Ehrlich-Gesellschaft für Chemotherapie e.V. (PEG), Arbeitsgemeinschaft Österreichischer Krankenhausapotheker (AAHP) Österreichische Gesellschaft für Infektionskrankheiten und Tropenmedizin (ÖGIT) Österreichische Gesellschaft für antimikrobielle Chemotherapie (ÖGACH), Robert Koch-Institut (RKI), Berlin: Strategien zur Sicherung rationaler Antibiotika-Anwendung im Krankenhaus. AWMF-Registernummer 092/001. Download: http://www.awmf.org/leitlinien/detail/ ll/092-001.html (Stand: 2013, in Überarbeitung).

26. Kommission für Krankenhaushygiene und Infektionsprävention beim Robert Koch-Institut (Hrsg.): Empfehlungen zur Prävention nosokomialer Infektionen bei neonatologischen Intensivpatienten mit einem Geburtsgewicht unter 1500 g. Bundesgesundheitsbl Gesundheitsforsch Gesundheitsschutz 2007; 50:1265–1303.

27. Arbeitskreis „Krankenhaus- & Praxishygiene" der AWMF. Händedesinfektion und Händehygiene. S1-Leitlinie 029/027. HygMed 2015;40 (9); 369ff. Download: http://www.awmf.org oder www.mhp-verlag.de.

6.3 MULTIRESISTENTE ERREGER IM OP

6.3.1 Einführung

Besteht eine medizinische Indikation für einen operativen Eingriff, sollte man sich zuerst bewusst machen, dass ein MRE-Patient selbstverständlich das gleiche Recht auf Behandlung hat wie jeder andere Patient. Ein MRE-Nachweis darf nicht dazu führen, dass eine medizinisch erforderlich Operation verschoben wird, bis eine Sanierung erfolgt ist. Auf der anderen Seite ist anzuraten, eine elektive Operation auf einen Zeitpunkt zu verschieben, zu dem bei dem Patienten keine Besiedelung mehr nachzuweisen ist (1). Der Schutz vor MRE-Ausbreitung im OP ist durch sorgfältige Personalhygiene, Flächendesinfektion und die Einhaltung der „Hygienegruppen" gemäß der KRINKO-Empfehlung (2) zu gewährleisten (**Tabelle 6.3.1**). Dadurch, dass die mit dem Patienten befassten Mitarbeitenden im OP bereits obligat Schutzkleidung, Mund-Nasen-Schutz und Haube tragen, besteht hier ein geringeres Kolonisationsrisiko, aber es ist auch an die Sicherheit der „Springer" zu denken. Immerhin gelten für einen Operationssaal die gleichen wichtigen Grundprinzipien wie andernorts: Multiresistente Erreger haben keine erhöhte Desinfektionsmittelresistenz, so dass ein bakterizides Desinfektionsmittel z.B. auch gegen MRSA wirkt und ein mykobakterizides Produkt wirkt auch gegen multiresistente Mykobakterien. Ähnlich kann man allgemein festhalten, dass die Maßnahmen, die üblicherweise eine Ausbreitung von multiresistenten Erregern verhindern, auch für den Operationssaal gelten.

Natürlich gibt es aber auch einige besondere Risiken:

> Durch offene Wunden können die Erreger direkt in den Blutkreislauf vordringen und dort ggf. streuen.

> Auch die perfekteste Operation hinterlässt z.B. durch die Blutstillung Gewebsschäden oder Fremdkörper wie Fadenmaterial, was für eine Infektion begünstigend wirkt (1).

> Bedingt durch unvermeidliche Begleitumstände wie Stress, Narkose, ggf. Immobilität etc. wird diese Tendenz noch verstärkt.

> Durch die obligat freigesetzte Feuchtigkeit und die nicht vollständig mögliche Desinfektion der Haut können Erreger durch nicht feuchtigkeitsabweisendes Abdeckmaterial dringen und so leichter in die OP-Wunde gelangen. Modernes Einmalabdeckmaterial ist daher bis zu einem gewissen Grad flüssigkeitsabweisend.

Müssen Patienten mit multiresistenten Erregen operiert werden, sind daher bei der Vorbereitung, Durchführung der Operation und der Nachsorge besondere Vorsicht geboten.

6.3.2 Vorbereitung auf die Operation

Aufklärung

Bei elektiven Operationen sollte der Patient sich auf die Operation physisch und vor allem psychisch vorbereiten. Bei bekannten Trägern multiresistenter Erreger sollte – falls erforderlich **über das – wenn auch geringe – zusätzliche Infektionsrisiko (3) und die daraus resultierende erschwerte Therapie aufgeklärt werden.** Angehörige oder Betreuer sollten gleichfalls in das Gespräch mit einbezogen werden, schon um später bei Besuchen Irritationen zu vermeiden. Dabei ist auch zu klären, ob die Angehörigen selbst zu Risikogruppen gehören und daher Schutzkleidung benötigen. Der Tendenz in einigen Häusern, Angehörigen prinzipiell keine

Ist die Besiedelung oder Infektion mit MRE bekannt, sollte vor einer Operation über das zusätzliche Infektionsrisiko und die daraus resultierende erschwerte Therapie aufgeklärt werden.

➡ *Kapitel 6.1 MRE im Krankenhaus*

Schutzkleidung zur Verfügung zu stellen, kann schon aus haftungsrechtlichen Gründen **nicht** zugestimmt werden.

Maßnahmen zur Prophylaxe vor der Operation

Mit dem zuständigen Mikrobiologen kann abgeklärt werden, ob erweiterte, auf den nachgewiesenen multiresistenten Erreger abgestimmte perioperative Prophylaxemaßnahmen angesetzt werden sollen. Dies kann sinnvoll sein, wenn eine Streuung von vornherein zu erwarten ist. Beispiele für perioperative prophylaktische Maßnahmen können sein:

> Debridement oder Niederdrucksystemwechsel bei kolonisierten oder infizierten Wunden,
> Operationen von Abszessen an schwierigen Stellen in der Tiefe des Körpers,
> Entfernen infizierter großer Prothesen,
> Operationen in infizierten Gebieten, insbesondere bei Osteomyelitis,
> Ausgedehnte Darmoperationen bei ESBL-Besiedlungen.

Verbesserung des Abwehrstatus des Patienten

Die Verbesserung des Abwehrstatus erfolgt **physisch** z.B. durch Atemtraining, wenn eine Nachbeatmung zu erwarten ist, durch Substitution von erforderlichen Elektrolyten und Spurenelementen, und durch Ausschalten anderer bestehender Infektionen soweit möglich.

Nach den Regeln der Psychonneuroimmunologie unterstützen folgende **psychische** Maßnahmen die körpereigene Abwehr:

> Anerkennen der Situation,
> gemeinsame Vorbereitung mit den Angehörigen,
> das Vertrautmachen mit dem möglichen „Danach".

Diese persönliche Vorbereitung des Patienten senkt die Komplikationsrate nach der Operation signifikant (4).

Wenn ausreichend Zeit bis zur Operation bleibt, kann von ärztlicher Seite eine vorbereitende Therapie mit Antiinfektiva (**Antibiotika** bei systemisch erreichbaren Infektionen, **Antiseptika** bei zum Debridement anstehenden Wunden) oder eine **Sanierung** bei MRSA erwogen werden (5). Eine perioperative Prophylaxe kann – je nach vermutetem Risiko –

Sanierung von MRSA-Patienten siehe auch ➡ *Kapitel 4 und Kapitel 9*

> Tigecyclin, Vancomycin oder Linezolid bei MRSA,
> Tigecyclin oder Daptomycin bei VRE/GRE,
> Tigecyclin oder Carbapeneme bei 3MRGN,
> Carbapeneme oder Colistin bei *Pseudomonas* und *Acinetobacter*

beinhalten. Dies sollte keinesfalls routinemäßig geschehen (3). Stets ist der intraoperative Einsatz von Antiseptika oder ausgiebigen Spülungen ohne mikrobizide Wirkung zu erwägen. Auch eine genaue Antibiogrammanalyse lohnt sich, ggf. kann z.B. das gut gewebegängige Cotrimoxazol eingesetzt werden.

Einteilung in das OP-Programm

Mit der Einbestellung des Patienten in das Krankenhaus müssen der OP-Tag und der OP-Saal feststehen, denn wenn irgend möglich soll auch bei nicht mit multiresistenten Erregern besiedelten Patienten der Krankenhausaufenthalt möglichst kurz sein (3).

Bezüglich der Einteilung in das OP-Programm sind die Hygienegruppen (siehe **Tabelle 6.3.1)** zu berücksichtigen. Zwar dürfen heute Operationen aller Gruppen

Infektiöse Patienten stehen in der Reihenfolge als *letzte im OP-Programm* oder werden, sofern vorhanden, im septischen OP operiert.

Infektionszwischenfall = Feststellung der Infektiosität erst während der Operation.

im gleichen Saal durchgeführt werden, aber in der **Reihenfolge von I – IV** (2, 5). **Somit sind infektiöse Patienten die letzten im Programm oder werden, falls vorhanden, im septischen OP operiert.**

Bei einem **Infektionszwischenfall** (aseptischer Beginn, dann während der OP Feststellung der Infektiosität) in einem „gemischten" Saal muss das OP-Programm unbedingt unterbrochen werden, damit der geschulte Reinigungsdienst ausreichende Desinfektionsmaßnahmen vor der nächsten aseptischen Operation durchführen kann. In Bezug auf diese Betrachtung läge ein solcher Fall vor, wenn das Vorhandensein von multiresistenten Erregern erst während des Eingriffes bekannt wird. Diese Situation liegt typischerweise vor, wenn ein MRSA-Screening durchgeführt wurde und der Eingriff nicht bis zum Eintreffen des Befundes abgewartet wurde. Daraus ergeben sich folgende Konsequenzen:

> Für chirurgische Patienten ist eine Screeningmethode bereitzustellen, die das schnellstmögliche Ergebnis liefert. Dies ist nicht zwingend der Erbgutnachweis (PCR), wenn das Material erst zu einem entfernten Labor transportiert werden muss. Hierzu bietet sich die Indikatoragar-Methode an, die auch ohne mikrobiologisches Labor unter entsprechenden Bedingungen (desinfizierbarer Arbeitsplatz, Einmalösen, kleiner Brutschrank 36 °C, BAM-geprüfter Behälter für infektiösen Müll – Abfallschlüssel AS 18 01 03*, Schutzkittel und Handschuhe) in Einklang mit § 44 IfSG im Haus betrieben werden kann. Bei elektiven Operationen kann der Hausarzt angesprochen werden, der unter Voraussetzung der Teilnahme an einer Schulung MRSA-Abstriche abrechnen kann. Sanierungen können auch nach Absprache durch einen Ambulanten Pflegedienst durchgeführt und von diesem unter Ziffer 26A des Leistungsverzeichnisses der Richtlinie für häusliche Krankenpflege abgerechnet werden.

> Das Vorliegen des Screening-Ergebnisses ist mit Ausnahme der vitalen Indikation abzuwarten, bevor der Eingriff begonnen wird.

Tabelle 6.3.1: Einteilung von Operationen in Hygienegruppen.

Hygienegruppe	Operationen (Beispiele)
Gruppe I (aseptische und diesen gleichzusetzende Operationen)	– Gelenk- und Knochenoperationen einschließlich Arthroskopie – Weichteiloperationen am Rumpf und an den Extremitäten ohne Kontakt zu mikrobiell besiedelten Organen oder Geweben – Implantationen – Herz- und Gefäßoperationen
Gruppe II (Operationen an Organen oder Geweben, die potenziell mikrobiell besiedelt sind)	– Retroperitoneale-chirurgische Operationen – Lungenchirurgische Operationen – Offene Frakturen – Deckung von Haut- und Weichteildefekten – Transurethrale urologische Operationen
Gruppe III (Operationen an Organen oder Geweben, die mikrobiell besiedelt sind)	– Abdominalchirurgische Operationen (Darm) – Transvaginale gynäkologische Operationen – HNO und Kieferchirurgie
Gruppe IV (Operationen an infizierten Organen oder Geweben)	– Operative Maßnahmen bei Abszessen und Phlegmonen, Panaritien und Fisteln – Infektionen bei einliegenden Implantaten – Osteomyelitiden, Empyeme – Wunden mit Verdacht auf eine Kontamination mit virulenten Erregern, z. B. aus der Landwirtschaft oder Abdeckerei

Allerdings ist bei **Endoprothetik auch für mit multiresistenten Erregern besiedelte Patienten eine möglichst günstige Ausgangslage** zu schaffen. Daher ist zu prüfen, ob diese Patienten nicht vorgezogen werden können, denn mit fortschreitender Nutzungsdauer verschlechtert sich – vor allem bei hoher OP-Wechselfrequenz – die hygienische Situation im OP (6). Da gerade die große Endoprothetik höchste Anforderungen an die Hygiene stellt (2, 3), sollten diese Patienten nach den aseptischen Endoprothetikpatienten operiert werden. Denn sie sind ja nicht septisch im eigentlichen Sinne. Anschließend ist der betroffene OP-Saal umfassend zu desinfizieren und **eine Pause von mindestens 30 min** einzuhalten, um eine Sedimentation aller Aerosole und eine ausreichende Einwirkzeit der Desinfektion sicherzustellen.

Um eine Sedimentation aller Aerosole und eine ausreichende Einwirkzeit der Desinfektion sicherzustellen, sollte nach der Desinfektion des OP-Saals eine *Pause von mindestens 30 min* eingehalten werden.

Vorbereitung des Patienten

Am OP-Tag sollte der Patient duschen oder er wird gewaschen, dann wird noch auf der Station – falls erforderlich – eine Rasur oder ein Clipping des OP-Gebiets durchgeführt (3). Die Verwendung antimikrobieller Waschlotionen bringt keinen evidenzbasierten Erfolg, schadet aber natürlich auch nicht.

Der Patient erhält ein frisches OP-Hemd und ein frisches Bett, mit dem er in den OP-Bereich gebracht und dort eingeschleust wird. Das Bett wird so gestellt, das es nicht mit den Betten anderer Patienten in unmittelbare Berührung kommt.

OP-Wegmarken

Bei der Varizenchirurgie beispielsweise, aber auch bei anderen Operationen werden mit Stiften auf die Haut „**Wegmarken**" für die Operation gezeichnet. Auch diese Stifte kommen als Überträger von Erregern in Frage (7). Das Risiko sinkt mit dem „Ruhen" der Stifte, daher sollten diese am gleichen Tag nicht mehr für andere Patienten genutzt werden. Alternativ wäre eine Hautdesinfektion mit Alkohol vor der Anzeichnung denkbar.

Medizinprodukte, Inventargegenstände

Alle nicht benötigten Medizinprodukte und Inventargegenstände sind wenn möglich aus dem Raum zu entfernen und so vor Kontaminationen geschützt.

6.3.3 Maßnahmen während der Operation

Maßnahmen am Patienten

Wie bei jeder Operation sollten Hypoxie und Hypothermie des Patienten möglichst vermieden werden. Bei Wärmedecken, die mit Luft arbeiten, ist an eine mögliche Verteilung von Erregern zu denken, die Luftansaugsysteme sind daher durch leistungsfähige Filter zu schützen (8).

Eine gründliche Hautdesinfektion und steriles Abdecken ist essentiell, im Wesentlichen kann vorgegangen werden wie üblich.

Die Frage, ob Patienten, die keine Intubationsnarkose bekommen, während der OP einen Mund-Nase-Schutz tragen sollen oder nicht, wird in der Praxis kontrovers diskutiert, offizielle Verlautbarungen oder wegweisende Studien fehlen. Streng und plausibel abgeleitet ergibt sich eine mögliche infektionsprotektive Wirkung nur, wenn das OP-Feld sich im Atemaerosolbereich des Patienten findet. Dies ist der Fall in der Augenchirurgie. Basaliomoperationen z. B. auf der Stirn werden in der Regel in Intubationsnarkose durchgeführt. Andere dermatologische Operationen im Kopfbereich gehen nicht so in die Tiefe und können durch Antiseptika geschützt werden. Bei allen anderen Operationen dürfte die flachere Atmung der Patienten durch Ruhen und Sedation bei aufgespanntem „Anästhesie-Vorhang" einen ausreichenden Schutz bieten.

Maßnahmen des Personals

Die Regeln für das Personal gelten wie in ➡ *Kapitel 5* beschrieben:

> Bereichskleidung inkl. OP-Schuhe,
> Händehygiene (kein Schmuck oder künstliche Fingernägel), auch vor Anlegen der Bereichskleidung,
> Hauben (bevorzugt „Astronautenhauben" oder „Badehaube um 1900 mit Kräuselband"),
> Mund-Nasen-Schutz zumindest im OP-Saal selbst, Bärte müssen abgedeckt sein. Bei (auch multiresistenter) Tuberkulose sind FFP-2-Masken sinnvoll (2).

Von besonderer Bedeutung ist auch die korrekt und penibel durchgeführte Händehygiene des **Anästhesiepersonals**, hier wurden bereits Infektionen übertragen (9).

Die Anästhesie wird wie üblich eingeleitet und die auf die Erreger abgestimmte perioperative Antibiotikaprophylaxe appliziert. Keinesfalls sollte z. B. gegen MRSA routinemäßig Vancomycin verabreicht werden (5). Dies kann aber z. B. bei Implantaten und bekannter Kolonisation im Einzelfall erwogen werden. Entsprechendes gilt für die anderen multiresistenten Erreger mit Ausnahme der Tuberkulose, bei der die begonnene Therapie fortgesetzt wird.

Bei den Lagerungshilfen muss darauf geachtet werden, dass die Überzüge nicht beschädigt sind, um deren Desinfizierbarkeit zu gewährleisten. Nach der sorgfältigen Hautdesinfektion wird das OP-Gebiet steril abgedeckt. Operateure und Instrumentierkraft ziehen sterile OP-Schutzkleidung an, die die Barrierewirkung auch bei Blutkontakt erhält. Da im Eingriffsraum auch immer wieder kleine Eingriffe ohne spezielle Schutzkleidung durchgeführt werden, ist hier für kolonisierte oder infizierte Patienten verbindlich zumindest ein unsteriler Schutzkittel vorzugeben. Handschuhe sind ebenfalls obligat.

Bei der Ausleitung im Saal können durch Absaugen und Husten entstandene Aerosolwolken zu einer zusätzlichen Kontamination der patientennahen Umgebung führen. Daher ist bei einer bekannten Besiedlung des Nasen-Rachen-Raums mit multiresistenten Erregern besondere Vorsicht geboten. Es dürfen sich deshalb während der Operation und bei der Ausleitung nicht mehr Personen im Raum befinden als unbedingt nötig (siehe unter „Ausleitung/Extubation", S. 91).

Das *Anästhesiepersonal* sollte ebenfalls besonders auf sorgfältige Händehygiene achten.

▶▶ **SCHULUNGSTIPP**

Aus dem mikrobiologischen Labor werden Agarplatten mit Blutzusatz geholt und simulieren ein OP-Feld. Bei geöffnetem Deckel sprechen verschiedene, mit Mund-Nasen-Schutz versehene Teammitglieder unterschiedlich viel innerhalb von 15 min auf die Platte und verschließen diese wieder. Anschließend werden die Platten in das Labor zurückgesandt und die Ergebnisse verglichen.

▶▶ **MERKE**

Das Risiko für Infektionen generell, aber auch für die Ausbreitung multiresistenter Erreger steigt, je mehr Personen im Raum sind, je mehr gesprochen wird und desto häufiger die Türen geöffnet werden (Luftbewegungen, verminderte Wirkung der raumlufttechnischen Anlage)!

Ein routinemäßiges **Screening** auf MRSA oder andere Erreger ist nicht erforderlich (2). Ist dagegen die Besiedlung bekannt, muss eine Sanierung durchgeführt werden und die betroffene Person darf so lange nicht an Operationen teilnehmen (Gerichtsurteil: BGH 20. 3. 2007 Az.: VI ZR 158/06 (10)).

Besteht der Verdacht einer Kontamination während der Operation, z.B. durch verrutschtes Abdeckmaterial, sind die **Handschuhe** zu wechseln. Beim Wunddebridement und der Anlage von Niederdrucksystemen ist dies sinnvoll, wenn die neuen Materialien aufgebracht werden (4).

Ausleitung/Extubation
Bei der Ausleitung im Saal werden durch Hustenreaktionen des Patienten und ggf. durchgeführte Absaugvorgänge obligat Aersole freigesetzt, die eine erhebliche Reichweite haben (➡ *Kapitel 5*). Daher darf die Flächendesinfektion erst beginnen, wenn der Patient den Saal verlassen hat, besser erst nach ein paar weiteren Minuten, um eine Sedimentation zu ermöglichen. Zumindest theoretisch erfolgt die Sedimentation unter Laminar Flow schneller, jedoch bestehen nach Aussagen der KRINKO am Robert Koch-Institut Zweifel an der Wirksamkeit (11).

> ▶▶ Merke
> Für das ambulante Operieren und Eingriffsräume gelten die gleichen Regeln wie für die Operationssäle im Krankenhaus!

6.3.4 Maßnahmen nach der Operation
Maßnahmen des Personals
Während der Operation sind nur die Operateure und die Instrumentierkraft durch zusätzliche Schutzkleidung geschützt. Daher sollten Anästhesiepersonal und Springer nach Operationen von Patienten mit multiresistenten Erregern **die Bereichskleidung wechseln**. Diese Forderung wird von aktuellen Untersuchungsergebnissen unterstützt, die auch eine häufige (50 %!) Kontamination mit pathogenen Erregern belegen (12).

Anästhesiepersonal und Springer sollten nach Operationen von MRE-Patienten die Bereichskleidung wechseln.

Aufbereitung des Operationssaales
Die Entsorgung von Abfällen (Achtung, bei Tuberkulose „infektiöser Müll", vormals Gruppe C, jetzt AS 18 01 03*, sonst „B-Müll", AS 18 01 04) und Instrumenten erfolgt wie üblich. Der Flächendesinfektion ist besondere Sorgfalt zu widmen, das Reinigungspersonal muss geschult sein und sollte daher nicht zu häufig wechseln. Ausreichend Zeit zur Aufbereitung muss gewährt werden und das OP-Programm entsprechend gestaltet.

Sowohl patientennahe Flächen (z.B. OP-Lampen) als auch eventuell kontaminierte Flächen außerhalb des patientennahen Bereichs und der Fußboden im OP-Tisch-Bereich sollten besonders gründlich desinfiziert werden (4). Ob das OP-Programm erst nach Ablauf der Einwirkzeit wieder aufgenommen werden darf, ist umstritten, aus forensischen Gründen aber zu empfehlen. Ist dies nicht möglich, muss die Trocknung der Flächen zumindest abgewartet werden (13).

Schulungen für das Reinigungspersonal sind hier wie in den allgemeinen Bereichen des Krankenhauses obligat. Wegen der besonderen Anforderungen bei der Aufbereitung von OP und Eingriffsraum muss hier die Personalfluktuation so niedrig wie möglich gehalten werden (13).

FRAGEN ZUM KAPITEL 6.3:
MULTIRESISTENTE ERREGER IM OP

1. Wie sollten Patienten mit multiresistenten Erregern für die OP vorbereitet werden?

2. Muss auch Anästhesiepersonal häufiger die Hände desinfizieren?

3. Warum muss die Bereichskleidung von Springer und Anästhesiepersonal nach der Operation gewechselt werden?

4. Was ist bei der Desinfektion nach der OP zu beachten?

5. Warum sollte möglichst wenig gesprochen werden?

6. Warum sollen die Türen geschlossen gehalten werden?

Literatur

1. Arbeitskreis „Krankenhaus- und Praxishygiene" der AWMF: Maßnahmen beim Auftreten multiresistenter Erreger (MRE) Hyg Med 2009; 34 [7/8]: 287–292.

2. Kommission für Krankenhaushygiene und Infektionsprävention beim Robert Koch-Institut (Hrsg.): Anforderungen an die Hygiene bei Operationen und anderen invasiven Eingriffen Bundesgesundheitsbl Gesundheitsforsch Gesundheitsschutz 2000; 43:644–648.

3. Kommission für Krankenhaushygiene und Infektionsprävention beim Robert Koch-Institut (Hrsg.): Prävention postoperativer Infektionen im Operationsgebiet. Bundesgesundheitsbl Gesundheitsforsch Gesundheitsschutz 2007; 50:377–393.

4. Schwarzkopf C: Erkenntnisse der Psychoneuroimmunologie – Warum wird nicht jeder krank? CNE magazin 3/10. Thieme-Verlag: Stuttgart, New York, 2010.

5. Schwarzkopf A: Sicher operieren bei septischen Infektionen. Im OP 2010; 41–43.

6. Stocks GW, Self SD, Thompson B, et al: Predicting bacterial populations based on airborne particulates: a study performed in nonlaminar flow operating rooms during joint arthroplasty surgery. Am J Infect Control 2010; 38:199–204.

7. Sim DA, Feasey N, Wren S, et al: Cross-infection risk of felt-tipped marker pens in cataract surgery. Eye (Lond). May 2009; 23:1094–1097.

8. Albrecht M, Gauthier RL, Belani K, et al.: Forced-air warming blowers: An evaluation of filtration adequacy and airborne contamination emissions in the operating room. Am J Infect Control 2011; 39:321–328.

9. Loftus RW, Muffly MK, Brown JR, et al.: Hand contamination of anesthesia providers is an important risk factor for intraoperative bacterial transmission. Anesth Analg 2011; 112:98–105.

10. Schneider A, Bierling G: Hygiene und Recht (HuR). Entscheidungssammlung – Richtlnien. Urteil Nr. 154. Fortlaufende Loseblattsammlung. Wiesbaden: mhp-Verlag.

11. Kommission für Krankenhaushygiene und Infektionsprävention beim Robert Koch-Institut: Kommentar der KRINKO zu DIN 1946-4 (2008). Epid Bulletin 2010; (4) 35.

12. Wiener-Well Y, Galuty M, Rudensky B, et al.: Nursing and physician attire as possible source of nosocomial infections. Am J Infect Control 2011; 555–9.

13. Kommission für Krankenhaushygiene und Infektionsprävention beim Robert Koch-Institut (Hrsg.): Anforderungen an die Hygiene bei der Reinigung und Desinfektion von Flächen. Bundesgesundheitsbl Gesundheitsforsch Gesundheitsschutz 2004; 47:51–61.

Grundsätzlich ist zu beachten:

– Untersuchung möglichst am Ende des
   Tagesprogramms vornehmen,

– Wartezeiten vermeiden,

– Untersuchung zügig durchführen.

Für die Durchführung der Funktionsdiagnostik ist eine intensive Kommunikation zwischen Station und Funktionsbereich unbedingt erforderlich.

6.4 MRE-PATIENTEN IN EINHEITEN DER FUNKTIONSDIAGNOSTIK

6.4.1 Einführung

Patienten in Krankenhäusern müssen Einheiten der Funktionsdiagnostik aufsuchen, um für die behandelnde Ärzteschaft die notwendigen Diagnose- und Verlaufskontrollhilfen zu liefern. Dieselbe medizinische Versorgung ist selbstverständlich auch für Patienten zu gewährleisten, die mit multiresistenten Erregern besiedelt sind (1, 2). Unabhängig von diesem Grundsatz, ist die Indikation für Transporte eines MRE-Patienten innerhalb des Krankenhauses streng zu stellen (3). Die strukturell-organisatorischen und personellen Voraussetzungen sowie die Compliance des Patienten mit entsprechenden Verhaltensmaßnahmen müssen sichergestellt sein (1, 2).

Grundsätzlich ist zu beachten, **dass die Patienten sich nur kurz in einem Raum der Funktionsdiagnostik aufhalten sollten und Wartezeiten vermieden werden**. Die Patienten sind möglichst **am Ende des Tagesprogramms** (3), oder, wenn das nicht möglich ist, „just in time" einzubestellen. Der längere Aufenthalt in öffentlichen (Warte-)Bereichen ist zu vermeiden, um die Streuung der Erreger so gering wie möglich zu halten. Dies muss insbesondere für die Untersuchung von 4MRGN-Patienten sowie von Kindern berücksichtigt werden. Um Langeweile vorzubeugen, sollte man für Kinder daher an geeignetes Spielzeug denken. Dieses oder eventuelle „Glücksbringer" dürfen aber nicht außen am Bett hängen, um zufällige Berührungen mit anderen Betten in Wartezonen zu vermeiden.

Im Idealfall erhalten die Patienten für den Transport ein frisch bezogenes Bett. Der **Hol- und Bringdienst** erhält frische Kittel und Einmalschutzhandschuhe (3) und eine desinfizierbare Mappe, in der sich die erforderlichen Unterlagen befinden. Diese Mappe sollte **am** und nicht im Bett transportiert werden. Ist das nicht möglich, erfolgt der Transport unter dem Fußende. Werden so genannte „Stretcher" als Transport-„Betten" oder Liegen genutzt, sind diese unmittelbar nach Gebrauch zu desinfizieren.

Die transportierten Patienten selbst sollten am besten geduscht oder ggf. unter Verwendung einer mikrobiziden Waschlotion frisch gewaschen werden. Ein frischer Schlafanzug oder ein „Flügelhemd" zur Untersuchung ist ausreichend, ein zusätzlicher Schutzkittel muss nicht getragen werden. In einigen Häusern erhalten die betroffenen Patienten einen Mund-Nase-Schutz, der zusätzlichen Schutz bietet, wenn er toleriert wird (siehe unten).

Wie man sieht, erfordert die korrekte und zeitnahe Durchführung die intensive Kommunikation zwischen Station und Funktionsbereich. Nach TRBA 250 (4) muss das im Funktionsbereich tätige Personal über den Status des Patienten informiert werden und kann so — wenn es kein Notfall ist – nötige Vorbereitungen treffen.

Nach der RKI-Richtlinie zu MRSA von 2014 (3) sollen Patienten bei Besiedlung des Nasen-Rachenraums einen Mund-Nasen-Schutz tragen. Selten stößt man aber auf den Idealpatient, der alle Hygienemaßnahmen jeder Zeit korrekt durchführt (1). Wird der Mund-Nasen-Schutz nicht toleriert, (z. B. bei Asthma), werden bei den Patienten, die nur leise sprechen und flach atmen, die Erreger in der Regel nicht über den Brustbereich hinaus sedimentieren.

Mobile Patienten werden mit Mund-Nasen-Schutz und frischer Kleidung versehen. Vor dem Verlassen des Zimmers ist immer eine Händedesinfektion durchzuführen. Teilweise wird empfohlen, den Patienten Taschenflaschen mit Desinfektionsmittel mit zu geben (1). Dies ist jedoch nicht unbedingt erforderlich, da der

Patient die Hände im Funktionsbereich erneut desinfizieren kann und angehalten werden sollte, die Hände möglichst vom Mund-Nasen-Bereich fernzuhalten. Auch befürchtet die Hauswirtschaft oft – und keineswegs immer unbegründet – Schäden des Fußbodens, wenn das Mittel verspritzt wird.

Muss ein Urinbeutel mitgeführt werden, ist der Patient zu instruieren, diesen möglichst unter Blasenniveau zu halten und nur nach Anweisungen des Personals abzulegen. Wenn möglich kann aber auch erwogen werden, den Katheter für die Untersuchungszeit zu verschließen und die Patienten ohne Beutel zu untersuchen. Ist aber der multiresistente Erreger im Urin, sollte das System geschlossen bleiben.

Im folgenden Abschnitt werden in *alphabetischer Sortierung* verschiedene Einheiten der Funktionsdiagnostik und das Handling von Patienten mit multiresistenten Erregern vorgestellt.

6.4.2 Bildgebende Verfahren

Hier ist es organisatorisch und klinisch oft nicht möglich, die Patienten erst am Schluss des Tages zu behandeln. Aber auch hier gilt: durch die kurze Aufenthaltsdauer der Patienten in den Räumen werden selbst bei aerogener Besiedlung vergleichsweise wenige Erreger freigesetzt. Ein Mund-Nasen-Schutz für die Patienten gewährt zusätzliche Sicherheit, sollte aber nicht dazu verleiten, vom Prinzip einer zügigen Untersuchung abzuweichen.

Für **Sonographie** und **Röntgen** ist es ausreichend, wenn das Personal einen frischen Schutzkittel und Handschuhe anlegt (Positionierung des Patienten).

Die Hand-Hautkontaktstellen (einschließlich Ultraschallköpfe und Röntgenplatten!) werden desinfiziert, nachdem der Patient den Bereich verlassen hat. Alle Lagerungshilfen (z. B. Gelenkhalter, Keile etc.) und Strahlenschutzmaterialien (z. B. Genitalschutz, Schilddrüsenschutz) müssen gleichfalls geeignet desinfiziert werden.

Alle Flächen können wieder genutzt werden, wenn das Desinfektionsmittel trocken ist (5). Bei **MRT** und **CT** sind die Röhren, in denen sich die Patienten befinden, besonders im Kopfbereich des Patienten sowie auf der Liegefläche und an den Berührungspunkten für die Hände kontaminiert. Hier muss die Desinfektion ansetzen. Die Wand der Röhre wird vergleichsweise selten berührt und kommt damit auch als Übertragungsfläche nicht ohne weiteres in Frage. Auch die **Alarmklingel** für die Patienten nicht vergessen!

> Bei *MRT* und *CT* sollte bei der Desinfektion besonders auf den Kopfbereich, die Liegefläche und die Berührungspunkte für die Hände geachtet werden.

> Bei der Desinfektion *Alarmklingel* für die Patienten nicht vergessen!

Mobile Geräte wie C-Bogen oder Ultraschallgeräte werden unmittelbar nach der Nutzung desinfiziert. Dabei können die gleichen Desinfektionsmethoden wie üblich eingesetzt werden. Für die Ultraschallköpfe können die entsprechenden alkoholfreien Desinfektionstücher eingesetzt werden. Muss das Personal beim Patienten verbleiben, können Röntgenschürzen zusätzlich durch Einmalschürzen aus Plastik oder Schutzkittel geschützt werden. Bei der Sonographie wird die angeordnete Schutzkleidung entsprechend den Pflegemaßnahmen getragen.

6.4.3 EKG, EEG

Nicht umsonst sind in der TRBA 250 (4) EKG und EEG in die Schutzstufe 1 (d. h. Infektion unwahrscheinlich) eingeteilt. Aufgrund des kurzen Aufenthaltes der Patienten und der fehlenden Notwendigkeit engen Körperkontakts nach Anlegen der Elektroden ist hier ein Übertragungsrisiko relativ gering. Wie in allen Bereichen mit hoher Patientenfrequenz sollten möglichst keine Medizinprodukte offen gelagert werden, d. h. die Lagerung in Schubladen oder Schränken ist sinnvoll. Eine **Desinfektion der Hand-Hautkontaktstellen** (Liege/Stuhl) mit einem schnell wirkenden Desinfektionsmittel ist als zusätzliche Maßnahme ausreichend. Die Elektroden werden entweder verworfen oder müssen korrekt aufbereitet werden. Auch Kabel, die die Kleidung des Patienten berührt haben, müssen desinfizierend abgewischt werden, daher ist auf eine entsprechende Verträglichkeit des eingesetzten Desinfektionsmittels zu achten. Werden im Haus auch stärker immunsupprimierte Patienten betreut, ist zu prüfen, ob das EKG nicht auch im Patientenzimmer durchgeführt werden kann.

Elektroden, die kein Einmalmaterial sind, können wie üblich desinfiziert werden. Die Gelflaschentülle darf nicht mit der Haut des Patienten in Berührung kommen.

> ▶▶ **MERKE**
>
> Durch die meist vergleichsweise kurze Aufenthaltsdauer der Patienten in den Einheiten der Funktionsdiagnostik ist die Belastung der Flächen durch Atemaerosole meist gering. Hand-Hautkontaktstellen müssen immer sorgfältig desinfiziert werden. Patienten sollten vor geplanten Untersuchungen möglichst frische Kleidung und frische Bettwäsche erhalten.

6.4.4 Endoskopie

Die ohnehin verbindlichen Hygienemaßnahmen bei endoskopischen Untersuchungen gewähren bereits einen hohen Sicherheitsgrad. Sind Patienten mit multiresistenten Erregern angemeldet, sollten diese möglichst am Schluss des Programms untersucht werden. Ist dies nicht möglich, so wird die sog. patientennahe Umgebung (1,50 m rund um die Patientenliege) desinfiziert. Damit müssen auch alle Hautkontaktstellen des Patienten erfasst werden. Genau wie sonst können die Flächen wieder benutzt werden, wenn sie trocken sind. Denn durch die vergleichsweise kurze Aufenthaltsdauer des Patienten wird die Keimbelastung eher gering sein.

Aufgrund der Vorgaben der TRBA 250 (4) werden bei der Endoskopie meist ohnehin Haube, Mund-Nasen-Schutz und Schutzkleidung getragen, die hier selbstverständlich auch eine entsprechende Schutzwirkung haben. Nach der Endoskopie von mit multiresistenten Erregern besiedelten Patienten wird auf jeden Fall frische Schutzkleidung angelegt. Dabei ist es gleichgültig, ob Einmalkleidung gewählt wurde oder wiederaufbereitbare Kleidung in die Wäsche gegeben wird.

Die Endoskope werden aufbereitet wie üblich, da bei den multiresistenten Erregern keine Desinfektionsmittelresistenz besteht. Zubehör wie Biopsiezangen, Schlingen etc. wird – sofern kein Einmalmaterial – wie üblich sterilisiert.

6.4.5 Herzkatheterlabor und Hybrid-OP

Es ist auf die lokale Hautantiseptik zu achten. Die Einwirkzeit ist einzuhalten. Das Hautantiseptikum kann aufgesprüht oder durch Wischen mit einem Tupfer aufgebracht werden.

Wenn Interventionen erforderlich sind, sollte besonderer Wert auf die lokale Hautantiseptik z. B. durch eine Reinigung des Einstichareals mittels Aufsprühen eines Hautdesinfektionsmittels und sofortigem Wischen mit einem sterilen Tupfer. Ob danach erneut aufgesprüht oder mit einem satt getränkten Tupfer desinfiziert wird, kann derzeit nicht evidenzbasiert entschieden werden. Das Hautantiseptikum muss unmittelbar vor der Punktion aufgebracht werden und die Einwirkzeitet muss eingehalten werden. Der Tupfer ist im Hygieneplan punktionsspezifisch anzugeben (6). Wichtig ist die großzügige sterile Abdeckung, um geschützte Ablageflächen für den Katheter und ggf. benötigte Materialien zu haben.

Schutzkleidung wird wie im OP getragen (6), die Abfälle können wie üblich entsorgt werden (AS 18 01 04, früher „B-Müll"). Für so genannte Hybrid-Operationssäle gelten die gleichen Regeln wie für andere Operationssäle, d. h. die entsprechenden Hygienegruppen – besonders bei Nutzung durch mehrere Fachgebiete wie z. B. Neurochirurgie und Unfallchirurgie – sind einzuhalten.

6.4.6 Labor

Das Labor unterliegt der TRBA 100 (7). Demnach trägt das Personal bei der Probenbearbeitung Schutzkittel und Handschuhe. Da es im Stationsalltag kaum gelingt, Probenbehälter umfassend zu desinfizieren, muss das Laborpersonal alle Probenbehälter als kontaminiert betrachten und sich entsprechend verhalten. Daher ist hier eine Übertragung von multiresistenten Erregern extrem unwahrscheinlich. Pflegepersonal, das automatisierte Untersuchungen patientennah durchführt (POCT, z. B. Blutzucker- oder Blutgasanalyse), muss nach der Untersuchung entsprechende Desinfektionsmaßnahmen durchführen, so dass der Arbeitsplatz wieder ohne relevante Kontamination zur Verfügung steht. Die verbleibenden Probenmaterialien werden entsorgt wie üblich, als Schutzkleidung sind Handschuhe ausreichend.

6.4.7 Lungenfunktionsprüfung

Auch hier schützt die Basishygiene schon weitgehend vor der Übertragung. Die Kabine wird nach Nutzung mit multiresistenten Erregern besiedelte Patienten (Luftwege!) desinfizierend gereinigt. Keine Sondermaßnahmen sind erforderlich, wenn der multiresistente Erreger sich auf einer Wunde mit geschlossenem, trockenem Verband befindet, nur im Urin nachgewiesen wurde (auch bei harnableitenden Systemen) und die Besiedlung anderer Körperregionen ausgeschlossen ist. Eine Händedesinfektion bei Betreten des Bereichs schadet natürlich nie.

FRAGEN ZUM KAPITEL 6.4:
MRE-PATIENTEN IN EINHEITEN DER FUNKTIONSDIAGNOSTIK

1. Welche grundsätzlichen Regeln gelten für die Durchführung von diagnostischen Maßnahmen bei MRE-Patienten?

2. Welche Schutzkleidung muss der Hol- und Bringdienst tragen?

3. Auf welche Stellen muss in den MRT- bzw. CT-Röhren bei der Desinfektion besonders geachtet werden?

4. Müssen auch Strahlenschutzmaterialien desinfiziert werden?

5. Wofür sind sterile Abdeckungen bei Herzkatheteruntersuchungen notwendig?

Literatur

1. Simon A, Exner M, Kramer A, Engelhart S: Umsetzung der MRSA-Empfehlung der KRINKO von 1999 – Aktuelle Hinweise des Vorstands der DGKH. HygMed 2009; 34(3):90–101.

2. Arbeitskreis „Krankenhaus- & Praxishygiene" der AWMF: Maßnahmen beim Auftreten multiresistenter Erreger (MRE); HygMed 2009; 34(7/8):287–292.

3. Kommission für Krankenhaushygiene und Infektionsprävention (Hrsg.): Empfehlungen zur Prävention und Kontrolle von Methicillin-resistenten *Staphylococcus aureus* (MRSA) in medizinischen und pflegerischen Einrichtungen" Bundesgesundheitsbl 2014; 57:696–732.

4. Bundesanstalt für Arbeitsschutz und Arbeitsmedizin: Technische Regel für Biologische Arbeitsstoffe 250: Biologische Arbeitsstoffe im Gesundheitswesen und in der Wohlfahrtspflege (TRBA 250). Ausgabe März 2014. GMBl 2014, Nr. 10/11 vom 27.03.2014. Letzte Änderung: 21.7.2015 (Abruf 20. März 2016).

5. Kommission für Krankenhaushygiene und Infektionsprävention beim Robert Koch-Institut (Hrsg.): Anforderungen an die Hygiene bei der Reinigung und Desinfektion von Flächen. Bundesgesundheitsbl Gesundheitsforsch Gesundheitsschutz 2004; 47:51–61.

6. Kommission für Krankenhaushygiene und Infektionsprävention beim Robert Koch-Institut (Hrsg.): Anforderungen an die Hygiene bei Punktionen und Injektionen. Stand September 2011. Bundesgesundheitsbl Gesundheitsforsch Gesundheitsschutz 2011; 54:1135–1144.

7. Bundesanstalt für Arbeitsschutz und Arbeitsmedizin: Schutzmaßnahmen für gezielte und nicht gezielte Tätigkeiten mit biologischen Arbeitsstoffen in Laboratorien (TRBA 100). Ausgabe 2006. GMBl. Nr. 21 vom 10. April 2007:435–451. http://www.baua.de/de/Themen-von-A-Z/Biologische-Arbeitsstoffe/TRBA/TRBA-100.html. Zuletzt geändert am 30.6.2014.

7 MRE-Patienten in Dialysezentren

7.1 Einführung

Viele Dialysezentren verfügen über nur relativ wenige Einzelplätze und haben nur geringe Möglichkeiten der Kohortenisolierung. Auch die zunehmende Anzahl der MRGN macht ihnen zu schaffen, da dadurch weitere Ressourcen gebunden werden. Im Jahr 2006 wurde in Zusammenarbeit mit der KRKINKO von drei mit Dialyse befassten Fachgesellschaften ein Hygienestandard veröffentlicht, der von einer „zonalen Trennung" durch eine mobile Trennwand spricht (1), die unabhängig davon zeitgleich auch in der „Dialysefibel 3" beschrieben wurde (2).

Das Robert Koch-Institut hat mit den Empfehlungen der KRINKO für Heime (3) die Tür für die funktionelle Isolierung (Barrieremaßnahmen) geöffnet. Das heißt übertragen auf Dialyseeinrichtungen: Es findet nicht zwingend eine strikte räumliche Isolierung statt, sondern man überlegt, wie die Übertragungswege genau sind, welche Reichweite z. B. Bakterien haben, die beim Sprechen aus dem Nasen-/Rachenraum freigesetzt werden und versucht über Abstand und korrektes Personalverhalten eine weitere Übertragung zu verhindern.

Wird ein Screening auf MRSA gewünscht, kann dies unter bestimmten Bedingungen abgerechnet werden (zur Durchführung siehe ➡ *Kapitel 4 und 9)*. Bei an Krankenhäusern assoziierten Dialyseeinheiten kann auch das Schema für Krankenhäuser (3 Abstriche an 3 aufeinanderfolgenden Tagen, siehe ➡ *Kapitel 4*, im Zentrum besser an 3 aufeinanderfolgenden Dialyseterminen) verwendet und der Patient nach negativen Ergebnissen entisoliert werden. Dabei darf die Serie frühestens 24 Stunden nach der letzten Applikation der Eradikationsmittel begonnen werden.

Auf unbelebten Oberflächen (z. B. Tischen, Geräteoberflächen) sind MRE allerdings Tage bis Monate haltbar, so dass Desinfektionsmaßnahmen der patientennahen Umgebung unverzichtbar sind. Ganz allgemein gilt, dass die Gefahr einer Infektion deutlich geringer ist als die einer Besiedlung, auch für Dialysepatienten. Nach einer orientierenden Erhebung sind ca. 53 % der Dialysepatienten *Staphylococcus-aureus*-Träger, von denen 12 % MRSA sind. Vermehrte Infektionen wurden nicht festgestellt (4, 5). Die Infektionsgefahr steigt, wenn Tracheostoma, Wunde(n), Sonden oder Katheter vorhanden sind (3). Chronische oder akute Wunden werden gerne besiedelt. Dabei kann die Heilung durchaus in einer vom Allgemeinzustand des Patienten abhängigen Geschwindigkeit voranschreiten.

Dialysezentren haben gegenüber den meisten Einrichtungen des Gesundheitswesens den Vorteil, dass sich die Patienten während der Behandlung nur von ihrem Platz fortbewegen können, wenn das Pflegepersonal informiert ist und diesen Vorgang aktiv unterstützt. Auch das Erscheinen des Patienten in der Einrichtung sowie dessen Versorgung lassen sich vergleichsweise leicht kontrollieren.

7.2 Zonale Trennung

Unter Anwendung der in ➡ *Kapitel 5* dargestellten grundsätzlichen Prinzipien spricht nichts dagegen, das Prinzip der zonalen Trennung anzuwenden. **Abbildung 7.1** verdeutlicht, wie man sich das vorstellen muss.

Als Hauptübertragungsweg für multiresistente Erreger gelten die Hände. Daher sollen betroffene Patienten schon beim Betreten des Zentrums eine Händedesinfekti-

Eine strikte räumliche Isolierung von MRE-Patienten in Dialyseeinrichtungen ist nicht zwingend erforderlich.

Sollen die Abstriche im niedergelassenen Bereich abgerechnet werden, betragen die Intervalle 4 Wochen, ca. 6 Monate und ca. 1 Jahr.

Desinfektionsmaßnahmen der patientennahen Umgebung sind unverzichtbar.

Laut KRINKO beträgt die Prävalenz in Dialysezentren 3,3 – 12%, d. h. entsprechend viele Patienten sind MRSA-Träger (3).

Fallbeispiel zu Schutzmasken in der
Dialyseeinrichtung

■ **FALLBEISPIEL**

Der noch recht rüstige 76-jährige Peter Z. ist seit 5 Jahren Dialysepatient. Nun hat
er sich der Implantation einer Hüftendoprothese unterzogen. Wegen einer uner-
warteten Komplikation musste er auf der Intensivstation nachbeatmet werden
und wurde dabei im Trachealsekret und Nasen-/Rachenraum mit MRSA besiedelt.
Nach der Rehabilitation kehrt er zur regelmäßigen Dialyse in das Zentrum zurück.
Während des Krankenhausaufenthalts wurde kein Sanierungsversuch unternom-
men, auch die Rehabilitationseinrichtung hat funktionelle Isolierung betrieben und
auf eine Sanierung verzichtet. Der Patient lebt noch zu Hause und wird dort von
seinem Sohn und seiner Schwiegertochter betreut. Günther R. ist seit vielen Jahren
Diabetiker, ist jedoch sehr gewissenhaft bei der Einstellung, so dass er schon lange
keine großen Abweichungen von den Sollwerten des HbA1c hatte. Er möchte gerne
freundliche Gesichter sehen und ärgert sich über die „Maskerade", die das Intensiv-
personal und auch Teile des Personals der Rehabilitationsklinik in seiner Gegenwart
durchgeführt haben.
Kann sein Wunsch erfüllt werden? Die Frage wird im Text beantwortet.

on durchführen. Auf diese Weise wird die Kontamination der Haltegriffe zum Gehen
auf die Waage minimiert. Die zuständige Bereichspflegekraft hat bereits einen frischen Schutzkittel und Handschuhe angelegt und begleitet den Patienten nach dem
Wiegen nun zu seinem Dialyseplatz. Dieser befindet hier in einem Gemeinschafts-
raum, es wurde jedoch der Platz gewählt, der am weitesten von der Tür entfernt ist.

Hintergrund dieser Wahl ist, dass der Patient nun den Raum durchqueren muss,
aber bei der weiteren Versorgung der anderen Patienten die Pflegekräfte nur an sein
Bett treten müssen, wenn sie ihn selbst versorgen wollen (**Abbildung 7.1**, grüne
Pfeile). Die Bereichspflegekraft achtet darauf, dass er weder die anderen Patienten
anders als durch Zunicken bzw. kurzen Gruß begrüßt – jedenfalls nicht die Hand
gebend – noch an einen der Plätze herantritt (5).

Abbildung 7.1: Zonale Trennung mit Paravent
als Aerosolbremse, Wegeführung des Personals.

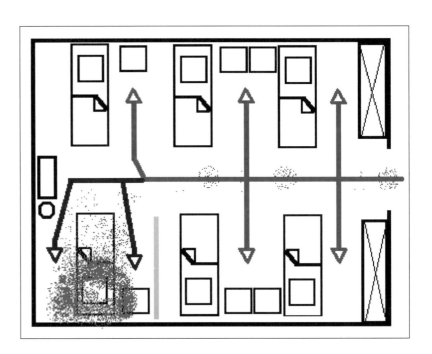

>> MERKE

Die Tatsache, dass sich die Patienten in einem Dialysezentrum nach Beginn der Behandlung nur mit Hilfe des Personals von ihrem Platz bewegen können, ist aus hygienischer Sicht ein großer Vorteil. Dieser Vorteil der Kontrolle durch das Personal sollte in der täglichen Arbeit genutzt werden!

Der Platz ist so vorbereitet, dass möglichst wenige Medizinprodukte im patientennahen Bereich gelagert sind. Die Schutzkittel und das Händedesinfektionsmittel befinden sich außerhalb der zu erwartenden Streuzone von ca. 1,50 m, genau wie der Abwurf. Weitere Vorbereitungen umfassen die Verpackung einer evtl. vorhandenen Fernbedienung in eine Plastikhülle (alternativ hinterher Desinfektion mit einem gebrauchsfertigen Desinfektionstuch) sowie die Bereitstellung während der Behandlung benötigter Medizinprodukte in einer verschlossenen, gut zu desinfizierenden Box.

Falls nicht prinzipiell nur Einmalkittel verwendet werden, erhält die an diesem Tag zuständige Pflegekraft einen mehrfach nutzbaren Kittel, alle anderen Kräfte, die evtl. den Patienten untersuchen oder mit betreuen, bekommen Einmalkittel **(Einer-Regel,** ➡ *Kapitel 5*). Auf diese Weise wird eine „Kittelhäufung" mit Kreuzkontamination vermieden und durch die Anwendung des Kittels durch eine Person ist sichergestellt, dass ein Fehler durch wechselnde Benutzung vermieden wird (5).

Für 4MRGN soll vor allem aus forensischen Gründen ein Einzelplatz genutzt werden, der jeweils nach der Dialyse vollständig aufzubereiten ist. Wenn ein Patient vor dem „Anhängen" noch einmal auf die Toilette muss, können mit alkoholischen Flächendesinfektionsmitteln schnell Spültaste, Toilettenbrille, Riegelhebel und Türklinken desinfiziert werden, dies ist auch erforderlich bei 3 und 4MRGN, die bekannter Weise im Darm oder Genitalbereich bzw. Urin nachgewiesen wurden.

Auch bei Besiedlungen oder Infektionen mit diesen Erregern trägt das Personal **Schutzkittel und Handschuhe,** der Paravent kann aber bei MRSA, VRE ohne Linezolidresistenz und 3MRGN entfallen, wenn kein besiedeltes Tracheostoma oder ein Befall des Rachenraums vorliegt. Letzteres tritt gelegentlich auf, wenn die Patienten zuvor in einem Krankenhaus beatmet wurden und nach Therapie mit Breitspektrumantibiotika.

Befinden sich die multiresistenten Erreger mit Ausnahme von 4MRGN und GRE mit Linezolidresistenz nur im Darm, Genitalbereich oder Urin, werden **weder Mund-Nasen-Schutz noch Paravent** benötigt, denn Dialysepatienten sind in der Regel bekleidet und zugedeckt. Textilien halten Bakterien je nach Material (Porengröße und elektrostatische Aufladung) mit einem Filterfaktor von 40 % bis nahezu 99 % bei Kunstfaserkleidung (6) zurück, solange die Stoffe trocken sind.

Auch am Ende führen die Patienten noch am Platz eine Händedesinfektion durch, passieren die Waage und werden aus dem Zentrum begleitet.

7.3 Sonstige Maßnahmen

Platzaufbereitung

Nach Patienten mit multiresistenten Erregern kann wegen deren fehlender Desinfektionsmittelresistenz der Platz wie üblich desinfizierend aufbereitet und das Dialysegerät außen abgewischt werden. Die Innendesinfektion erfolgt nach Herstellerangaben wie üblich (5). Die Wäsche der Patienten wird allerdings nicht wie in vielen Zentren bis zum nächsten Termin aufgehoben, sondern jedesmal einem desinfizierenden

Abbildung 7.2: Beispiel für eine mobile Faltwand wie sie zur Abschirmung verwendet werden kann (s. Abbildung 7.1).

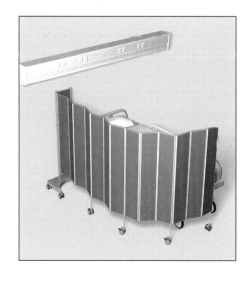

Waschverfahren zugeführt. Beim Abziehen ist darauf zu achten, dass möglichst wenig Staub aufgewirbelt wird und wegen möglicher Rekontamination ist darauf zu achten, dass die Desinfektion der Flächen erst nach dem Abziehen stattfindet (7).

Die Kissen und Decken selbst werden nur gering belastet, wenn vorsichtig vorgegangen wird. Wenn die Bezüge feucht wurden, müssen sie auf jeden Fall mit aufbereitet werden. Federkissen wurden bereits als Quelle für *Acinetobacter* identifiziert (8). Daher ist es sinnvoll, gut waschbare Kissen und Decken einzusetzen oder diese mit Schutzbezügen zu versehen – genau wie die Matratzen –, die dann einfach mit einem Flächendesinfektionsmittel desinfiziert werden können.

Wundversorgung

Multiresistente Erreger können mit dem Wundexsudat durch feuchte Verbände nach außen dringen, spätestens aber beim Öffnen des Verbandes zum Verbandwechsel. Daher sind hier besondere Hygienemaßnahmen zu ergreifen (9). Diese umfassen eine Abdeckung der Fläche unter der Wunde (falls der Untergrund nicht zu desinfizieren ist) und Schutzkleidung (Kittel, bei Wundspülung eventuell auch wasserabweisende Einmalschürze, Handschuhe).

Geschirraufbereitung

Wenn eine Spülmaschine mit einem Programm **> 65 °C** zur Verfügung steht, wird kein Einmalgeschirr benötigt. Tabletts werden desinfiziert. Speisereste können wie üblich entsorgt werden.

FRAGEN ZUM KAPITEL 7:
MRE-PATIENTEN IN DIALYSEZENTREN

1. Ist in einem Dialysezentrum eine räumliche Isolierung eines Patienten mit MRE zwingend vorgeschrieben?

2. Wann sind in einem Dialysezentrum weder ein Mund-Nasen-Schutz noch ein Paravent notwendig?

3. Welche Anforderungen muss eine Spülmaschine erfüllen, wenn kein Einmal-Geschirr verwendet werden soll?

Literatur

1. Deutsche Arbeitsgemeinschaft für klinische Nephrologie, Verband deutsche Nierenzentren DDnÄ, Gesellschaft für Pädiatirsche Neurologie. Hygieneleitlinie als Ergänzung zum Dialysestandard. 2006. http://www.berlin.de/ba-neukoelln/org/gesundheitsamt/mrsa-info_2012.html.

2. Schwarzkopf A: Hygiene. In: Schönweiß, G. (Hrsg.). Dialysefibel 3. abakiss Verlag: 3. Auflage, 2006.

3. Kommission für Krankenhaushygiene und Infektionsprävention beim Robert Koch-Institut (Hrsg.): Infektionsprävention in Heimen. Bundesgesundheitsbl Gesundheitsforsch Gesundheitsschutz 2005; 48:1061–1080.

4. Kommission für Krankenhaushygiene und Infektionsprävention beim Robert Koch-Institut

(Hrsg.): Empfehlungen zur Prävention und Kontrolle von Methicillin-resistenten Staphylococcus-aureus-Stämmen (MRSA) in medizinischen und pflegerischen Einrichtungen. 2014; 57:696–732.

4. Lederer SR, Riedelsdorf G, Schiffl H: Nasal carriage of meticillin resistant *Staphylococcus aureus*: the prevalence, patients at risk and the effect of elimination on outcomes among outclinic haemodialysis patients. Eur J Med Res 2007; 12:284–8.

5. Schwarzkopf A: Ungebetene Gäste – Erreger mit besonderen Eigenschaften. Dialyse aktuell 2011; 15:288–294.

6. Lidwell OM, Mackintosh CA, Towers AG: The evaluation of fabrics in relation to their use as protective garments in nursing and surgery. II. Dispersal of skin organisms in a test chamber. J Hyg (Lond) 1978; 81:453–69.

7. Shiomori T, Miyamoto H, Makishima K, Yoshida M, Fujiyoshi T, Udaka T, Inaba T, Hiraki N: Evaluation of bedmaking-related airborne and surface methicillin-resistant *Staphylococcus aureus* contamination. J Hosp Infect 2002; 50:30–35.

8. Weernink A, Severin WP, Tjernberg I, Dijkshoorn L: Pillows: An unexpected source of *Acinetobacter*. J Hosp Infect 1995; 29:189–199.

9. Initiative Chronische Wunden (Hrsg.): Schwarzkopf A. et al. Konsensusempfehlung „Leitlinie für Hygiene in der Wundversorgung". 3. Aufl. 2012; www.icwwunden.de.

Patienten dürfen nicht wegen einer *Besiedlung* mit MRE abgelehnt werden.

Eine Risikobewertung sollten differenziert nach *Rehabilitationsform* vorgenommen werden.

8 MRE-Patienten in Rehabilitationseinrichtungen

8.1 Rehabilitationsfähigkeit von Patienten mit multiresistenten Erregern

Im Gegensatz noch zu vor drei Jahren erlauben heute die meisten Rehabilitationskliniken die Aufnahme bzw. Übernahme von Patienten auch wenn diese mit multiresistenten Erregern besiedelt sind. Allerdings schwankt die Prävalenz von MRSA-Patienten und solchen mit anderen multiresistenten Erregern in Abhängigkeit von der Rehabilitationsrichtung. In der neurologischen Frührehabilitation unter intensiv-ähnlichen Bedingungen finden sich naturgemäß mehr multiresistente Erreger als in einer psychosomatischen Rehabilitation. In den 2014 erschienenen KRINKO-Empfehlungen zu MRSA sind die zu diesem Zeitpunkt bekannten Prävalenzdaten aufgezeigt (1).

8.2 Allgemeine Risikobewertung in Rehabilitationskliniken

Rehabilitationseinrichtungen sollten Patienten so früh wie möglich nach einer Krankenhausbehandlung aufnehmen, um den dort begonnenen Heilprozess nachhaltig unterstützen und fortführen zu können (2). Von den Krankenhäusern werden vor allem MRSA und zunehmend Enterobakteriazeen, Acinetobacter- und Pseudomonasstämme als 3MRGN und 4MRGN eingeschleppt (2, 3, 4, 5).

Bei Patientenaufnahmen und dem Hygienemanagement gilt es zu berücksichtigen, dass sich unter dem Begriff Rehabilitationseinrichtung ganz unterschiedliche Kliniken mit unterschiedlichen Therapiekonzepten und vor allem unterschiedlichen Risikogruppen an Patienten befinden. Es ist daher notwendig, die **Risikobewertung nach den verschiedenen Rehabilitationsformen zu differenzieren (➡ *Kapitel 5*). Tabelle 8.1** stellt ein Beispiel für eine solche Differenzierung dar. Dazu wurde dazu die KRINKO-Empfehlung für personelle und organisatorische Voraussetzungen, die Risikobereiche für Krankenhäuser und Rehabiliationseinrichtungen in Bezug auf den notwendigen Personalschlüssel für Hygienefachkräfte beschreibt, herangezogen (6). Dieser Personalschlüssel gilt immer dann, wenn die Mehrzahl der Patienten einen bestimmten Zustand aufweist (s. rechte Spalte in Tabelle 8.1), also nicht im Einzelfall.

Bei den Einrichtungen mit hohem Risiko (nach Tabelle 8.1) sind die gleichen Maßnahmen wie beim Krankenhaus einzusetzen. Auch hier sind die Prinzipien der sog. funktionellen Isolierung anwendbar. Dabei ist das Ziel stets, den betroffenen Patienten die größtmögliche Teilhabe an Gemeinschaftsveranstaltungen und Rehabilitationsmaßnahmen zu gewähren.

Isolierungsmaßnahmen sind hier durch die Tatsache begünstigt, dass die Patienten in vielen Rehabilitationseinrichtungen ohnehin Einzelzimmer haben. Da die Aufenthaltsdauer meist drei Wochen oder mehr beträgt, könnte sogar in dieser Zeit eine Sanierung erfolgreich begonnen und abgeschlossen werden. Aber selbst wenn dies nicht gewünscht wird oder eine Sanierung bereits erfolglos versucht wurde, können viele Reha-Maßnahmen durchgeführt werden.

Für Einrichtungen mit hohem und mittlerem Risiko ergibt sich eine Barrierepflege bei 3MRGN (➡ *Kapitel 5 und 6*) und die Notwendigkeit genau geplanter Zusatzmaßnahmen bei 4MRGN-Bakterien (7).

Risikoeinstufung	Patienten, Krankheitsbilder, Fachgebiete (Beispiele)
Hoch	Ausschließlich tracheostomierte Patienten, immunsupprimierte Patienten der Risikogruppe 2 nach KRINKO (3), organtransplantierte Patienten, Patienten im Weaningprozess, Patienten in neurologischer Frührehabilitation (intensivähnlich)
Mittel	Frisch operierte Patienten mit nicht vollständig verschlossenen Wunden, Patienten der Risikogruppe 1 nach KRINKO, Patienten mit Anorexie, mit Adipositas, mit Diabetes, mit Malignomen, mit chronischen Wunden, mit chronisch obstruktiven Lungenerkrankungen (COPD), an der Dialyse, Patienten mit schweren Verläufen von Asthma und/oder Neurodermitis
Gering	Geriatrische Patienten ohne die in der mittleren Stufe genannten Krankheitsbilder, geringfügig immunsupprimierte Patienten (z.B. bei Rheuma), Patienten, die Katheter oder Sonden benötigen, bei denen eine relative Immobilität besteht, Patienten mit leichtem Asthma und/oder Neurodermitis (z. B. in Mutter-Kind-Kliniken)
„Normal"	Patienten mit psychosomatischen Beschwerden (z. B. entsprechende Mutter-Kind-Kliniken), Patienten mit kardiologischen Beschwerden (ohne invasive Eingriffe), Patienten mit neurologischen Symptome (ohne Lähmungen oder Beeinträchtigungen der Schluckfunktion)

Tabelle 8.1: Risikoeinstufung differenziert nach Rehabilitationsform. „Normal" entspricht dem bevölkerungsüblichen Risiko.

8.3 Patientenbezogene Hygienemaßnahmen

Die Hygieneabteilung muss dabei Kriterien für die Absonderung in Einzelfällen erstellen. Diese werden am besten auf eine **Checkliste** übertragen, die dann von den aufnehmenden Ärzten gleich ausgefüllt werden kann. So kann für jeden Patienten je nach Risiko die richtige Form des Umgangs in der Einrichtung gefunden werden.

Bei der Planung der Maßnahmen ist zu berücksichtigen, dass natürlich auch **Patienten die Händedesinfektion erlernen und durchführen** sollten. Da die Hände unbestritten als Hauptübertragungsweg für multiresistente Erreger gelten, wird hier ein wichtiger Infektionsweg relativ leicht unterbrochen. Egal ob Linsen/Erbsen-Schale oder Fühlbrett, mit frisch desinfizierten Händen (unter Aufsicht, um eine möglichst geringe Fehlerquote sicherzustellen) können keine multiresistenten Erreger auf diese von vielen Patienten berührten Gegenstände übertragen werden. Patienten mit *Clostridium difficile* waschen die Hände. Ein für bestimmte Maßnahmen bei nasaler Besiedlung zeitweilig getragener Mund-Nasen-Schutz gewährt zusätzliche Sicherheit. So können beispielsweise alle taktilen Übungen durchgeführt werden.

Patienten müssen ebenfalls in der Händedesinfektion geschult werden.

8.4 Umgebungsbezogene Hygienemaßnahmen

Werden solche Patientenübungen zentral durchgeführt, findet die erste Händedesinfektion noch im Zimmer statt, damit auf dem Weg dorthin die Kontamination von Handläufen und Türklinken minimiert wird.

Wird für Türkliniken beispielsweise Messing oder Kupferlegierungen als Material gewählt, kann eine bakterienreduzierende Wirkung entstehen. Diese sollte aber nicht überschätzt werden, da sie in der Regel die Wirkung einer zusätzlichen Reinigung nicht übersteigt (ca. 50–75% Keimreduktion, eigene nicht veröffentlichte

Daten) und entbindet somit keinesfalls von der routinemäßigen Reinigung oder Desinfektion.

Teppiche (textile Bodenbeläge) sind schwerer aufzubereiten als gut zu wischende Bodenbeläge. Prinzipiell kommt es jedoch durch die Entfernung von bakterienbesetzten Partikeln (Hautschuppen, Haare) und eingetrockneten Sekrettröpfchen zu einer deutlichen Keimreduktion. Ein zeitgemäßes Verneblungsverfahren auf Basis von Wasserstoffperoxid wirkt nach entsprechender Validierung auch auf textilen Belägen weiter keimreduzierend. Räume für Injektionen, Inhalationen, Lungenfunktionsprüfung, Wundversorgung und Zimmern von Patienten mit hohem Risiko (z. B. Intensivbereich) sollten aber aus pragmatischen und hygienischen Gründen **keinen textilen Bodenbelag** aufweisen (2, 8).

> Räume für Injektionen, Inhalationen, Lungenfunktionsprüfung, Wundversorgung und Zimmer für Intensivpflegepatienten sollten *keinen textilen Bodenbelag* aufweisen.

Räume für die Gruppentherapie sollten so dimensioniert sein, dass die Patienten einen **Mindestabstand von 1,50 m** zum gegenübersitzenden Patienten und einen Abstand von mindestens 50 cm zum daneben sitzenden Patienten haben.

In jedem Gruppenraum sollte ein Händedesinfektionsmittelspender ggf. mit Tropfschale (falls kein Waschbecken vorhanden ist) vorgehalten werden, um besiedelten Patienten auch zwischendurch eine Händedesinfektion und damit auch die Teilnahme an Übungen mit Berührungen (z. B. Hände halten, um einen Kreis zu bilden) bzw. das Zuwerfen von Spielgegenständen zu ermöglichen.

> In *Gruppentherapieräumen* ist ein Mindestabstand von 1,50 m zwischen Patienten einzuhalten und es sind geeignete Händedesinfektionsmittelspender vorzuhalten.

Trainingsräume sollten bei der Aufstellung der Trainingsgeräte ausreichend Platz haben, um eine „**Isolierecke**" einzurichten. Die Geräte sollten so aufgestellt werden, dass die Patienten auf einen Bildschirm schauen, also kein Gegenüber in der Nähe haben. Die Griffe der Trainingsgeräte sollten leicht zu desinfizieren sein, genauso wie alle anderen Hand-Hautkontaktstellen.

> In Trainingsräumen sollte eine *Isolierecke* eingerichtet werden.

Die Physiotherapieabteilung sollte leicht zu erreichen sein (9). Bei mehreren Klinikgebäuden (Pavillonstil) und zentraler Abteilung sollten überdachte Wege vorhanden sein, zumindest zu den Bewegungsbecken, die ggf. in Badekleidung und Bademantel aufgesucht werden müssen (➡ *Kapitel 8.5*).

8.5 Hinweise für typische Funktionsbereiche in einer Rehabilitationsklinik

Bewegungsbecken

Patienten mit MRSA oder anderen multiresistenten Erregern dürfen selbstverständlich auch das **Bewegungsbecken** aufsuchen. Denn dieses wird fortlaufend mit einer automatischen Anlage desinfiziert, die meist Chlor, seltener Ozon zuführt. Ob die Anlage korrekt funktioniert, ist arbeitstäglich durch die Haustechnik zu überprüfen und zu dokumentieren. Ergeben sich auf Grund der Messwerte keine Beanstandungen, kann das Bad zur Benutzung freigegeben werden. Jetzt kann davon ausgegangen werden, dass ein entsprechender Desinfektionseffekt besteht. Das Umkleiden und Duschen der Patienten sollte allerdings auf dem eigenen Zimmer erfolgen, der Beckenbereich wird dann mit Badeschlappen und Bademantel betreten und das Wasser direkt aufgesucht (siehe unten). Bei *Clostridium-difficile*-Infektion soll nicht gebadet werden, da die Wirkung der Desinfektion auf Sporen nicht sicher ist. Diese

> Wird das *Bewegungsbecken* mit einer automatischen Anlage fortlaufend desinfiziert und kontrolliert, kann es auch von MRE-Patienten verwendet werden.

> ▶▶ MERKE
>
> Die derzeit bekannten multiresistenten Erreger verfügen – korrekte Dosierung vorausgesetzt – keinerlei Desinfektionsmittelresistenz, somit auch nicht gegenüber Chlor.

Patienten können wieder normal an den Wassertherapien teilnehmen, wenn sie geformten Stuhl absetzen können oder zumindest 72 Stunden durchfallfrei waren.

Da zu den meisten Bewegungsübungen auch Armbewegungen gehören, beträgt der Abstand zwischen den Patienten mindestens doppelte Armeslänge. Dies bedeutet einen Mindestabstand von 1,50 m, der auch eine aerogene Übertragung verhindert. Auch beim kreisförmig hintereinander Hergehen besteht kein Übertragungsrisiko. Übungen, bei denen sich die Patienten gegenseitig unterstützen, sollten möglichst von zwei Patienten, die mit dem gleichen Erreger besiedelt sind, durchgeführt werden.

In den Umkleiden von Sportstätten wurden sowohl *Staphylococcus aureus* (ca. 18 %) als auch MRSA (ca. 20 %) nachgewiesen, wobei die Studie nur insgesamt 147 Proben umfasste. Die Belastung hing dabei von der Anzahl der Träger unter den nutzenden Sportlern ab (10). Daraus kann geschlossen werden, dass die Umkleiden von möglichst wenig besiedelten Patienten genutzt werden sollten. Daher legen sie ihre **Badekleidung** nach dem Duschen schon auf dem Zimmer an und gehen dann, durch einen entsprechenden Bademantel geschützt, direkt zum Bewegungsbecken und ins Wasser. Der Rückweg verläuft genauso, das Duschen nach der Therapie und das Anziehen erfolgt wieder im eigenen Zimmer. So ist sichergestellt, dass die erhöhte Freisetzung von multiresistenten Erregern zum Beispiel über Hautschuppen (MRSA) oder kleinste Kotpartikel (3MRGN, 4MRGN) bzw. Urintröpfchen (MRSA, VRE, MRGN) nicht in öffentlich zugänglichen Bereichen stattfindet. Selbstverständlich gehört auch hier die Desinfektion der Hände beim Verlassen des Zimmers zum Standardprogramm.

Badekleidung sollten MRE-Patienten schon auf dem Zimmer anlegen.

Trainingsgeräte

Über die Weitergabe von Krankheitserregern über Trainingsgeräte liegen nur wenige Daten vor. In einer kleinen Studie wurden 240 Proben von 5 verschiedenen Geräten gewonnen und ergaben keinen Nachweis von *Staphylococcus aureus* oder gar MRSA (11). **Handgriffe** und **Liegeflächen** von Trainingsgeräten sollen von den Patienten selber mittels gebrauchsfertiger, mit Desinfektionsmittel getränkter Einmaltücher desinfiziert werden. Hier empfehlen sich alkoholische Flächendesinfektionsmittel wegen der Hautfreundlichkeit und der relativ geringen allergisierenden Wirkung. Alternativ können Tücher mit alkoholfreien Desinfektionsmitteln verwendet werden, die auch zur Aufbereitung von Ultraschallköpfen zum Einsatz kommen.

Handgriffe und Liegeflächen sollten von den Patienten selber mit Einmal-Desinfektionstüchern zur Flächendesinfektion abgewischt werden.

Jeder Patient wird aufgefordert, vor Besteigen des Therapiegerätes diese Desinfektion durchzuführen, ist er dazu nicht fähig, springt das Personal der Abteilung ein. Die Patienten sollen angehalten werden, möglichst auch die bei der Therapie getragene Sportkleidung alle 2–3 Tage zu wechseln. Sie kann durch Angehörige in Haushaltswaschmaschinen bei 60 °C mit einem Vollwaschmittel gewaschen werden (wobei Mittel mit Chlorbleiche für helle Stoffe die besten Ergebnisse in Bezug auf Keimreduktion erzielen) oder sie wird in der Einrichtung desinfizierend gewaschen (12).

Sauna

Die Sauna besitzt je nach Rehabilitationsfachgebiet keinen oder einen geringen therapeutischen Wert – sie ist eher ein typisches Wellness-Angebot. Zwar können auch die Sitzbänke in der Sauna (wenn sie keine Risse haben und einigermaßen glatt sind) desinfiziert werden, nämlich mit Perverbindungen. Dennoch sollten MRE-Patienten nicht in die Sauna. Die gelegentlich geäußerte Vorstellung, dass die hohen Temperaturen in der Sauna Keime sicher abtöten würden, ist falsch.

MRE-Patienten sollten nicht in die *Sauna* gehen.

Auch haben die dazugehörigen Kaltwasserbecken regelhaft kein Desinfektionssystem (2) und stellen damit ein zusätzliches Risiko der Übertragung dar.

Physiotherapeutische Abteilung

Jede physiotherpeutische Maßnahme kann prinzipiell auch mit MRE-besiedelten Patienten durchgeführt werden. Selbst die relativ komplexen **Schlingentische** können an Teilen, die direkten Hautkontakt haben, heute gut gereinigt werden, auch können ggf. Tücher zwischen Haut und Schlingen platziert werden.

Massageöle sollten für diese Patienten in kleinen individuellen Gebinden mit Beschriftung (Initialen oder Zimmernummer) vorgehalten werden. Auf diese Weise ist es nicht notwendig, die Hände zu waschen und zu desinfizieren, bevor man während einer Massage eines Patienten Öl nachnimmt. Die Flaschen werden nach der Massage mit alkoholischem Flächendesinfektionsmittel gereinigt und desinfiziert und danach bis zum nächsten Einsatz z. B. in einem Schrank gelagert. Ist der Patient entlassen, werden Reste verworfen und die Flasche möglichst in der Spülmaschine (> 65 °C) aufbereitet. Alternativ werden Einmalgebinde verwendet und die Reste – wenn keine Sanierung versucht wurde, dem Patienten mitgegeben.

Liegen werden nach der Massage/Wärmebehandlung desinfizierend abgewischt. Fangomasse oder andere wiederverwendbare Wärmeverpackungen, die bei 130 °C über 15 min warmgehalten wurden, gelten als desinfiziert (9). Die einwandfreie Funktion der Heizung und des Rührwerks ist zu kontrollieren. Wärmepackungen, die nicht über 60 °C erhitzt werden, können sicherheitshalber nach Gebrauch mit einem alkoholischen Flächendesinfektionsmittel desinfiziert werden. „Coolpacks" werden außen wie üblich desinfiziert, eingesetzte textile Bezüge nach jeder Verwendung der desinfizierenden Wäsche zugeführt.

Gymnastikmatten sollten aus einem Material bestehen, das schnell desinfizierend abgewischt werden kann. Wenn möglich können die Matten für mit MRE besiedelte Patienten für die Dauer des Aufenthalts personenbezogen zugeordnet werden.

Handtücher als Unterlage bei Therapieeinheiten werden täglich, Duschhandtücher nach jedem Gebrauch und Überzüge z. B. von Liegen nach jedem Patienten mit multiresistenten Erregern gewechselt (9). Die Patienten sollten immer am Ende des Tagesprogramms behandelt werden, wenn dies klinisch vertretbar ist.

Patienten mit multiresistenten Erregern sollten immer am Ende des Tagesprogramms behandelt werden.

Physiotherapie im Patientenzimmer

Auch die Physiotherapeuten, die in den einzelnen Zimmern tätig werden, **müssen Schutzkleidung tragen.** Hierbei ist ein Overall – wie beim Rettungsdienst – oder

Fallbeispiel zur Schutzkleidung für Physiotherapeuten

■ FALLBEISPIEL

Physiotherapeut Olaf P. soll heute Frau Mayer mobilisieren. Weil sie mit MRSA besiedelt ist, legt er die vor dem Zimmer zur Verfügung gestellten Schutzkittel an, und betritt mit Handschuhen das Zimmer. Nachdem er Frau Mayer aufgerichtet hat, hilft er ihr, die Füße in die Pantoffeln zu stecken. Sein Schutzkittel hat sich dabei glockenförmig auf dem Fußboden ausgebreitet, da er in die Hocke gegangen ist. Wenn er wieder aufsteht, schlägt der jetzt innen kontaminierte Schutzkittel an seine Beine. Da er auf Grund des Tagesplans die MRSA-Patienten nicht am Schluss behandeln kann und sich auf die Schutzkleidung verlässt, setzt er sich eine halbe Stunde später auf das Bett eines anderen Patienten, der behandelt werden muss, wobei seine Beine das Bettzeug berühren.

ein Schutzanzug zu tragen. Dieser ist deutlich günstiger als ein Schutzkittel, da er nicht innen kontaminiert werden kann, wenn bodennahe Bewegungen (z. B. Hilfe beim Schuhe anziehen) durchgeführt werden. Eine **Einweisung in korrektes Anlegen von Schutzkleidung und vor allem korrekte Händedesinfektion** ist selbstverständlich auch für Physiotherapeuten Pflicht (➡ *Kapitel 5*). Bei *Clostridium difficile* schließt sich der Händedesinfektion nach dem vollständigen Trocknen der Haut noch eine Händewäsche an.

Eine Einweisung in korrektes Anlegen von *Schutzkleidung* und vor allem korrekte *Händedesinfektion* ist auch für Physiotherapeuten Pflicht.

Inhalationen

Die für Inhalatoren notwendigen Hygienemaßnahmen schützen auch sicher vor multiresistenten Erregern. Sie sind präzise durchzuführen, bei jedem Patienten. Hierzu gehört die Aufbereitung des Mundstücks/der Maske sowie der patientennahen Flächen mit Desinfektionsmittel. Die einzelnen Inhalatorenplätze müssen einen Mindestabstand von 1,50 m nach beiden Seiten haben, um bei seitlich ausgeführten Hustenstößen das Übertragungsrisiko zu minimieren.

Gruppentherapie

Gruppengesprächstherapie ist unproblematisch, wenn dafür gesorgt wird, dass multiresistente Erreger nicht aerogen auf Risikopatienten übertragen werden können. Dies erreicht man durch Einhaltung des ausreichenden Abstands (siehe oben).

Die Händedesinfektion ermöglicht auch mit MRE besiedelten Patienten die Teilnahme an Therapien, die Berührungen und das Hin- und Herwerfen von Spielgegenständen beinhalten.

Ergotherapie

Auch **künstlerisches Gestalten** kann ohne weiteres individualisiert durchgeführt werden. Die betroffenen Patienten erhalten an Arbeitstischen einen Platz im Abstand von mindestens 1,50 m zu potenziell gefährdeten Mitpatienten. Sie erhalten eigene Werkzeuge und Materialien. Die Werkzeuge können, nachdem die Therapieeinheit beendet ist, desinfiziert und wieder dem allgemeinen Pool zugeführt werden. Dies gilt auch für auch Klebstofftuben etc. Die Materialien (Papier, Ton, Speckstein, Wachs etc.) verbleiben patientenindividuell und werden in einer mit dem Patientennamen oder der Zimmernummer markierten Box aus Kunststoff (Desinfizierbarkeit!) aufbewahrt. Alternativ kann ein Karton verwendet werden, der dem Patienten nach Abschluss der Rehabilitation mit nach Hause gegeben oder entsorgt wird.

Am *künstlerischen Gestalten* können MRE-Patienten unter individualisierten Bedingungen teilnehmen.

Mannschaftssport

Die Teilnahme an Mannschaftssportarten ist sicherlich relativ problematisch, jedoch wird das Risiko einer Übertragung durch desinfizierte Hände und frische Kleidung minimiert. Man darf auch nicht vergessen, dass nur Patienten mit relativ solider körperlicher Konstitution an Mannschaftssportaktivitäten teilnehmen können. Insofern ist das Risiko einer Infektion dort relativ gering. Das Risiko einer Besiedlung ist jedoch stets vorhanden. In einer großen Übersichtsarbeit wurde festgestellt, dass die Luft um MRSA-besiedelte oder infizierte Patienten keimhaltiger ist und dass das Risiko einer Übertragung bei Aktivitäten mit Luftbewegungen steigt (13).

So ist **im Einzelfall** unter Abwägung des Risikos für die Mitpatienten zu entscheiden, ob eine Teilnahme von MRE-Patienten möglich ist. Geprüft werden kann auch, ob interessierte Patienten bereit wären, mit einem Mund-Nasen-Schutz zu spielen.

Kaum Daten existieren zum Überleben von MRSA oder anderen MRE auf Sport-

Die Teilnahme von MRE-Patienten an *Mannschaftssportarten* ist im Einzelfall unter Abwägung des Risikos für die Mitpatienten zu entscheiden.

bodenmaterialien. In einer In-vitro-Studie wurden Überlebenszeiten von signifikanten Zahlen über eine Woche festgestellt, in Abhängigkeit vom Vorhandensein von Nährstoffen auch deutlich länger (14). Hallenböden, die täglich gründlich gereinigt werden, bieten wenig Nährstoffe, so dass sich signifikante Zahlen von Keimen nicht anreichern sollten.

Umgang mit Tieren

Tierkontakt kann in der Regel bei Besiedlung mit multiresistenten Erregern nicht genehmigt werden.

Einige Rehabilitationseinrichtungen haben Tiere als „Ko-Therapeuten". Hier besteht ein substantielles Risiko, da auch die Tiere besiedelt werden können. Sie erkranken nicht, geben jedoch durch Streicheln und Berühren und ggf. Belecken den potenziellen Erreger an andere weiter. Daher kann der **Tierkontakt bei Besiedlung mit multiresistenten Erregern in aller Regel nicht genehmigt** werden. Es gibt Ausnahmen, deren Darstellung jedoch den Rahmen dieses Werkes sprengen würde. Insofern wird auf die Broschüre „Tiere in Einrichtung des Gesundheitsdienstes" des Instituts Schwarzkopf (15) und das GBE-Heft 19 (16) verwiesen. Selbstverständlich dürfen die Tiere auch nicht in die Isolierzimmer gebracht werden. Die Beobachtung von Tieren aus einem Mindestabstand von 1,50 m oder von Aquarien ist dagegen jederzeit möglich. Bei Husten sollte die Distanz aus Sicherheitsgründen für freilaufende Tiere auf 2–3 m erhöht werden.

8.6 Sonstige Maßnahmen

Bei Manipulationen an harnableitenden Systemen, Wechsel von Inkontinenzmaterial, Wundversorgung und allen anderen pflegerischen Tätigkeiten sind die gleichen Maßnahmen zu ergreifen wie im Krankenhaus (➡ *Kapitel* 6). Bezüglich anderer Pflegemaßnahmen wie Injektionen etc. wird auf die gültigen KRINKO-Empfehlungen verwiesen.

Die **Tastaturen** und Mäuse von nicht personenbezogenen Internetzugängen müssen leicht zu reinigen und zu desinfizieren sein. Dies kann durch Nachrüsten von tastaturabdeckenden Folien oder durch entsprechende Bauart erreicht werden. Je nach Compliance kann die Desinfektion mittels gebrauchsfertigen Desinfektionsmitteltüchlein selbst durchgeführt werden. Auf jeden Fall sollte vor der Nutzung eine Händedesinfektion erfolgen.

Fernbedienungen können mit heute auch zur Desinfektion von empfindlichen Ultraschallköpfen zur Verfügung stehenden Tüchern desinfiziert werden. Alternativ können die Fernbedienungen protektiv mit kleinen durchsichtigen Plastiktüten (Haushaltswaren) umhüllt werden.

Viele Rehabilitationskliniken bieten **Haushaltswaschmaschinen** zur Nutzung durch die Patienten an. Hier sollte das 60 °C-Programm gewählt werden. Colorwaschmittel sollten möglichst nicht verwendet werden, da sie von geringerer bakterizider Wirkung sind.

Im Speisesaal sollten Buffets nur mit frisch desinfizierten Händen genutzt werden, da die Bestecke von allen angefasst werden müssen.

Angebotene **Brettspiele** sollten durch Beschaffenheit, ggf. zusätzlicher Ausstattung mit Folie oder Lackierung, gut zu reinigen und zu desinfizieren sein.

Bücher aus der **Patientenbibliothek** werden in Folie eingebunden und können so außen abgewischt werden. Da sich alle Versuche einer Desinfektion als nicht erfolgreich erwiesen, werden sie in Einrichtungen mit hohem und mittlerem Risiko nach **Tabelle 8.1** mindestens 3 Monate in einem Plastiksack in Quarantäne genommen.

8.7 Hinweise für Mutter-Kind-Kliniken

Naturgemäß befindet sich die körpereigene Abwehr von Kindern noch im Aufbau, was zu einer erhöhten Infektanfälligkeit und Infektionsrate mit überwiegend viralen Erregern führt. Viele Mutter-Kind-Einrichtungen haben einen „Hausvirus", der viele Neuankömmlinge befällt, in der Regel handelt es sich dabei um eine harmlose Durchfallerkrankung mit gelegentlich begleitenden Symptomen der oberen Luftwege. Da dieser Virus durch asymptomatische Träger ausgeschieden wird und oft auch schon vor Ausbruch der Symptome infektiös ist, können hier Hygienemaßnahmen nicht vollständig greifen.

Multiresistente Erreger werden bei Kindern ohne Ekzeme oder Immunsuppression in der Regel nicht zur Infektion, sondern zur Besiedlung führen. Als Übertragungswege kommen vor allem Berührungen und gemeinsam genutzte Spielsachen in Frage. Andererseits leiden Kinder überdurchschnittlich unter Stigmatisierung durch Schutzkleidung und erst recht Isolierung, so dass das Prinzip der größtmöglichen Teilhabe am Tagesgeschehen, wie vom RKI für Altenheimbewohner propagiert (12), auch hier anzuwenden ist.

Kinder mit Sonden, Wunden, Tracheostomata und Kathetern haben dabei das größte Risiko für eine Infektion und sollten geschützt werden. Dies kann – wenn möglich – über Abdeckung mit Verbänden und durch Kleidung erfolgen.

Säuglinge und Kleinkinder bis 3–6 Monaten können auf Grund ihrer noch nicht vollständig entwickelten Darmflora mit der entsprechenden Kolonisationsresistenz (17) auch eine Darmbesiedlung durch MRSA erleiden. Da dieses höchst stoffwechselaktive Bakterium zu irregulären Stoffwechselprodukten führt (18), können Blähungen und damit häufiges Schreien wegen der damit verbundenen Schmerzen auftreten. In einer orientierenden Studie konnten Sanierungen mit oralem Vancomycin erreicht werden (19), dies sollte jedoch schwer kranken Kindern vorbehalten bleiben. Ansonsten kann ein Versuch mit probiotischen Bakterien (Laktobazillen und Bifidobakterien, bei Clostridien *Saccharomyces boulardii*) erfolgreich sein (17).

8.8 Schlussbemerkung

Vielleicht wurden nicht alle Situationen für Patienten in Rehabiliationseinrichtungen beschrieben, aber aus den hier aufgeführten Beispielen kann doch für die meisten Situationen eine sinnvolle Handlungsweise abgeleitet werden. Von MRSA-Netzwerken wurde eine Empfehlung bzgl. Rehabilitationseinrichtungen veröffentlicht, die bei weniger differenzierter Darstellung zu ähnlichen Schlüssen kommt (20). Ähnliches gilt für den 2016 veröffentlichten Maßnahmenplan der DGKH, der (ohne Rechtsverbindlichkeit) auch Flussdiagramme für einen Hygieneplan enthält (21).

FRAGEN ZUM KAPITEL 8:
MRE-PATIENTEN IN REHABILITATIONSEINRICHTUNGEN

1. Warum ist die Händedesinfektion von Patienten sinnvoll?

2. Unter welchen Bedingungen dürfen Patienten mit multiresistenten Erregern ins Wasser des Bewegungsbeckens?

3. Wie sollen Physiotherapeuten vor MRE geschützt werden?

4. Wie sollten Trainingsräume ausgestattet sein?

5. Wie sollten Tastaturen und Mäuse von öffentlichen Internetzugängen desinfizierbar gemacht werden?

Checkliste zu besonderen Hygienemaßnahmen bei der Rehabilitation von MRE-Patienten
(Beispiel)

Erreger
❏ Besiedlung ❏ Infektion
❏ MRSA
❏ 3MRGN Enterobakteriazeen   ❏ 4MRGN Enterobakteriazeen   ❏ *Clostridium difficile*
❏ 3MRGN *Pseudomonas aeruginosa*   ❏ 4MRGN *Pseudomonas aeruginosa*
❏ 3MRGN *Acinetobacter baumannii*   ❏ 4MRGN *Acinetobacter baumannii*

Lokalisation
❏ Nasen-Rachen-Raum
❏ Urin mit liegendem Dauerkatheter
❏ Stuhl
❏ Wunde   ❏ Verband durchfeuchtet schnell   ❏ Verband wird von Patient geöffnet

Einschränkungen (bitte ankreuzen)
❏ **Situation**: MRE in Urin mit harnableitenden, geschlossenem System oder isoliertem Nachweis im Stuhl oder isoliertem Nachweis in Wunden (Verband bleibt geschlossen und trocken bis zum nächsten Verbandwechsel).

Reha- bzw. Hygienemaßnahme	MRSA	VRE/GRE	Gramnegative MRE, 3MRGN	Gramnegative MRE, 4MRGN	C. difficile im Stuhl
Verlassen des Zimmers – Händedesinfektion Patient	X	X	X	X	X und waschen
Händedesinfektion nach Toiletten- gang (wenn MRE im Stuhl)	X	X	X	X	X und waschen
Händedesinfektion am Therapieort	–	–	–	–	–
Essen im Speisesaal ohne Einschränkungen	X	X	X	X	X
Essen im Speisesaal, Einzeltisch	–	–	–	–	–
Physiotherapie Einzelanwendungen Nachfolgend Desinfektion der Hand-Haut-Kontaktstellen	X	X	X	X	X gründlich wischen!
Wassergymnastik mit Umkleiden und Duschen vor Ort	–	–	X	–	–

Checkliste 8.1: Patientenindividuelle Risiken.

Download-Service
Die Checkliste 8.1 finden Sie im
Download-Service-Bereich zum Buch

Reha- bzw. Hygienemaßnahme	MRSA	VRE/GRE	Gramnegative MRE, 3MRGN	Gramnegative MRE, 4MRGN	C. difficile im Stuhl
Wassergymnastik mit Umkleiden und Duschen im Zimmer	X	X	–	X	–
Gruppentherapie Stuhlkreis	X	X	X	X	X
Gruppentherapie mit eigener Matte und Decke	X	X	X	X	X
Mannschaftssport	X	X	X	X	X
Ergotherapie mit eigenen Werkzeugen und Materialien	X	X	X	X	X
PERSONAL Kittel/Handschuhe bei Manipulationen im besiedelten/infizierten Gebiet	X	X	X	X	X

❑ **Situation**: MRE im Nasen-Rachen-Raum, Trachealsekret, Tracheostoma, möglilchst abgedeckt

Reha- bzw. Hygienemaßnahme	MRSA	VRE/GRE	Gramnegative MRE, 3MRGN	Gramnegative MRE, 4MRGN
Verlassen des Zimmers – Händedesinfektion Patient	X	X	X	X
Händedesinfektion nach Toilettengang (wenn MRE im Stuhl)	X	X	X	X
Händedesinfektion am Therapieort	X	X	X	X
Essen im Speisesaal ohne Einschränkungen, Tracheostoma abgedeckt	X	X	X	–
Physiotherapie Einzelanwendungen Nachfolgend Desinfektion der Hand-Haut-Kontaktstellen	X	X	X	X
Wassergymnastik mit Umkleiden und Duschen vor Ort	–	–	–	–
Wassergymnastik mit Umkleiden und Duschen im Zimmer	X	X	X	X

Reha- bzw. Hygienemaßnahme	MRSA	VRE/GRE	Gramnegative MRE, 3MRGN	Gramnegative MRE, 4MRGN
Gruppentherapie Stuhlkreis	X	X	X	X
Gruppentherapie mit eigener Matte und Decke	X	X	X	X
Mannschaftssport	X	X	X	–
Ergotherapie mit eigenen Werkzeugen und Materialien	X	X	X	X
PERSONAL *Kittel/Handschuhe bei Manipulationen im besiedelten/infizierten Gebiet*	X	X	X	X
Datum:	*Unterschrift des behandelnden Arztes:*			

Literatur

1. Grabe C: Flächendeckendes einmonatiges Prävalenzscreening in Akut- und Rehakliniken Siegen-Wittgenstein. Epid Bull 2010; 18:163–168.

2. Länderarbeitskreis zur Erstellung von Hygieneplänen nach § 36 IfSG: Rahmenhygieneplan für Vorsorge- und Rehabilitationseinrichtungen (Stand: Juli 2008). z.B.: http://www.thueringen.de/de/tllv/medizinaluntersuchung/infektionshygiene/hygieneempfehlungen/

3. Kommission für Krankenhaushygiene und Infektionsprävention beim Robert Koch-Institut (Hrsg.): Anforderungen an die Hygiene bei der medizinischen Versorgung immunsupprimierter Patienten. Bundesgesundheitsbl Gesundheitsforsch Gesundheitsschutz 2011;53:357–88.

4. Schwarzkopf A: Praxiswissen für Hygienebeauftragte. 3. Auflage. Kohlhammer-Verlag Stuttgart, 2011; S. 153

5. Kohlenberg A, Schwab F, Rüden H: Wide dissemination of extended-spectrum beta-lactamase (ESBL)-producing *Escherichia coli* and *Klebsiella spp.* in acute care and rehabilitation hospitals. Epidemiol Infect 2011 May 17:1–7.

6. Kommission für Krankenhaushygiene und Infektionsprävention beim Robert Koch-Institut (Hrsg.): Personelle und organisatorische Voraussetzungen zur Prävention nosokomialer Infektionen. Bundesgesundheitsbl Gesundheitsforsch Gesundheitsschutz 2009; 52:951–962

7. Kommission für Krankenhaushygiene und Infektionsprävention beim Robert Koch-Institut (Hrsg.): Hygienemaßnahmen bei Infektion oder Besiedlung mit multiresistenten gramnegativen Stäbchen. Bundesgesundheitsbl Gesundheitsforsch Gesundheitsschutz 2012; 55: 1311–1354.

8. Kommission für Krankenhaushygiene und Infektionsprävention beim Robert Koch-Institut (Hrsg.): Anforderungen an die Hygiene bei der Reinigung und Desinfektion von Flächen. Bundesgesundheitsbl Gesundheitsforsch Gesundheitsschutz 2004; 47:51–61.

9. Bundesgesundheitsamt/Robert Koch-Insitut: Anlage zu Ziffer 4.3.7 und 6.1.1 der Richtlinie für Krankenhaushygiene und Infektionsprävention: Anforderungen der Hygiene an die funktionelle und bauliche Gestaltung von Einrichtungen der Physiotherapie (Physikalische Therapie), 1981.

10. Oller AR, Province L, Curless B: *Staphylococcus aureus* recovery from environmental and human locations in 2 collegiate athletic teams. J Athl Train May-Jun 2010;45:222–9.

11. Ryan KA, Ifantides C, Bucciarelli C, et al.: Are gymnasium equipment surfaces a source of staphylococcal infections in the community? Am J Infect Control 2011; 39:148–50.

12. Kommission für Krankenhaushygiene und Infektionsprävention beim Robert Koch-Institut (Hrsg.): Infektionsprävention in Heimen. Bundesgesundheitsbl Gesundheitsforsch Gesundheitsschutz 2005; 48:1061–1080.

13. Halcomb EJ, Griffiths R, Fernandez R: Role of MRSA reservoirs in the acute care setting. Int J Evid Based Healthc 2008; 6:50–77.

14. Waninger KN, Rooney TP, Miller JE, et al.: Community-associated methicillin-resistant *Staphylococcus aureus* survival on artificial turf substrates. Med Sci Sports Exerc 2011; 43:779–84.

15. Schwarzkopf A: Tiere in Einrichtungen des Gesundheitsdienstes und der Pädagogik. Aura/Saale: Support-Verlag Institut Schwarzkopf, 2. Auflage, 2015.

16. Weber A, Schwarzkopf A: Heimtierhaltung – Chancen und Risiken für die Gesundheit. Robert-Koch-Institut/Statistisches Bundesamt, Gesundheitsberichterstattung des Bundes (Statistisches Bundesamt und Robert-Koch-Institut), Heft 19, 2003.

17. Beckmann G, Rüffer A, Balles J: Mikroökologie des Darms. Hannover: Schlütersche Verlagsbuchhandlung. 2000 (vergriffen).

18. Sannasiddappa TH, et al.: The Influence of *Staphylococcus aureus* on Gut Microbial Ecology in an In Vitro Continuous Culture Human Colonic Model System. PLoS One. 2011; 6(8): e23227.

19. Thorburn K, Taylor N, Saladi SM, van Saene HK: Use of surveillance cultures and enteral vancomycin to controlmethicillin-resistant *Staphylococcus aureus* in a paediatric intensive care unit. Clin Microbiol Infect. 2006 Jan; 12(1):35–42.

20. Bergen P, Bautsch W, Chaberny I, et al: Informationen zu MRSA und weiteren multiresistenten Erregern für Rehabilitations-Einrichtungen – Eine Empfehlung der MRSA-Netzwerke Niedersachsen. HygMed 2012; 37(6):228–237.

21. DGKH, Sektion Hygiene in der ambulanten und sationären Kranken- und Alternpflege/Rehabilitation. Maßnahmenplan für multiresistente gramnegative Erreger (MRGN) in Gesundheits-/Pflege- und Betreuungseinrichtungen. HygMed 2016; 41 (4):109–117.

9 MRE-Patienten in der stationären Altenpflege

9.1 Einführung

Dank der demographischen Entwicklung in der Bundesrepublik Deutschland wird es zunehmend ältere und alte, oft auch chronisch kranke Menschen geben. Insgesamt wird dabei ein deutlicher Anstieg der Pflegebedürftigkeit erwartet. Das heißt, die aus Infektionshygienischer Sicht „idealen Bewohner" ohne Sonden, ohne Tracheostoma oder Wunden und ohne Katheter, nach etwas „Starthilfe" beim Waschen und Anziehen rüstig ihren Tag selbst gestaltend, werden zunehmend weniger werden.

Auch ist jetzt schon klar, dass der Anteil der Menschen mit abwehrschwächenden Grunderkrankungen (z. B. Diabetes mellitus) deutlich ansteigen wird. Dies bedeutet auch mehr Krankenhausaufenthalte der zukünftigen Heimbewohner mit der erhöhten Wahrscheinlichkeit der Besiedlung mit multiresistenten Erregern. Zusätzlich steigt auf Grund der langsameren Darmpassage und den meist vorhandenen Divertikeln das Risiko für eine *Clostridium-difficile*-Infektion, die im höheren Alter oft rezidivierend verläuft.

Nachdem zur Zeit der Erstveröffentlichung der KRINKO-Empfehlung angenommen wurde, dass sich das Risiko einer Besiedlung mit MRE in Altenheimen auf niedrigem Niveau bei einer Prävalenzrate von 1–3 % hält (1), wird in der 2014 veröffentlichten Empfehlung gezeigt, dass heute mit weit höheren Prävalenzen um etwa 7–9 % gerechnet werden muss (2) und das Besiedlungsrisiko nicht mit der Umgebung zu Hause vergleichbar ist. Daher muss man sich sowohl als Bewohner, als auch als Angehöriger und Pflegender bewusst machen, dass auch im Altenheim ein **konsequentes Hygieneregime nach aktueller Risikobewertung** vor Ort implementiert werden muss, wobei allerdings eine Isolierung nicht erlaubt ist und größtmögliche Teilhabe ermöglicht werden muss. Während Maßnahmen wie das Anlegen von Schutzkleidung ggf. Schutzmaske durch das Pflegepersonal in einem Krankenhaus zum Erwartungswert gehören, ist dies in einem Heim (= Wohnung) für Angehörige und Betroffe befremdlich und wirft Fragen auf. Dabei reicht das Spektrum der Reaktionen von Angst bis hin zu Ärger über die „Verkleidung". Daher ist neben der Umsetzung der Hygienemaßnahmen zusätzlich **Feingefühl bei der Vermittlung** gefragt. Ein **Informationsblatt** (Beispiel S. 125) kann hierbei als Hilfestellung dienen, um häufig gestellte Fragen zu beantworten wie

> Warum bekomme ich keinen Schutzkittel?
> Kann der Keim auch wieder weggehen?
> Was mache ich mit der Wäsche?
> Was ist mit meinen Kindern, wenn ich Sachen mit nach Hause bringe?

Die im Krankenhaus möglichen Maßnahmen der Einzelunterbringung und der Kohortenisolierung, die auch in der KRINKO/RKI-Empfehlung (2) anklingen, sind im Heim nicht regelhaft durchführbar. So wird zum Beispiel auch die Tatsache außer Acht gelassen, dass Heime Doppelzimmerverträge teilweise speziell auf die Zimmernummer und Lage mit den Bewohnern oder deren Angehörigen abgeschlossen haben und Besiedelte nicht ohne weiteres innerhalb des Heimes „umziehen" können.

Der Umgang mit der zunehmenden Anzahl der Bewohner mit 3MRGN und 4MRGN Enterobakterien ➡ *Kapitel 4* und anderer gramnegativer Bakterien ist im Oktober 2012 in der Richtlinie der KRINKO veröffentlicht worden (➡ *Kapitel 8).*

Auch im Altenheim muss ein konsequentes *Hygieneregime* nach aktueller Risikobewertung vor Ort implementiert werden.

Am Anfang steht in jedem Fall die Information des Personals (TRBA 250). In den Hygieneverordnungen der Bundesländer ist die Pflicht zum sektorenübergreifenden Informationsaustausch verankert, d. h. aufnehmende Einrichtungen müssen über hygienisch relevante Besiedlungen und Infektionen informiert werden. Verstöße dagegen gelten in den meisten Bundesländern als Ordnungswidrigkeit. Auch ambulante Pflegedienste haben das Recht auf Information (➡ *Kapitel 11*).

9.2 Internes Meldewesen

Es ist ein *internes Meldewesen* zu etablieren. Die direkte Diagnose erfährt nur das Pflegepersonal.

Nicht zuletzt für den reibungslosen Vollzug der TRBA 250 ist es erforderlich, ein **internes Meldewesen** zu etablieren (3). Das bedeutet, dass Hygienebeauftragte aber auch betroffenes Personal so schnell wie möglich vom Auftreten von multiresistenten Erregern in der Einrichtung erfahren. Da es auch gilt, die **Schweigepflicht** einzuhalten, erfährt **nur Pflegepersonal** die direkte Diagnose. Reinigungskräfte, insbesondere von externen Dienstleistern und bei Bedarf Techniker werden nur darauf hingewiesen, dass besondere Schutzmaßnahmen zu treffen sind und durch das Pflegepersonal bzw. Hygienebeauftragte entsprechend eingewiesen.

Zur Optimierung des internen Meldewesens ist zunächst festzustellen, wer als erstes Kenntnis erlangt. In vielen Einrichtungen ist das die Wohnbereichs- oder Stationsleitung, die eventuelle Begleitbriefe aus dem Krankenhaus zuerst zur Kenntnis nimmt. Daher sollte das Meldewesen bei ihr starten.

Risikobewertung und Maßnahmen müssen *dokumentiert* werden.

Die **Dokumentation** der Risikobewertung und der individuell festgelegten Maßnahmen muss erfolgen. Dies kann im Rahmen der Pflegeakte oder auf einem extra Formular geschehen.

9.3 Allgemeine Risikobewertung in der stationären Altenpflege

Das Auftreten multiresistenter Erreger in der stationären Altenpflege bedarf bezüglich der Implementierung notwendiger Hygienemaßnahmen einer sorgfältigen Risikobewertung. Diese beinhaltet folgende Überlegungen:

1. Die Bewohner haben ein berechtigtes Interesse, sich in ihrer eigenen Wohnung (im Pflegeheim) möglichst frei bewegen zu können.
2. Nicht alle Mitbewohner sind gleichermaßen infektionsgefährdet. Das kann sich jedoch ändern (z. B. Infektion der oberen Luftwege, Immobilität nach Verletzung) und im Einzelfall kann ein erhöhtes Risiko für Infektionen schwer zu erkennen sein (z. B. bei grenzwertiger Sekretabfuhr in der Lunge). Eine Besiedlung mit MRE sagt nicht, dass zwingend Infektionen folgen werden, andererseits ist auch nicht sicher bekannt, wie viele Besiedlungen zu Infektionen führen.
3. Zwischen Pflegeeinrichtungen und Krankenhäusern besteht erfahrungsgemäß ein häufigerer Patientenwechsel. Somit ist auch an die Möglichkeit späterer Krankenhausaufenthalte zu denken, deren Risiko durch die Besiedlung steigt (4). Dieses Problem besteht auch dann, wenn Einrichtungen mit anderen Gefährdeten regelmäßig aufgesucht werden, z. B. Dialysezentren.
4. Jedes Krankenhaus ist verpflichtet, Informationen über multiresistente Erreger an andere Einrichtungen, damit auch Heime, weiterzugeben (TRBA 250). Bei 4MRGN Acinetobacter, Enterobakteriazeen und MRSA in Blutkultur oder Liquor erfolgt über das Labor auch eine namentliche Meldung an das Gesundheitsamt (➡ *Kapitel 3*). Eine **Einwilligung** der Betroffenen ist **nicht erforderlich**. Jedes Heim ist verpflichtet, angemessen unter Wahrung von Punkt 1. darauf zu reagieren und **darf Bewohner deswegen nicht ablehnen** (1).
5. Eingangsscreenings werden zumindest für MRSA, teilweise auch für 4MRGN, in

Krankenhäusern durchgeführt, in anderen medizinischen Einrichtungen nicht. Da die Ergebnisse der Screening-Untersuchungen nicht immer zeitnah vorliegen, werden mit Ausbreitung der Erreger in der Bevölkerung auch immer mehr multiresistente Erreger vorerst unerkannt in Krankenhäuser gelangen. Dies sollte auch in der Altenpflege eine Motivation sein, die Übertragung so gut wie möglich zu verhindern.

Ohne Zweifel ist das unter den gegebenen Umständen schwierig, und so ist es auch nicht überraschend, dass die Prävalenz von MRSA sich in Heimen in den letzten 10 Jahren verdoppelt hat (5). Während um 2002 noch Werte von 1,1 % (1, 6) – 2,2 % (7) publiziert wurden, findet sich – wenn auch regional unterschiedlich – auch eine deutlich höhere Prävalenz von von bis zu ca. 9 % im Jahr 2014 (2). Das gerne vorgetragene Argument, man könne sich multiresistente Erreger auch in der Umwelt bei normaler Lebensführung holen, ist zwar richtig, wenn auch kein Grund, sich einen Freibrief geben zu lassen. Multiresistente Erreger entstehen auch in der Tiermast (VRE, ESBL, MRSA) und werden dann über entsprechende Produkte verbreitet. Auch andere von vielen Menschen – darunter nicht erkannten Trägern von multiresistenten Erregern – angefasste Dinge wie Einkaufswagengriffe können zur Verbreitung beitragen.

Im Folgenden wird dargestellt, wie Infektionsschutzmaßnahmen für die Mitbewohner bei gleichzeitiger Wahrung des im Grundgesetz garantierten Rechts auf körperliche Unversehrtheit, des Rechts auf Unverletzlichkeit der Wohnung und auf Bewegungsfreiheit umgesetzt werden können. Bei Demenz bestehen unter dem bestehenden Rechtsgebäude keine Handhabemöglichkeiten, von daher kann in diesem Falle einem Heim auch kein Vorwurf bei einer Übertragung gemacht werden.

9.4 Individuelle Risikobewertung der Altenheimbewohner

Wie bei der funktionellen Isolierung im Krankenhaus (➡ *Kapitel 5*) müssen zunächst einige Fragen gestellt werden:

Wer gehört zu den gefährdeten Mitbewohnern?

In **Tabelle 9.1** werden Risikofaktoren (nach 1) dargestellt und bewertet. Mittels der Punkte in der rechten Spalte kann das Risiko skaliert werden. Die Summe der Punkte kann eine Orientierung zur Risikobewertung geben. Das Risiko muss jedoch immer individuell auch in Zusammenarbeit mit den behandelnden Ärzten eingeschätzt werden. Eine solche Abschätzung kann naturgemäß nur orientierend sein und ist auch nicht stabil, da sich das Risiko im Verlauf des Aufenthalts im Heim ändern kann.

Der Versuch, das Risiko zu skalieren, ist bisher nicht gemacht worden. Als Unterstützung zur Risikobewertung für Hygienebeauftragte wird hier – bei leider sehr dünner Studienlage – versucht, das Risiko zu gewichten. Dabei wurde auf die vorhandene Literatur der neueren Zeit zurückgegriffen (1, 6, 8, 9, 10, 11, 12, 13).

Die Tabelle ist als Arbeitsmuster gedacht und muss in Sonderfällen entsprechend modifiziert werden.

Ist diese Frage geklärt, kann die Frage zum Erregerspektrum in Angriff genommen werden.

Erregerspektrum: Welcher Erreger liegt vor?

Prinzipiell kann jeder Erreger überall auftauchen, aber sie haben doch ihre Lieblingsstellen *(siehe auch ➡ Kapitel 4)*. Sind Mitbewohner hier in ihrer Abwehr

Download-Service
Die Tabelle 9.1 finden Sie im Download-Service-Bereich zum Buch

Wohnbereich:		Name:		
Zimmer:				
Symptom, Zustand	Risikobewertung für Infektionen:	Punkte	Erläuterung	Punkte
Immobilität	Noch Transfer in den Sessel sowie bettlägrig	1 3	Die Abwehr, vor allem der Lunge, aber auch des Darms wird durch Immobilität reduziert	
Schluckstörungen, Restharnbildung, Divertikel (VRE, ESBL)	Leicht: Schwer:	1 1	Bakterien finden vermehrte Nahrungs-quellen bei vermindertem Zugang für Therapeutika vor	
Chronische Lungen-erkrankungen (COPD)	Stabil: Exazerbation:	2 3	Das vorgeschädigte Lungenepithel kann vor allem in Verbindung mit Antibiotika-gaben besiedelt werden, jederzeit kann eine Infektion ausbrechen.	
Diabetes, schlecht eingestellt		3	Zusätzliches Risiko vor allem bei Harnwegs- und Wundinfektionen	
Dialysepflicht		3	Allgemeine Schwächung der körpereigenen Abwehr durch Dialyseverfahren, Hinter-grunderkrankungen (z.B. Diabetes)	
Hautläsionen (Ekzeme, Katheteraustrittsstellen KAST, Wunden, auch Dekubitus)	Ekzeme KAST Wunden	1 2 2	MRE besiedeln gerne Wunden und Kathe-teraustrittsstellen, vor allem MRSA, aber auch andere	
Leberzirrhose		1	Verzögerte Wundheilung und Abwehrstö-rungen durch verminderte Eiweißherstellung	
Krebs	Fortgeschrittenes Stadium	2 3	Mangelernährung, Abwehrschwäche	
Therapien gegen Rheuma, Chemotherapie, Strahlen-therapie	Je nach Dosis und bestehender Leukopenie und/oder Anämie	1–3	Verminderung der zellulären Abwehr durch Zelluntergang oder Abwehrreduktion durch Entzündungshemmung (Kortikoide)	
Implantate (Ports)		3	Besiedlung bei Hygienemängeln mit Gefahr der septischen Streuung	
Tracheostoma		2	Meist Besiedlung, Infektion bei Wunden oder zusätzlichen viralen Infektionen	
Blasenkatheter		3	Häufigste nosokomiale Infektion, Gefahr der asymptomatischen Bakteriurie mit Dauerausscheidung	
Sonden (CAPD, PEG)	Epithelisierte Austrittsstelle Bestehende Reizung, Exsudation	1 3	Bakterien heften sich an Sondenmaterial und bilden Biofilm	
Zustand nach Herzinfarkt, Hypotonie, Hypertonie		1	Herz-Kreislaufprobleme bringen nicht au-tomatisch Abwehrschwächen mit sich, aber siehe Immobilität	
Alkoholismus		1	Erhöhte Infektionsgefahr indirekt durch Leberschaden	
Antibiotikagabe vor 3–6 Monaten	Cephalosporine Flurochinolone Carbapeneme	2	Besiedlungsmöglichkeiten durch Störung der körpereigenen Flora	
Krankenhausaufenthalt vor 6 Monaten		1	Erwerb der Erreger	

Tabelle 9.1: Arbeitsmuster für eine Risikobewertung in Altenheimen. *Legende:* Besiedlungsrisiko, geringes Risiko für Infektionen: bis 3 Punkte; höheres Besiedlungsrisiko, mittleres Risiko für Infektionen: 3 bis 8 Punkte; hohes Besiedlungsrisiko, höheres Risiko für Infektionen: > 8 Punkte.

eingeschränkt, steigt das Risiko für Besiedlungen und Infektionen entsprechend. In **Tabelle 9.2** sind die erfahrungsgemäßen Wahrscheinlichkeiten aufgezeigt, wobei für multiresistente Pseudomonaden und *Acinetobacter* nur vergleichsweise geringe Erfahrungen existieren.

Bewohner sollen nun auf ihr Risiko hin untersucht werden und nach dem Ergebnis der Bewertung sowie der „epidemiologischen Gesamtsituation" (z. B. Risikofaktoren für Infektionen bei Mitbewohnern, häufige Krankenhausaufenthalte) entsprechende Hygienemaßnahmen (einschließlich der nicht mehr zwingend empfohlenen Sanierung bei MRSA) ausgewählt werden. Für multiresistente gramnegative Erreger gibt es keine Sanierung. Auf Intensivstationen wurden allerdings gute Erfahrungen mit präventiver antiseptischer Ganzkörperwäsche gemacht (➡ *Kapitel 6.1*)

Nun stellt sich die Frage nach dem Erregerreservoir.

Wo sind die Erreger bei den besiedelten Bewohnern?

Logischerweise ist die Wahrscheinlichkeit der Verbreitung am Größten, wenn Nasen-Rachen-Raum oder Tracheostoma besiedelt sind. Deutlich geringer ist das Risiko, wenn – bei liegenden Kathetern und geschlossenem System – nur die Harnwege betroffen sind. Wunden, deren Verband geschlossen bleibt (also nicht unkontrolliert durch den Bewohner selbst inspiziert werden) und bis zum nächsten Verbandwechsel trocken bleibt, stellen keine Streuquelle dar. Besiedlung des Darms und des Genitaltraktes (MRGN, VRE) stellen in der Regel praktisch kein Risiko dar, wenn eine eigene Toilette genutzt wird und nach dem Toilettengang die Hände desinfiziert werden.

Ist dieser Punkt geklärt und dokumentiert, kommt die letzte Frage:

Was mache ich, um Übertragungen möglichst zu verhindern?

9.5 Maßnahmen bei besiedelten Bewohnern gegenüber Mitbewohnern mit geringem Risiko

Bei besiedelten Bewohnern mit geringem eigenen Risiko, geringem Risiko der Mitbewohner und überwiegend sozialer Betreuung durch das Personal brauchen bezüglich der Unterbringung keine besonderen Maßnahmen getroffen zu werden, die Betroffenen können sich in der Einrichtung nach Belieben bewegen (1).

Vor der Teilnahme an Gemeinschaftsveranstaltungen werden die Hände der betroffenen Bewohner desinfiziert. Ggf. besiedelte Wunden müssen verbunden sein (1), der Verband muss trocken sein (3).

Lokalisation	MRSA	3/4 MRGN	VRE/GRE	Pseudomonas	Acinetobacter	C. difficile
Bronchitis, Pneumonie vor allem nach viraler Infektion und bei Tracheostoma	+++	+++	(+)	++	++	–
Harnwegsinfektion, katheterassoziiert	+	+++	+++	++	+	–
Wundinfektionen	+++	++	+	+	+	–
Sondenassoziierte Enteritis	+	–	–	++	(+)	+

Tabelle 9.2: Zur relativen Wahrscheinlichkeit des Auftretens von Besiedlungen und Infektionen durch verschiedene MRE im Altenheimen (Literatur wie 1). Legende: +++ wahrscheinlich, ++ weniger wahrscheinlich, + seltener, (+) eher unwahrscheinlich, – nicht.

Befinden sich MRE „nur" im Urin, so sind vorhandene Harnableitungssysteme geschlossen zu halten. Bei der Verwendung von Inkontinenzwindeln ist es sinnvoll, diese frisch anzulegen vor Gemeinschaftsveranstaltungen, um eine entsprechende Aufnahmekapazität zu gewährleisten. Bei Verwendung von Kondomurinalen ist auf dichten Sitz zu achten.

9.6 Maßnahmen bei besiedelten Bewohnern gegenüber Mitbewohnern mit höherem Risiko

Der Vorschlag der KRINKO, bei überwiegend pflegerischer Betreuung eine **Einzelunterbringung** oder das Zusammenlegen mit einem anderen MRSA-Träger (**Kohortierung**) zu organisieren, kann in Altenheimen durchaus am Vertragsrecht scheitern. Die in ➡ *Kapitel 5* dieses Buches dargestellten Prinzipien können aber auf jeden Fall angewendet werden.

Immobile Bewohner stellen den höchsten Pflegeaufwand, aber „streuen" logischerweise am wenigsten. Rollstuhlfahrer und Rollatornutzer kontaminieren nicht oder selten die Handläufe.

Die Teilnahme an Gemeinschaftsereignissen sollte so weit wie möglich ermöglicht werden.

Vor Verlassen des Zimmers wird dabei eine **Händedesinfektion** durchgeführt, auf einen Mund-Nasen-Schutz kann auch bei nasaler Besiedlung verzichtet werden.

Bei Enterobakterien sind vor allem die Carbapenem-resistenten ESBL problematisch. Hier muss genau wie bei 3MRGN sowie 4MRGN-Pseudomonaden oder -*Acinetobacter* eine Ausbreitung vermieden werden (➡ *Kapitel 2)*.

Bei Enterobakterien müssen wegen des Standortes im Darm und/oder Genitalbereich außer Händehygiene meist keine weiteren Maßnahmen getroffen werden, ansonsten gilt das gleiche wie bei MRSA.

Bei starken **Erkältungen** werden die Bewohner angehalten, im Zimmer zu bleiben. Tracheostomata werden geeignet abgedeckt (1). Begleitendes Personal braucht zum Führen keine Schutzkleidung, gründliche Händedesinfektion ist aber anschließend obligat. Hierzu ein paar Beispiele:

Konzert / Filmabend

Betroffene kommen möglichst in die erste Reihe, frische Kleidung ist zweckmäßig. Daneben sollten möglichst Bewohner mit dem geringsten Risiko sitzen. Weitere Maßnahmen sind nicht erforderlich.

Ergotherapie

Betroffene werden in entsprechendem Abstand am Arbeitstisch platziert und erhalten eigenes Arbeitsmaterial. Schere, Klebstofftube etc. werden anschließend mit einem alkoholischen Desinfektionsmittel desinfiziert und können dem Pool dann wieder zugeführt werden. Dies gilt auch für die Arbeitsfläche (➡ *Kapitel* 8).

Besuchstier

Da Tiere mit multiresistenten Erregern besiedelt werden können, ist hier leider nur Anschauen erlaubt. Nur unter besonderen Umständen können Tiere trotzdem mit Berührungen eingesetzt werden. Eine umfassende Darstellung der Thematik findet sich z. B. in der Broschüre „Tiere in Einrichtungen des Gesundheitsdienstes und der Pädagogik" (14).

Vor Verlassen des Zimmers zur Teilnahme an Gemeinschaftsaktivitäten ist eine *Händedesinfektion* durchzuführen.

Bei starken *Erkältungen* sollten die Bewohner im Zimmer bleiben.

Tierkontakt kann in der Regel bei Besiedlung mit multiresistenten Erregern nicht genehmigt werden.

9.7 Generelle Maßnahmen zum Personalschutz

Wichtigstes Schutzmittel ist die penibel und konzentriert durchgeführte **Händehygiene** unter Berücksichtigung der Tatsache, dass auch die „patientennahe Umgebung" sowie Sanitärbereiche stark kontaminiert sein können.

Personal trägt bei Pflegemaßnahmen in jedem Fall **Handschuhe und Schürze**, alternativ und bei Aerosolbildung auf jeden Fall einen **Schutzkittel** (15).

Der **Mund-Nasen-Schutz** kommt bei möglicher Aerosolexposition (Absaugen, Tracheostoma-Pflege) hinzu (15), eine **Haube** ist, wie in ➡ *Kapitel 5* beschrieben, eine sinnvolle Ergänzung.

Kontaminierte **Arbeitskleidung** (z.B. durch Körperflüssigkeiten, wenn keine Schutzkleidung getragen wurde) muss nach TRBA 250 vom Arbeitgeber wie Schutzkleidung desinfizierend gewaschen werden (Ziffer 4.2.7 Satz 4 TRBA 250, 15).

Ein routinemäßiges **Personalscreening** wird nicht empfohlen, sondern nur dann, wenn vermehrt MRSA, VRE/GRE oder 4MRGN festgestellt und der Zusammenhang mit einer besiedelten Pflegekraft vermutet wird (1).

Diese Angaben gelten auch für das Reinigungspersonal, dessen Besiedlungsrisiko über Inventar vermittelt wird. Zu den Ausschlusskriterien für Pflegepersonen siehe auch (➡ *Kapitel 5*).

> ▶▶ MERKE
>
> Die Ressource Zeit ist ausreichend zur Verfügung zu stellen, denn nur dann können alle festgelegten Maßnahmen mit der nötigen Sorgfalt durchgeführt werden!

9.8 Reinigung und Desinfektion des Zimmers, Umgang mit Wäsche, Geschirr, Abfällen, Reinigungsutensilien

Die **Reinigung des Zimmers** erfolgt am Schluss der Reinigungstour (1). Wird eine Sanierung oder Autosanierung angestrebt, ist eine Desinfektion besser. Auf Dementenstationen soll täglich desinfiziert werden. Eine Desinfektion wird auf jeden Fall bei Kontamination mit Blut, Sekreten und Exkreten empfohlen. **Wäsche** wird im Zimmer der Betroffenen in Wäschesäcken gesammelt (1), die zusätzlich in einem Plastiksack stecken. Der Plastiksack kann vor dem Abtransport der Wäsche unkompliziert entfernt und entsorgt werden, und der Wäschesack wird dann normal weitergeleitet (16). Auf Grund von Kapitel 2.6 der BGR 500 können gewerbliche Wäschereien eine Transportdeklaration verlangen. **Geschirr** kann einer desinfizierenden Aufbereitung (Spülmaschine mit Spülprogramm >65°C) zugeführt werden (16). **Abfälle** werden wie üblich behandelt. Ist eine Sanierung geplant, sollte eine breite Desinfektion erfolgen, denn die Reinigung beseitigt nur ca. 50–80 % der auf Oberflächen sitzenden Bakterien ((17) siehe auch unter 9.10 Sanierung). Weitere Details können ➡ *Kapitel 5* entnommen werden. In jedem Falle ist das Reinigungspersonal sorgfältig in der Nutzung der Reinigungsutensilien, deren Entsorgung nach Gebrauch und im Umgang mit der Schutzkleidung zu schulen.

9.9 Besuch von Angehörigen

Angehörige können die Betroffenen uneingeschränkt besuchen. Laut KRINKO (1) brauchen sie keine **Schutzkleidung**. Es ist jedoch empfehlenswert, dieses Thema vorher mit den Angehörigen zu besprechen. Sinn dieser Besprechung ist es, zu

---

Personal trägt in jedem Fall Handschuhe und Schürze, alternativ einen Schutzkittel.

Kontaminierte Arbeitskleidung muss vom Arbeitgeber wie Schutzkleidung desinfizierend gewaschen werden.

Schutzkleidung für die Angehörigen sollte erwogen werden, wenn besondere Risiken bestehen.

erklären, warum nur ein sehr geringes Infektionsrisiko besteht, sich das Pflegepersonal aber trotzdem schützen muss. Stellt sich bei dem Gespräch heraus, dass besondere Risiken bestehen, ist die Ausgabe von Schutzkleidung zu erwägen. Diese Risiken können sein:

> Zu Hause lebt eine Person mit besonderem Infektionsrisiko (Ekzemen oder anderen Wunden, Mukoviszidose, COPD in kritischem Stadium, Immunsupprimierte o.ä.).

> Angehörige arbeiten im Gesundheitswesen (z.B. als Intensivstations-Pflegekraft). Auch in diesem Fall kann auf Handschuhe verzichtet werden, wenn abschließend eine entsprechende Händehygiene (Händedesinfektion) durchgeführt wird.

> Ein **Merkblatt** kann ergänzend ausgegeben werden und trägt zur Information und Beruhigung der Betroffenen und ihrer Angehörigen bei (Beispiel für ein Merkblatt mit Sanierungsvorhaben, s. S. 125), modifiziert nach [3]).

Die Angabe in der KRINKO-Empfehlung, dass bei überwiegend sozialer Betreuung ein Händewaschen nach dem Besuch ausreichend sei, ist nur bei gründlichster Durchführung nachvollziehbar, da Eigenschaften und damit die Übertragbarkeit eines Erregers von diesem abhängen und nicht vom Allgemeinzustand des Trägers. Darüber hinaus ist bei gutem Zustand eine höhere Mobilität und damit ausgedehntere Flächenkontamination zu erwarten. Die abschließende Händehygiene nach einem Besuch dient auch dem Schutz der Mitbewohner und nicht des der Besuchten, so dass eine **Händedesinfektion** in jedem Falle die bessere Variante ist.

Beispiel für ein *Merkblatt für Heimbewohner* und Angehörige zu einer notwendigen Sanierung

Download-Service
Das Merkblatt finden Sie im Download-Service-Bereich zum Buch

9.10 Sanierung bei MRSA

Die Empfehlung für die Sanierung – ohnehin nur bei MRSA möglich – fällt in der KRINKO-Empfehlung (2) etwas zögerlich aus. Die **Indikation zu Sanierungen** soll nach der „epidemiologischen Gesamtsituation" gestellt werden.

Zu berücksichtigen sind dabei:

> **Selbstgefährdung** durch MRSA (Abwehrschwäche – siehe hierzu auch Tabelle 1 der Empfehlung „Infektionsprävention in Heimen" und Tabelle 1 dieses Kapitels.)

> **Gefährdung von Mitbewohnern** im gleichen Zimmer, die Barrierestörungen wie Hautkrankheiten, Kathetereintrittsstellen oder Wunden haben, Sonden tragen oder tracheostomiert sind.

> **Gefährdung von anderen Bedrohten**, z.B. wenn regelmäßig ein Dialysezentrum oder ein Krankenhaus (z.B. rezidivierende Chemotherapien) aufgesucht werden muss.

> **Mobilität**, die besonders in Verbindung mit Demenz eine Sanierung wünschenswert macht, wenn Betroffene andere Bewohner besuchen, die möglicherweise Risiken tragen. Immobilität im Einzelzimmer macht eine Sanierung in der Regel nicht notwendig.

Eine Sanierung kann nur gelingen, wenn sie sorgfältig vorbereitet und durchgeführt wird (➡ *Kapitel 4*).

Zuerst ist eine sorgfältige Besprechung im Team und mit den Betroffenen angebracht.

Hier wird erfasst, was die Betroffenen häufig anfassen. Denn wegen der langen Lebenserwartung der Staphylokokken auf unbelebten Flächen bestehen hier mögliche Rekontaminationsquellen, die den Erfolg zunichte machen. Standardmäßig sind spätestens ab Tag 3 der Sanierung täglich zu wechseln:

> Ober- und Unterbekleidung,

> Bettwäsche,

Bei der *Indikation zu Sanierungsmaßnahmen* bei MRSA sind die Selbstgefährdung, der Gefährdung von Mitbewohnern und anderen Bedrohten und die Mobilität zu berücksichtigen.

Name Bewohner(in): _____   Merkblatt

Datum der Aushändigung: _____   **für Heimbewohner**

Sehr geehrte Heimbewohnerin,
sehr geehrter Heimbewohner,

durch eine mikrobiologische Untersuchung wurde festgestellt, dass Sie mit einem multiresistenten Erreger, den man MRSA nennt, besiedelt sind. Multiresistent bedeutet, dass der Erreger (ein Bakterium) auf bestimmte Medikamente, die man normalerweise für die Behandlung einsetzen würde, nicht anspricht. Dieser Erreger stellt für Ihre Gesundheit keine ernsthafte Bedrohung dar, lässt sich jedoch relativ leicht über die Haut oder gelegentlich auch die Atemluft auf andere Menschen übertragen. Bitte haben Sie Verständnis, dass wir durch Schutzmaßnahmen, die das Personal betreffen, Ihre Mitbewohner, die vielleicht anfälliger für eine Infektion sind, schützen müssen. Wir werden daher spezielle Schutzkleidung tragen, wenn wir länger In Ihrem ZImmer zu tun haben.

Sanierung:
Wir bemühen uns, Sie so schnell wie möglich von diesem Bakterium zu befreien. Hierzu werden Präparate verwendet, die Sie nach Anweisungen des Pflegepersonals in die Nasenvorhöfe einbringen sollten. Außerdem erhalten Sie eine Waschlotion. Wir bitten Sie, sich damit jeden Tag den ganzen Körper (einschließlich Kopfhaut) zu waschen. Darüber hinaus erhalten Sie täglich frische Bett- und Leibwäsche. Bitte wählen Sie eigene Kleidung so, dass sie bei 60 °C bis 95 °C mit einem Vollwaschmittel waschbar ist. Falls dies nicht geht, sagen Sie uns Bescheid. Diese Maßnahmen sind für mindestens 5, maximal 7 Tage erforderlich. Wir bitten Sie, sich in dieser Zeit vorher zu melden, wenn Sie an Gemeinschaftsveranstaltungen der Einrichtung teilnehmen möchten
Zwischendrin werden wir Ihr Zimmer gründlich reinigen und Sie bitten, eine neue Zahnbürste zu verwenden. Eine mikrobiologische Kontrolle wird zeigen, ob die Maßnahme erfolgreich war. Wenn ja, werden wir keine Schutzkleidung mehr benötigen.
Wenn Sie das Zimmer verlassen, verwenden Sie bitte das Händedesinfektionsmittel oder wenden Sie sich an die Pflegekraft, die Sie unterstützen wird. Vermeiden Sie engen Kontakt zu Ihren Mitbewohnern, um diese zu schützen.

Hinweis für Angehörige:
Während eines Besuches kann das Bakterium auch auf Angehörige übertragen werden, ohne unbedingt Krankheitsfolgen auszulösen. Schutzmaßnahmen sollten dann ergriffen werden, wenn kranke Angehörige zu Hause gepflegt werden, Menschen mit chronischen Erkrankungen der oberen Luftwege betreut werden, und wenn Angehörige selbst Pflegepersonal in Einrichtungen des Gesundheitsdienstes sind. Auf jeden Fall bitten wir Sie, sich nach Ihrem Besuch die Hände zu desinfizieren. Das Pflegepersonal wird Sie dabei anleiten.

Wir danken für Ihr Verständnis und stehen Ihnen für weitere Fragen zur Verfügung.

Mit freundlichen Grüßen
Ihr Pflegeteam

Merkblatt für Heimbewohner

Download-Service
Das Merkblatt finden Sie im
Download-Service-Bereich zum Buch

> Handtücher, Waschlappen,
> Täglich desinfizieren: Bettgestell.

Begleitend wird Inventar, das sich nicht desinfizieren lässt, gründlich gereinigt. Die Nasszelle sollte genau wie der Zahnputzbecher desinfiziert werden.

Spätestens am Tag 5 der Sanierung (wenn noch für ein bis zwei Tage Nasensalbe vorhanden ist) müssen alle Gegenstände, die in den letzten vier Monaten berührt wurden, zumindest sorgfältig gereinigt (Abreicherung ➡ *Kapitel* 5), besser desinfiziert werden. Dies gilt z. B. für:

> Armbanduhr,
> Bettzeug (desinfizierend waschen),
> Brille,
> Bücher, Briefmappen, Alben etc. (hier kann eine Quarantäne von ca. 12–16 Wochen sinnvoll sein, d. h, wegpacken und Staphylokokken eintrocknen lassen),
> Fenstergriff, Türklinken,
> Fernbedienung,
> Fingerring,
> Gebisse (übliche Gebissreiniger gelten als ausreichend),
> Griffe von Schubladen und Schränken,
> Hilfsmittel (z. B. Gehstützen, Rollatoren, Rollstuhl),
> Hörgeräte (hier ist besondere Vorsicht geboten; es muss eventuell die Reinigung ausreichen),
> Möbel mit Textilbezügen, Spitzendeckchen etc.,
> Plüschtiere, Modelle, Nippes (Waschen bzw. desinfizieren),
> Vorhänge, Duschvorhang,
> Weckeruhr,
> Zahnbürste (entsorgen),
> Hautpflegemittel und ggf. Deoroller (sofern nicht im Pumpspender, die desinfizierbar sind),
> Schaumstoff-Sturzmatten: Professionelle Thermodesinfektion (105 °C, 1 min Einwirkzeit), falls nach Herstellerangaben möglich, ansonsten Wischdesinfektion.

Die Nasensalbe, nach wie vor Turixin® mit dem **Wirkstoff Mupirocin**, alternativ Octenidin oder Polyhexanid, muss für 5–7 Tage appliziert werden (2). Zumindest bei schlechtem Zahnstatus (mit mehr Versagern) oder Gebissdruckstellen sollte zusätzlich an desinfizierendes Mundwasser (Octenidin, Chlorhexidin) gedacht werden, mit dem auch die Mundhöhle ausgetupft werden kann und sollte, wenn Betroffene nicht mehr gurgeln können (auch im Rahmen der Mundpflege). Die Anwendung sollte auf die Dauer der Sanierung, also etwa 7 Tage beschränkt werden.

Die **Haut** eines Bewohners, dessen Nasenvorhöfe mit MRSA besiedelt sind, muss auch als besiedelt angesehen werden, obwohl dies nicht regelhaft und vollständig der Fall sein muss. Daher gilt es als sinnvoll, den oder die Bewohner/in mit **dekontaminierenden Waschlotionen** zu waschen bzw. Waschen oder Duschen zu lassen. Auch die **behaarte Kopfhaut** muss mit einbezogen werden (1). Werden antiseptische Waschlotionen verwendet, können auch andere multiresistente Erreger reduziert werden. Waschschüsseln nicht in im Zimmer vorhandene Becken entleeren, da *Pseudomonas*, seltener *Acinetobacter* und Enterobakterien den Siphon besiedeln können und dann praktisch nicht mehr zu entfernen sind. Am besten im Steckbeckenspüler aufbereiten.

Dabei ist zu beachten, dass einmal genutzte Waschlappen nicht wieder in die Waschlotion eingetaucht werden. Im Idealfall werden mehrere Waschlappen eingesetzt:

Bei der Sanierung wird in der Regel der *Wirkstoff Mupirocin* als Nasensalbe eingesetzt. Alternativ können Octenidin- oder Polyhexanidpräparate eingesetzt werden.

Es ist wichtig, dass Waschlappen nicht mehrfach in die selbe Waschlotion eingetaucht werden. Empfohlen wird die Verwendung *mehrerer Waschlappen*.

> Behaarte Kopfhaut (hier kann ein moderner desinfizierender Pflegeschaum genutzt werden,
> Gesicht, Nasenpartie als letztes,
> Rechter und linker Arm,
> Achseln,
> Brust, Bauch und Bauchnabel,
> Rücken,
> Beine,
> Genitalien.

Alternativ können auch zwei Waschschüsseln und ein Messbecher eingesetzt werden, wobei die Waschlappen über der zweiten Waschschüssel mit der aus der ersten Waschschüssel entnommen Lösung übergossen werden. Sicherer ist jedoch die „Mehr-Waschlappen"-Methode.

▶▶ Merke

Dekontaminierende Waschlotionen (z.B. mit Octenidin, Chlorhexidin, Polihexanid) haben eine höhere antimikrobielle Wirkung als klassische Seifen, sind jedoch alkoholischen Hautdesinfektionsmitteln in Bezug auf die Bakterienreduktion unterlegen und daher – mit Ausnahme von Octenidin mit Einwirkzeit von 1 min – zur Hautdesinfektion vor Injektionen nicht geeignet.

Die **Kontrolle** erfolgt über mikrobiologische Abstriche, z.B. unter Nutzung von Indikatornährmedien (Absprache mit dem Labor). Für die Eradikation und entsprechenden Abstriche stehen jetzt für den ambulanten ärztlichen Bereich Abrechnungsziffern (86770–86781) zur Verfügung. Hier ist der erste Abstrich frühestens 3 Tage bis 4 Wochen nach Ende der Eradikation (Sanierung) zu gewinnen, der zweite dann nach 3–6 Monaten und der letzte nach 11–13 Monaten. Geeignete Kontrollstellen sind Haaransatz, Nase/Rachen und Leiste.

Eine **Wiederbesiedlung** mit MRSA kann jedoch trotz aller Sorgfalt **nicht** ausgeschlossen werden. Besonders Patienten mit Wunden sind hier gefährdet.

Eine erneute Besiedlung (Wiederbesiedlung) mit MRSA kann trotz aller Sorgfalt nicht ausgeschlossen werden.

Eine Sanierung bei VRE/GRE und MRGN ist nicht möglich, jedoch kommt es gelegentlich zu Autoanierungen, weshalb Kontrollen alle 3 Monate Sinn machen können (eigene Erfahrung mit Pflegeeinrichtungen)

9.11 Multiresistente Erreger auf der Wunde

Multiresistente Bakterien neigen auch auf Wunden mehr zur Besiedlung als Infektion, dennoch kommen Infektionen vor. Pflegeutensilien sind patientengebunden zu verwenden, dies gilt auch für eingesetzte Arzneimittel wie Antiseptikalösung oder Cremes für den Wundrand. Abfälle können wie üblich entsorgt werden. Abfall- und Medizinprodukte-Behälter werden vor Verbringung aus dem Zimmer desinfizierend abgewischt.

Pflegeutensilien sind patientengebunden zu verwenden.

Vor dem **Verbandwechsel** sollte die Unterlage entweder desinfiziert oder abgedeckt werden (z.B. durch ein Handtuch, was anschließend sofort gewaschen wird), da jeder Verbandwechsel obligat die auf der Wunde befindlichen Bakterien freisetzt (16).

Vor dem Verbandwechsel sollte die Unterlage entweder desinfiziert oder abgedeckt werden, da jeder Verbandwechsel Bakterien freisetzt.

9.12 Haustiere

Haustiere sind in etwa 5–7 % der Fälle mit MRSA besiedelt und leisten dann einen Beitrag zum Scheitern der Sanierung. Bisher gibt es noch kein valides Verfahren zur Haustiersanierung (siehe Anmerkung bei „Besuchstiere").

FRAGEN ZUM KAPITEL 9:
MRE-PATIENTEN IN DER STATIONÄREN ALTENPFLEGE

1. Dürfen neue Bewohner auf Grund von multiresistenter Besiedlung abgelehnt werden?

2. Was ist bei der allgemeinen Risikobewertung zu beachten (2 Beispiele)?

3. Warum muss eine Sanierung sorgfältig geplant werden?

4. Wie ist mit Geschirr der Betroffenen zu verfahren?

5. Was ist bei besiedelten Wunden beim Verbandwechsel zu beachten?

Literatur

1. Kommission für Krankenhaushygiene und Infektionsprävention beim Robert Koch-Institut (Hrsg.): Infektionsprävention in Heimen. Bundesgesundheitsbl Gesundheitsforsch Gesundheitsschutz 2005; 48:1061–1080.

2. Kommission für Krankenhaushygiene und Infektionsprävention (Hrsg.): Empfehlungen zur Prävention und Kontrolle von Methicillin-resistenten *Staphylococcus aureus* (MRSA) in medizinischen und pflegerischen Einrichtungen". Bundesgesundheitsbl 2014; 57:696–732.

3. Schwarzkopf A: Praxiswissen für Hygienebeauftragte. Kohlhammer-Verlag: Stuttgart, 4. Auflage, 2015.

4. Kommission für Krankenhaushygiene und Infektionsprävention beim Robert Koch-Institut (Hrsg.): Prävention postoperativer Infektionen im Operationsgebiet. Bundesgesundheitsbl Gesundheitsforsch Gesundheitsschutz 2007; 50:377–393.

5. Wischnewski N: MRSA-Prävalenz in Altenheimen – Ein Vergleich zwischen Berlin und dem Rhein-Neckar-Kreis. Vortrag Ulmer Hygienesymposium, 14.04.2011.

6. von Baum H, Schmidt C, Svoboda D, et al.: Risk factors for methicillin-resistant *Staphylococcus aureus* carriage in residents of German nursing homes. Infect Control Hosp Epidemiol 2002; 23:511–515.

7. Heudorf U, Bremer V, Heuck D: Methicillin-resistente *Staphylococcus aureus* in Altenheimen in Frankfurt am Main, Deutschland, 1999. Gesundheitswesen 2001; 63:447–454.

8. Daeschlein G, Assadian O, Rangous I, Kramer A: Risk factors for *Staphylococcus aureus* nasal carriage in residents of three nursing homes in Germany. J Hosp Infect 2006; 63:216–220.

9. Lasseter G, and Primary Care Unit, Health Protection Agency, Gloucestershire, UK: *Staphylococcus aureus* carriage in care homes: identification of risk factors, including the role of dementia. Epidemiol Infect 2010; 138:686–696.

10. Jonsson K, Claesson BE, Hedelin H: Urine cultures from indwelling bladder catheters in nursing home patients: a point prevalence study in a Swedish county. Scand J Urol Nephrol 2011; 45:265–269.

11. Mendelson G, Hait V, Ben-Israel J, et al.: Prevalence and risk factors of extended-spectrum beta-lactamase-producing *Escherichia coli* and *Klebsiella pneumoniae* in an Israeli long-term care facility. Eur J Clin Microbiol Infect Dis 2005; 24:17–22.

12. March A, Aschbacher R, Dhanji H, et al.: Colonization of residents and staff of a long-term-care facility and adjacent acute-care hospital geriatric unit by multiresistant bacteria. Clin Microbiol Infect 2010; 16:934–944.

13. Harbarth S, Sax H, Fankhauser-Rodriguez C, et al.: Evaluating the probability of previously unknown carriage of MRSA at hospital admission. Am J Med 2006;119: 275.e15-23.

14. Schwarzkopf A: Tiere in Einrichtungen des Gesundheitsdienstes und der Pädagogik. Aura/Saale: Support-Verlag Institut Schwarzkopf, 2. Auflag, 2015.

15. Bundesanstalt für Arbeitsschutz und Arbeitsmedizin: Technische Regel für Biologische Arbeitsstoffe 250: Biologische Arbeitsstoffe im Gesundheitswesen und in der Wohlfahrtspflege (TRBA 250). Ausgabe März 2014. GMBl 2014, Nr. 10/11 vom 27.03.2014. Letzte Änderung: 21.7.2015 (Abruf 16. September 2015)

16. Kommission für Krankenhaushygiene und Infektionsprävention beim Robert Koch-Institut (Hrsg.): Anforderungen an die Hygiene bei der Reinigung und Desinfektion von Flächen. Bundesgesundheitsbl Gesundheitsforsch Gesundheitsschutz 2004; 47:51–61.

17. Schwarzkopf A et al.: Konsensusempfehlung „Leitlinie für Hygiene bei der Wundversorgung". 2010. ICW e.V., www.icwunden.de

10 MRE-PATIENTEN IM NIEDERGELASSENEN BEREICH

10.1 Einführung

In diesem Kapitel sind Hygienemaßnahmen für Praxen, einschließlich Praxen der **Heilberufe** und **Heilhilfsberufe** zusammengefasst. Laut § 23 IfSG und den Landesverordnungen zur medizinischen Infektionsprävention bzw. Hygieneverordnungen (➡ *Kapitel 3*) unterliegen diese Praxen der Infektionsüberwachung durch das Gesundheitsamt. Zusätzlich zu den unterschiedlichen Maßnahmen in verschiedenen fachärztlichen Praxen sind auch naturheilkundliche Anwendungen bei Heilpraktikern zu berücksichtigen. Niederlassungen von Logopäden, Physiotherapeuten, Psychotherapeuten aber auch Podologen bzw. medizinischen Fußpflegern unterliegen nach § 23 IfSG, präzisiert durch die jeweiligen Verordnungen der Bundesländer, gleichfalls der Hygieneplanpflicht (➡ *Kapitel 3*). Dies gilt auch für Heilpraktiker, die invasive Maßnahmen durchführen.

Patienten, die im Krankenhaus als MRE-besiedelt erkannt wurden, suchen regelhaft die Praxis ihrer Hausärzte auf und natürlich auch, z. B. im Rahmen einer ambulanten Rehabilitation, die Praxen anderer Heil(hilfs)-Berufe. Man darf aber nicht vergessen, dass MRE den Weg in die Allgemeinbevölkerung gefunden haben, so dass auch Fälle, die nicht vorher als solche bekannt oder vermutet werden, im Praxisalltag vorkommen könnten. Maßnahmen der **Basishygiene wie Händedesinfektion und Flächendesinfektion** nach Hand- oder Hautkontakt der Patienten sind daher immer anzuwenden.

Das Risiko einer Übertragung auf Behandler, Personal und ggf. nachfolgende Patienten richtet sich nach der **kolonisierten Körperregion** (Nasenrachenraum > Haut > Urin > Darm), den durchgeführten Untersuchungen/Behandlungen und der Dauer des Aufenthalts. Die Grundregeln aus ➡ *Kapitel 5* gelten auch hier (1). Für das Praxispersonal besteht das Risiko im Umgang mit multiresistenten Erregern zumeist in einer Besiedelung ohne Krankheitszeichen. Hauterkrankungen erhöhen das Risiko einer Infektion (2). Es kann vorkommen, dass besiedeltes Personal durch Keimübertragung Angehörige zu Hause infiziert. Daher sollte Personal, das Risikopatienten zu Hause hat (z. B. Kinder mit Mukoviszidose, ältere Menschen mit chronischen Wunden, Angehörige mit immunsupprimierter Therapie) oder Lebenspartner aus dem ärztlichen oder pflegerischen Bereich (z. B. Intensivpflegekraft) nicht vorrangig mit der Versorgung solcher Patienten betraut werden (3, 4).

Ausdrücklich und anlassbezogen sei aber betont, dass es keinen Grund gibt, die Behandlung von mit MRE besiedelten Patienten abzulehnen, auch wenn es sich um 4MRGN *Pseudomonas* spp. handelt.

Umfassende Empfehlungen gibt es von der KRINKO für **Zahnarztpraxen** (5), die naturgemäß vor Allem die Übertragung durch Aerosole thematisiert. Für die zahnärztliche Behandlung werden – auch gemäß TRBA 250 – Mund-Nasen-Schutz (OP-Maske oder FFP1) und Schutzbrille empfohlen. Bei bekannter Besiedlung des Nasenrachenraums mit multiresistenten Erregern ist auch eine Haube sinnvoll, um eine Sedimentation des erregerhaltigen Aerosols auf Haaren bzw. Kopfhaut zu vermeiden.

Im Internet gibt es ein großes Angebot verschieden konzipierter **Hygieneplanvorlagen** für Arztpraxen (z. B. vom Amt für Gesundheit der Stadt Frankfurt am Main (6) oder anderen (Landes-)Gesundheitsämtern, bei den kassenärztlichen Vereinigungen und bei den verschiedenen Netzwerken für multiresistente Erreger, aber

Personal, das mit Risikopatienten oder Menschen aus dem ärztlichen oder pflegerischen Bereich zusammenlebt, sollte möglichst nicht mit der Versorgung von MRE-Patienten betraut werden.

auch bei der DGKH (➡ *Kapitel 12, Adressen sind im Anhang zu finden)*.

Weiterführende Hinweise finden sich in Lehrbüchern, wie z. B. im Band „Hygiene in der Arztpraxis" aus der vorliegenden Reihe „Basiswissen Hygiene" (3).

Natürlich sind Basishygienemaßnahmen gegen alle derzeit bekannten multiresistenten Erreger wirksam (2). Da es aber Praxen der unterschiedlichsten Fachgebiete gibt, folgen nach einigen grundlegenden Hinweisen auch speziellere Empfehlungen.

10.2 Allgemeingültige Regeln

Rezeption

Bereits bei der Anmeldung sollte geprüft werden, ob ein **Trägerstatus** für multiresistente Erreger bekannt ist, z. B. im vorläufigen Arztbericht des Krankenhauses an den weiterbehandelnden Arzt. Kommt der Patient unangekündigt mit einem solchen Hinweis, wird er **nicht** in das **Wartezimmer**, sondern **direkt in einen Behandlungsraum** gebracht und zeitnah versorgt. Für Kinder sollte Spielzeug bereit stehen, mit dem sie während der Wartezeit spielen können und das anschließend desinfiziert wird.

Auch an der Rezeption muss eine Möglichkeit der Händedesinfektion bestehen, um die Hände nach Berührung der Patienten oder des Patienteneigentums (Krankenkassenkarte, Befunde, Röntgentüten) desinfizieren zu können. Einem MRE-Patient sollte möglichst eine bestimmte Arzthelferin zugewiesen werden, die ihn auf dem weiteren Behandlungsweg (z. B. EKG, Röntgen) begleitet und ggf. die notwendigen gezielten Desinfektionen der Hand-Haut-Kontaktstellen durchführt bzw. die Zuständigen informiert.

Wartezimmer

Bei einem funktionierenden Hygieneregime kommt es im Wartezimmer nur selten zur Übertragung auf andere Patienten bzw. auf das Personal. Dennoch ist eine Übertragung möglich. Daher sollten **organisatorische Maßnahmen – etwa das Einbestellen am Ende des Tages** – ergriffen werden. Damit bleibt genügend Zeit für eigene Schutzmaßnahmen sowie die anschließende Desinfektion des patientennahen Bereiches (3).

Auf jeden Fall ist es sinnvoll, im Wartezimmer einen **Hinweisschild** anzubringen, um Verärgerungen bei den anderen Patienten zu vermeiden.

> ▶▶ **HINWEIS**
>
> *Sehr geehrte Patientinnen und Patienten,*
>
> *bitte haben Sie Verständnis, dass die Behandlungen nicht in der Reihenfolge der Anmeldung, sondern nach medizinischer Notwendigkeit erfolgen!*
>
> *Vielen Dank – Ihr Praxisteam*

Flächendesinfektion

Die Flächendesinfektion kann mit bakterizid wirksamen Präparaten wie üblich durchgeführt werden. Bei der gezielten Entfernung von Körperflüssigkeiten sowie beim ambulanten Operieren sollte die vom Hersteller angegebene Einwirkzeit in Abhängigkeit von der angesetzten Konzentration eingehalten werden (7). Auch schnell wirksame alkoholische Flächendesinfektionsmittel und gebrauchsfertige

Bei der Anmeldung für eine Weiterbehandlung nach Krankenhausaufenthalt sollte der *Trägerstatus* geprüft werden.

Um eine Übertragung von Krankheitserregern zu verhindern, sollten *organisatorische Maßnahmen*, wie etwa das Einbestellen am Ende des Tages, ergriffen werden.

Die *Fußböden* werden nach Einstufung des Risikobereiches desinfiziert. Die Häufigkeit ist im Hygieneplan festzulegen. Reinigungsutensilien müssen desinfizierend aufbereitet werden.

Tücher aus geeigneten Behältern können verwendet werden. Bei gezielter Desinfektion braucht nicht der gesamte Fußboden desinfiziert werden, wird jedoch als letztes gereinigt, und die Reinigungsutensilien werden anschließend desinfizierend aufbereitet.

Griffe oder Elektroden von Medizinprodukten werden mit alkoholischem Flächendesinfektionsmittel desinfizierend abgewischt.

Schutzkleidung

Bei kurzen körperlichen Untersuchungen (nicht rektal, nicht Nasenrachenraum, siehe auch ➡ *Kapitel 5*) und anderen nicht invasiven diagnostischen Maßnahmen (Röntgen, EKG) ist bis auf Handschuhe bei der Berührung keine besondere Schutzkleidung nötig. Ansonsten ist ein Einmalkittel, bei Durchfeuchtungsgefahr auch/oder Einmalschürze zusätzlich sinnvoll, vor allem bei körpernahen Tätigkeiten am Patienten.

Bei *Aerosolexposition* durch besiedelte/infizierte Patienten sollten Mund-Nasen-Schutz und Haube, ggf. ergänzt durch Schutzbrille, getragen werden.

Mund-Nasen-Schutz und Haube, ggf. ergänzt durch Schutzbrille, empfehlen sich bei **Aerosolexposition** durch besiedelte/infizierte Patienten und bei Manipulationen, z. B.

> Untersuchungen und Eingriffe im HNO-Bereich,
> Endoskopie (siehe unter Krankenhaus/Funktionsdiagnostik in diesem Buch),
> Patienten mit besiedelten Tracheostomata,
> Patienten mit besiedeltem Nasenrachenraum und akuter Erkältung und/oder Husten (8) bzw. vergleichbaren Symptomen, z. B. in der Frühphase bestimmter „Kinderkrankheiten" oder bei Keuchhusten.

Hausbesuche

Bei Hausbesuchen ist zu bedenken, dass in Abhängigkeit des Aufenthaltsorts der Patienten hier teilweise recht hohe Keimzahlen auf Oberflächen zu finden sind. Die Arzttasche sollte möglichst patientenfern abgestellt werden, Untersuchungsinstrumentarium (z. B. Stethoskop) nach Gebrauch desinfiziert werden. Hierzu können gebrauchsfertige Tücher in einer Box mitgeführt werden, genauso wie Einmalschutzkittel und ein Taschenbehälter für Händedesinfektionsmittel (Umgang siehe ambulante Pflege (➡ *Kapitel 11*).

> ▶▶ MERKE
>
> Maßnahmen der Basishygiene sind auch wirksam gegen multiresistente Erreger, wobei die üblichen Desinfektionsmittel verwendet werden können. Die Kontaktpersonenzahl ist so gering wie möglich zu halten.

Internethinweis:
Umfangreiche Hygienerahmenpläne für Facharztpraxen (HNO, Gynäkologie) finden sich unter Empfehlungen für Arztpraxen der AG Praxishygiene der DGKH:
www.krankenhaushygiene.de

10.3 Facharztpraxen

Tabelle 10.1 gibt einen Überblick über die Risiken für MRE-Kontakte und Übertragungen in fachärztlichen Praxen. In den dort aufgeführten Praxen besteht auch für das Personal ein gewisses Übertragungsrisiko, da ein Kontakt mit Körperflüssigkeiten nahezu regelhaft zu erwarten ist.

Psychotherapeutische Praxen haben ein geringes Risiko der Übertragung auf Personal. Werden Geräte oder Utensilien zur Testung eingesetzt, sind diese nach jedem Patienten mit bekannter Besiedlung mit MRE desinfizierend abzuwischen. Pappteile können mit Klarlack abwischbar gemacht werden. Holzteile sollten lackiert sein. Puppen und Stofftiere müssen bei 60 °C waschbar sein oder werden zweimal mit der 30 °C-Wäsche gewaschen (Abreicherung).

Fachgebiet	Hauptsächlich zu erwartende MRE	Sitz der MRE	Übertragungsrisiko	Gegenmaßnahmen
Allgemeinmedizin	MRSA, 3MRGN*, VRE	Haut, Nase, Analbereich	Injektionen, körperliche Untersuchung	Basishygiene, Hautantiseptik
Augenheilkunde	MRSA	Bindehäute, auch Bindehautinfektionen	Untersuchung mit Tränen- oder Schleimhautkontakt	Basishygiene, Instrumentenaufbereitung
Chirurgie	MRSA, 3MRGN, VRE	Haut, Genitalbereich	Hautkontakt, Instrumente	Basishygiene, Instrumentenaufbereitung, Hautantiseptik
Dermatologie	MRSA, 3MRGN*, Pseudomonas	Haut, perianal, auf Wunden	Untersuchung, Instrumente wie Glasspatel	Basishygiene, Instrumentenaufbereitung, Hautantiseptik
Gynäkologie	3MRGN, VRE	Genitalbereich, Harnröhrenmündung	Untersuchung	Basishygiene, Instrumentenaufbereitung
Kinder- und Jugendmedizin	MRSA, 3MRGN	Nasenrachenraum, Genitalbereich, Haut	Aerosole, vor allem bei gleichzeitiger viraler Rhinitis oder Bronchitis, Untersuchung	Abstand bei „in den Hals schauen", Basishygiene, Einmalmaterial oder Instrumentenaufbereitung
Lungenfacharzt	MRSA, 3MRGN*	Aerosole im Nasen- rachenraum	Untersuchung, Bronchoskopie	Basishygiene, Schutzkleidung, Maske, Haube, Instrumentenaufbereitung
Urologie	3MRGN*, VRE	Genitalbereich, Harnröhrenmündung	Untersuchung	Basishygiene, Instrumentenaufbereitung
Zahnmedizin	MRSA, 3MRGN*	Aerosole bei Besiedlung im Nasenrachenraum	Behandlung, vor allem mit rotierenden Geräten, Absaugen	Basishygiene, Schutzkleidung, Maske, Haube

Tabelle 10.1: Beispiele für Risiken für Kontakte bzw. Übertragungen von multiresistenten Erregern in fachärztlichen Praxen.
3MRGN*): Zu erwarten sind vor allem Enterobakterien, seltener Acinetobacter oder Pseudomonas. 4MRGN sind derzeit im ambulanten Bereich noch selten.

10.4 Heilpraktiker- und Naturheilkunde-Praxen

Prinzipiell sind die grundlegenden Aussagen zu Risikobewertung und Hygiene- maßnahmen bei MRE, die im vorliegenden Buch beschrieben wurden, auch hier gültig. Potenzielle Risikogruppen unter den Patienten sind in ➡ *Kapitel 6.1 und 10.1* beschrieben. Auch hierfür gibt es eine Fülle von Rahmenhygieneplänen im Internet, die jedoch in der Regel nicht speziell auf das Thema multiresistente Erreger eingehen. Einige Maßnahmen in der Naturheilkunde, die im Zusammenhang mit MRE bzw. deren Streuung stehen, sind hier in alphabetischer Reihenfolge beispielhaft aufgeführt:

> **Ätherische Öle** wirken generell antibakteriell auf Flächen (9) und in geringerem Maße und vergleichsweiser langer Einwirkzeit von mehreren Stunden auch in der Raumluft (10). Einzelne Aromalampen können **nicht als antibakteriell** wirksam angesehen werden und somit auch nicht einer effizienten MRE-Bekämp- fung in der Raumluft dienen. Sie bieten also keinen Schutz.

Aromalampen können nicht als antibakteriell wirksam angesehen werden.

> **Akupunktur** wird rechtlich als Punktion im Sinne der KRINKO-Empfehlung (11) betrachtet und erfordert eine vorherige Haut- und Händedesinfektion. Mikrobio- logisch gesehen ist das Risiko einer Infektion auch bei bestehender Besiedlung mit multiresistenten Erregern jedoch eher gering. Bei Kindern wurden in einer umfassenden Literaturrecherche nur 5 Infektionen publiziert (12). Bei Erwachse-

nen gibt es ebenfalls nur Einzelfallbeschreibungen. Häufiger sind Berichte einer MRSA-Übertragung vom Akupunkteur auf die Patienten aufgrund eines schlechten Hygienestandards (13). Das lässt sich natürlich verhindern.

> Beim **Baunscheidtieren** ist eine Hautdesinfektion erforderlich, entzündete Bereiche sollen ausgespart werden. Die Nadelwalzen werden anschließend desinfiziert und sterilisiert.

> **Einreibungen** können mit Handschuhen oder bloßen Händen durchgeführt werden, wenn diese anschließend nach Handwäsche desinfiziert werden.

> **Kolon-Hydrotherapie** stellt bei korrekter Durchführung kein erhöhtes Risiko der Übertragung von ESBL oder VRE dar. Bei immunsupprimierten Patienten ist die Maßnahme wegen der Gefahr einer autologen Bakteriämie kontraindiziert, auch nach Operationen (14).

> **Schröpfköpfe** werden wie üblich desinfiziert und beim blutigen Schröpfen anschließend sterilisiert.

10.5 Logopädie

Bei Besiedlung des Nasen-Rachen-Raumes des Patienten und Arbeit nahe an dessen Kopf ist ein Mund-Nasen-Schutz sinnvoll. Nach seiner Händedesinfektion können dem Patienten wie üblich (möglichst abwischbare) Wort- und Bildkarten vorgelegt werden. Geschirr für Probeschlucke wird in einer Spülmaschine bei über 65 °C gespült, andere Instrumente werden wie üblich desinfizierend aufbereitet. Nach Beendigung der Therapieeinheit wird die patientennahe Umgebung desinfiziert, das gilt auch für ggf. eingesetztes Spielzeug bei Kindern, Schreibmaterial etc.

10.6 Physiotherapie

Es gilt das in ➡ *Kapitel 8* Gesagte.

10.7 Podologie

Die schon wegen anderer hier relevanter Erreger wie Papillomviren und Dermatophyten erforderlichen Hygienemaßnahmen schützen auch vor multiresistenten Erregern, so dass zusätzliche Maßnahmen in der Regel nicht erforderlich sind.

FRAGEN ZUM KAPITEL 10: MRE-PATIENTEN IM NIEDERGELASSENEN BEREICH

1. Wie kann Kontakt der Besiedelten zu Patienten im Wartezimmer vermieden werden?

2. Was ist bei Hausbesuchen zu beachten?

3. Welche Schutzmaßnahmen sind bei Aerosolexposition durch besiedelte bzw. infizierte Patienten indiziert?

4. Nennen Sie zwei invasive Maßnahmen in naturheilkundlichen Praxen, die eine regelrechte Hautantiseptik erforderlich machen!

Literatur

1. Bundesanstalt für Arbeitsschutz und Arbeitsmedizin: Technische Regel für Biologische Arbeitsstoffe 250: Biologische Arbeitsstoffe im Gesundheitswesen und in der Wohlfahrtspflege (TRBA 250). Ausgabe März 2014. GMBl 2014, Nr. 10/11 vom 27.03.2014. Letzte Änderung: 21.7.2015 (Abruf 16. September 2015)

2. Kommission für Krankenhaushygiene und Infektionsprävention beim Robert Koch-Institut (Hrsg.): Infektionsprävention in Heimen. Bundesgesundheitsbl Gesundheitsforsch Gesundheitsschutz 2005; 48:1061–1080.

3. Schwarzkopf A: Basiswissen Hygiene – Hygiene in der Arztpraxis, 3. Auflage. mhp-Verlag: Wiesbaden, 2014.

4. Kommission für Krankenhaushygiene und Infektionsprävention beim Robert Koch-Institut (Hrsg.): Empfehlungen zur Prävention und Kontrolle von Methicillinresistenten Staphylococcus aureus-Stämmen (MRSA) in medizinischen und pflegerischen Einrichtungen. Bundesgesundheitsbl 2014; 7:696–732.

5. Kommission für Krankenhaushygiene und Infektionsprävention beim Robert Koch-Institut (Hrsg.): Infektionsprävention in der Zahnheilkunde – Anforderungen an die Hygiene Bundesgesundheitsbl Gesundheitsforsch Gesundheitsschutz 2006; 49:375–394.

6. Hausemann A, Hofmann H, Jager E, Otto U, Heudorf U. Anleitung zur Erstellung eines Hygieneplans für Arztpraxen. Amt für Gesundheit der Stadt Frankfurt/M. www.frankfurt.de

7. Kommission für Krankenhaushygiene und Infektionsprävention beim Robert Koch-Institut (Hrsg.): Anforderungen an die Hygiene bei der Reinigung und Desinfektion von Flächen. Bundesgesundheitsbl Gesundheitsforsch Gesundheitsschutz 2004; 47:51–61.

8. Gwaltney JM Jr., Sheretz RJ, Reagan DR et al.: A cloud adult: the *Staphylococcus aureus*-virus interaction revisited. Ann Intern Med 1996; 124:539–547.

9. Schwarzkopf A: Praxiswissen für Hygienebeauftragte. 4. Auflage. Kohlhammer-Verlag: Stuttgart, 2015.

10. Doran AL, Morden WE, Dunn K, Edwards-Jones V: Vapour-phase activities of essential oils against antibiotic sensitive and resistant bacteria including MRSA. Lett Appl Microbiol 2009; 48:387–392.

11. Kommission für Krankenhaushygiene und Infektionsprävention beim Robert Koch-Institut (Hrsg.): Anforderungen an die Hygiene bei Punktionen und Injektionen. Bundesgesundheitsbl Gesundheitsforsch Gesundheitsschutz 2011; 54:1135–1144.

12. Adams D, Cheng F, Jou H, et al.: The safety of pediatric acupuncture: a systematic review. Pediatrics 2011;128:e1575-87.

13. Murray RJ, Pearson JC, Coombs GW et al.: Outbreak of invasive methicillin-resistant *Staphylococcus aureus* infection associated with acupuncture and joint injection. Infect Control Hosp Epidemiol 2008; 29:859–865.

14. Kommission für Krankenhaushygiene und Infektionsprävention beim Robert Koch-Institut (Hrsg.): Prävention postoperativer Infektionen im Operationsgebiet. Bundesgesundheitsbl Gesundheitsforsch Gesundheitsschutz 2007; 50:377–393.

11 MRE-PATIENTEN IM HÄUSLICHEN UMFELD UND IN GEMEINSCHAFTSEINRICHTUNGEN

11.1 Grundsätzliche Überlegungen

Allgemeine Risikobewertung

Das Risiko einer Infektion mit multiresistenten Erregern ist im häuslichen Umfeld im allgemeinen vergleichsweise niedrig. Das Risiko erhöht sich, wenn eine Abwehrschwäche infolge von Mehrfachbehinderungen, psychischen Erkrankungen oder fortgeschrittenem Alter vorliegt sowie bei individuellen Risiken (z. B. von Dialysepatienten). Besonders hohe Quoten von Bewohnern mit multiresistenten Erregern weisen Wohngemeinschaften von dauerbeatmeten Patienten (außerklinische Intensivmedizin) auf.

Es gibt in Haushalten und haushaltsähnlichen Gemeinschaften jedoch auch eine Reihe von Nachteilen hinsichtlich der Bekämpfung von MRE. Im Einzelnen sind zu nennen:

> Viele textile und auf Grund ihrer Beschaffenheit **schwer zu desinfizierende Flächen** (Stilmöbel, Bücher, Sammlungen von kleinen wertvollen Gegenständen wie Modellautos, Puppen, Plüschtiere o. ä.),
> Schwer zugängliche Flächen (Rollogurte, Topfpflanzen),
> Haustiere.

Daneben verhalten sich viele Menschen in der gewohnten Umgebung weniger aufmerksam, was die Wahrscheinlichkeit von Schmierinfektionen erhöhen kann.

Während Wohnheime und Wohngruppen als Gemeinschaftseinrichtung im Sinne des § 36 des IfSG einen **Hygieneplan** haben müssen, findet sich die entsprechende Forderung für ambulante Pflegedienste in der Ziffer 5.1.1 Satz 5 der TRBA 250. Für die Dienste steht der Personalschutz im Vordergrund, was aber auch automatisch Schutz für die nacheinander folgenden Betreuten einer Tour bedeutet (Vermeidung von Kreuzkontaminationen).

Entsprechend können Wohnheime und Wohngruppen bei der Anschaffung von Inventar **Vorsorge** für eine gute Flächenreinigung und Desinfektion schaffen. Dies mag auch beim Angebot entsprechender Wohnungen für das betreute Wohnen gelten. Im Arbeitsbereich der ambulanten Dienste dagegen besteht keinerlei Möglichkeit der Gestaltung von Räumen und Inventar, gelegentlich gibt es sogar extra problematische Situationen wie „Animal hording" (Haltung von übermäßig vielen Haustieren) oder „Messies" (unkontrollierte Lagerung von Gegenständen, meist Abfällen), die nicht nur die Arbeit erschweren, sondern auch eine psychologische Belastung für das Pflegepersonal darstellen.

Erregerreservoirs in der Wohnung

Die Freisetzung der Erreger erfolgt in Abhängigkeit von dem Erregerstandort (**Tabelle 11.1**) und der Aufenthaltsdauer der Besiedelten an einem Ort.

Dabei gilt die einfache Regel: Je länger sich die Besiedelten an einem Ort aufhalten, desto mehr Bakterien werden in der unmittelbaren Umgebung deponiert. Dies kann je nach Standort über die Hände oder aerogen geschehen. Dabei kommt es auch mit der Zeit zu Besiedlungen von Mitbewohnern, wobei es gleichgültig ist, ob dies Menschen oder Tiere sind. Von da aus gibt es die **„haushaltstypischen" Übertragungswege** (nach 1):

> Direkter Kontakt zwischen Menschen und Tieren über die Hände,
> Verbreitung von Bakterien des eigenen Körpers durch Schmierinfektion,
> Kontaminierte Lebensmittel (Schüsseln mit Nüssen, Süßigkeiten, Obst, Rohmilch,

---

Zu den Risikobereichen für MRE-Patienten in einem Haushalt gehört schwer zu desinfizierende *Inneneinrichtung.*

Wohnheime und Wohngruppen sowie ambulante Pflegedienste müssen einen *Hygieneplan* haben.

Zu den *typischen Übertragungswegen* im Haushalt gehören kontaminierte Lebensmittel oder auch Flächen von Gegenständen des täglichen Bedarfs.

Lokalisation	MRSA	MRGN	VRE/GRE	Pseudomonas	Acinetobacter
Nase	+++	+	+	(+)	(+)
Rachen	+++	+	+	+	+
Tracheostoma	+++	+++	++	+++	++
PEG-Eintrittsstelle	+++	+	+	(+)	+
Darm	+	+++	+++	+	(+)
Harntrakt	+	+++	+++	++	++
Genitalbereich/Anus	++	+++	+++	(+)	+
Haut/Kopfhaut	+++	+	+	(+)	+
Wunden	+++	++	+	++	++

Tabelle 11.1: Zur relativen Wahrscheinlichkeit des Auftretens von Besiedlungen und Infektionen durch MRE an verschiedenen Körperregionen (modifiziert nach Schwarzkopf [2]).
Die Spalte „MRGN", umfasst vor allem 3MRGN Enterobakterien, 4MRGN sind in dieser Gruppe noch selten.
Legende: +++ wahrscheinlich, ++ weniger wahrscheinlich, + seltener oder bei Kathetern, (+) eher unwahrscheinlich/sehr selten

andere Lebensmittel, die ohne Garung genossen werden),

> Möglichkeit der indirekten Übertragung über Flächen: Kontaktflächen für Hände und Lebensmittel, Bedarfsgegenstände wie z. B. Salatbesteck sowie nicht aufbereitete Reinigungsutensilien (mehrfach genutzte Lappen und Mopps),

> Keimübertragung über die Luft durch Hautschuppen oder Tröpfchen beim Niesen, Husten oder Sprechen.

Die Verteilung der Erreger und deren Dichte korreliert mit der Aufenthaltsdauer. Im Bad kommt es trotz vergleichsweise kurzer Aufenthaltsdauer durch den Toilettengang und das Waschen zur erhöhten Keimfreisetzung. Auch kann durch Restfeuchte die Lebenserwartung der Bakterien höher sein (2).

Daraus ergeben sich die zu erwartenden Konzentrationsorte (**Tabelle 11.2**).

Die Bewertung beruht auf der Lokalisation der Erreger am Köper (**Abbildung 11.1**) sowie der Lebenserwartung von Bakterien auf Flächen, kann jedoch wegen der Fülle möglicher Variationen nur einen groben Anhalt bieten.

▶▶ MERKE

Je länger sich die Besiedelten an einem Ort aufhalten, desto mehr Bakterien werden in der unmittelbaren Umgebung deponiert. Die Umgebung der Besiedelten stellt eine wesentliche Kontaminationsquelle dar. Daher ist eine Händedesinfektion auch dann indiziert, wenn die Umgebung mit erwarteter Belastung berührt wurde.

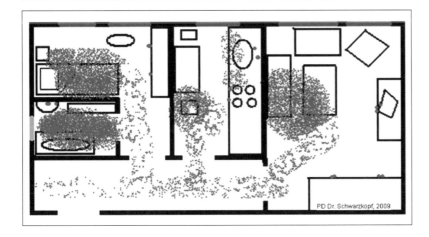

Abbildung 11.1: Mögliche Verteilung von Keimen in einer Wohnung. Bei dieser Wohnung kommt hinter der Eingangstür zunächst das Bad und dahinter das Schlafzimmer, rechts sind die Küche und das Wohnzimmer.

Lokalisation	MRSA	MRGN	VRE/GRE	Pseudomonas	Acinetobacter
Wohnzimmer	+++	+	+	+	+
Handkontaktstellen	+++	+	+	+	+
Toilette	+	+++	+++	+	+
Küche (ohne längeren Aufenthalt)	++	+	+	(+)	+
Bad	++	++	++	+	+
Schlafzimmer	+++	+	+	+	+
Bett	+++	+++	+++	+	+++
Fußboden	+++	++	++	(+)	+++

Tabelle 11.2: Zur relativen Wahrscheinlichkeit des Auftretens von multiresistenten Erregern in verschiedenen Bereichen einer Wohnung (bei MRSA und *Pseudomonas* Aerosolbelastung unterstellt). MRGN steht für 3 und 4 MRGN Enterobakterien.
Legende: +++ wahrscheinlich, ++ weniger wahrscheinlich, + seltener oder bei Kathetern, (+) eher unwahrscheinlich/sehr selten.

Internethinweis:

Übersicht über die vorhandenen

Rahmenhygienepläne:

https://www.uminfo.de/rahmenhygieneplaene-lak.html

11.2 Hygienekonzept für Wohnheime und Wohngruppen

Obwohl eigentlich nicht für diese Zielgruppe geschrieben, kann die KRINKO/RKI-Empfehlung „Infektionsprävention in Heimen" (4) Anhalte bieten. Vom *Länder-Arbeitskreis zur Erstellung von Hygieneplänen nach § 36 IfSG* wurde ein Rahmen-hygieneplan für Kinderheime und Wohngruppen von Jugendlichen (5) veröffentlicht. Auch dieser kann als Grundlage zur Erstellung eines eigenen Plans herangezogen werden und steht im Internet frei zur Verfügung. Allerdings werden hier multire-sistente Erreger nicht thematisiert.

Um Stigmatisierungen zu minimieren, wird weitgehend auf **Schutzkleidung** (Kittel, Handschuhe) verzichtet. Aus Personalschutzgründen wird sie in folgenden Situationen angelegt:
> Grundpflegemaßnahmen (Waschen, Anziehen, Ausziehen, Wechsel von Inkonti-nenzmaterial), hier auch bei der Gefahr der Durchfeuchtung wasserabweisende Einmalschürze tragen,
> Verbandwechsel,
> starke Aerosolentwicklung (hier auch Mund-Nasen-Schutz und Haube, ggf. Augen-schutz (6)).

Das Betreuungspersonal soll so oft wie möglich die **Hände desinfizieren**. Neben der Händedesinfektion vor und nach Patientenkontakt, vor aseptischen Arbeiten und nach Kontakt mit kontaminiertem Material ist vor allem auch die nach Berührung der unmittelbaren Umgebung der Betreuten wichtig. Denn das Inventar kann genauso kontaminiert sein wie der Betroffene selbst. Auch die betroffenen Patienten sollten sich vor Teilnahme an Gemeinschaftsaktionen (gemeinsames Essen, Spiele etc.) die Hände desinfizieren. Hierzu können Desinfektionsmittelspender, ohne Material zu beschädi-gen, mittels Vakuumhalten an günstigen Stellen montiert werden (**Abbildung 11.2).**

Nach dem **Toilettengang** werden Toilettenbrille, Spültaste, Türklinge/Riegel und Wasserhahn desinfizierend abgewischt (5).

Eine Flächendesinfektion ist angebracht, wenn eine Sanierung für MRSA geplant ist. Hier wird vor allem der unmittelbare Umgebungsbereich desinfiziert. Denn die Sanierung **scheitert häufiger, wenn MRSA in der Umgebung unzureichend entfernt werden** (7). Bei der Reinigung – also ohne den Einsatz von Desinfektions-mitteln – gelingt dies nur zu ca. 50–80 % (8) und ist damit nicht genügend wirksam. Ansonsten gilt die Reinigung als ausreichende Maßnahme (9).

Nach dem *Toilettengang* sind Toilettenbrille, Spültaste, Türklinke/-riegel und Wasserhahn zu desinfizieren.

Die MRSA-Sanierung scheitert häufig, wenn die *patientennahe Umgebung* nicht ausreichend desinfiziert ist.

11.3 Hygienekonzept für Ambulante Pflegedienste

Für ambulante Dienste gibt es mit der 2014 veröffentlichten TRBA 250 unter der Ziffer 5.1 erstmalig eine Rechtsgrundlage für Handlungsanweisungen. Weiterhin existieren Merkblätter von MRE-Netzwerken, von der DGKH und auch ein Rahmenhygieneplan von der bereits früher erwähnten Länderarbeitsgruppe (10). In der Anlage I wird auf das Verhalten des Pflegepersonals in Wohnungen Betroffener eingegangen.

Dort wird auch die **Autosanierung** angesprochen, die tatsächlich funktionieren kann. Die Autosanierung durch Defensine und Cathelizidine, also von Hautzellen produzierte antibakteriell wirksame kleine Eiweißverbindungen, vernichtet multiresistente Erreger, wenn die die MRE unterstützende Antibiotikagabe ausbleibt. So werden die MRE eliminiert, ohne dass weitere Maßnahmen ergriffen wurden. Allerdings wird die körpereigene Flora MRSA oder andere dann am schnellsten elminieren, wenn auch Umgebung möglichst arm an Rekontaminationsmöglichkeiten ist (7).

Daher ist es auch ohne Sanierungsmaßnahmen (sowieso nur bei MRSA möglich) sinnvoll, immer wieder – etwa alle drei Monate – zu kontrollieren, ob noch multiresistente Erreger vorhanden sind. Unter bestimmten Bedingungen kann der Hausarzt die Eradikation und Kontrollabstriche frühestens 3 Tage nach Ende der Eradikation bis 4 Wochen danach und dann noch einmal nach 3–6 Monaten und 11–13 Monaten abrechnen. Wunden können auf jeden Fall ca. 2 Wochen antiseptisch behandelt werden, was gelegentlich zur Sanierung ausreicht. Seit Mai 2014 können auch ambulante Dienste den Pflegeaufwand abrechnen, jedoch müssen die Betreuten außer Mupirocin alle Sanierungsmittel bisher selber kaufen.

Schutzkleidung

Schutzkleidung ist bei Besiedlung mit MRE des Nasenrachenraums angebracht und eine Schutzschürze bei Manipulationen an kontaminierten harnableitenden Systemen. Sie kann in einem speziellen Pflegetrolley mitgeführt werden. Die Schutzkleidung wird am besten in der Diele angelegt, da sich die meisten Menschen dort nur sehr kurz aufhalten (**Abbildung 11.1**). Hier ist auch ein relativ geschützter Platz für die Pflegetasche. Wird diese näher am zu Betreuenden benötigt, kann sie auf dem Fußboden am Rand des Raumes platziert und hinterher abgewischt werden.

Mund-Nasen-Schutz (OP-Mundschutz mit Nasenbügel zum Anpassen an das Gesicht) und ggf. Haube sind nur erforderlich, wenn eine Aerosolexposition (Husten, Tracheostoma, Absaugen) zu erwarten ist (6) und machen daher auch bei der 1:1-Betreuung in der außerklinischen Intensivmedizin Sinn.

Obwohl prinzipiell die Schutzkleidung in der Wohnung verbleiben kann (10), zumindest, wenn sie geschützt gelagert wird, wird hier ausdrücklich **Einmalschutzkleidung** empfohlen. Denn der Betreute wird in der Regel tagsüber von verschiedenen Pflegekräften betreut, so dass das Risiko von Nutzungsfehlern und damit einer Kontamination der Arbeitskleidung droht.

Ausdrücklich wird auf die **Ziffer 4.2.7 Satz 5 der TRBA 250** (6) verwiesen, die die Pflicht des Arbeitgebers zur Aufbereitung kontaminierter Arbeitskleidung, hier also nach Kontamination mit Blut oder Körperflüssigkeiten, enthält.

Der Hygieneplan muss eine entsprechende Regelung enthalten.

Händedesinfektion

Die **Taschenflaschen** müssen vor dem Einsatz aus den Taschen genommen und **griffbereit** auf einer **alkoholbeständigen Unterlage** (z. B. einem Teller) bereitgestellt werden.

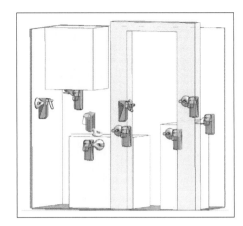

Abbildung 11.2: Mögliche Positionen für mobile Spender, die mittels Vakuum-Saugkopf fixiert werden.

Es ist für ambulante Pflegedienste ausdrücklich zu empfehlen, *Einmalschutzkleidung* zu verwenden.

Die *Taschenflaschen* für Händedesinfektionsmittel müssen am Ende einer Tour auch außen mit einem Desinfektionsmittel abgewischt werden, um Kontaminationen durch Rückfetter zu entfernen.

Tabelle 11.3: Indikationen zur Hände-desinfektion für Pflegepersonal.

Indikationen zur Händedesinfektion für Pflegepersonal
vor Dienstbeginn
vor pflegerischen Maßnahmen
vor und *nach* Kontakt/Manipulation an Wunden, Kathetern, Sonden u.ä.
nach dem Ablegen von Schutzhandschuhen
nach Berührung der Umgebung des Betreuten, ohne ihn selbst zu berühren
vor Verlassen der Wohnung des MRE-Patienten (mit anschließender Desinfektion der Taschenflasche)

Die Händedesinfektion wird vor dem Verlassen der Wohnung mit der Desinfektion der Taschenflasche verbunden, die hierzu mit Desinfektionsmittel-nassen Händen abgerieben wird (**Tabelle 11.3**). Da sich mit der Zeit **Rückfetter auf der Flasche ablagern**, wird diese am Ende der Tour mit einem Desinfektionsmitteltuch gereinigt und wieder eingesteckt.

Sonstige Maßnahmen

Wäsche der Betroffenen kann in der eigenen Waschmaschine gewaschen warden und sollte möglichst mit 60 °C waschbar sein. Aber, wie Studien zeigen konnte, reduziert auch die 30 °C-Wäsche durch die Mechanik der Waschmaschine **in Kombination mit Vollwaschmittel** (das chlorhaltige Bleiche enthält) Bakterien deutlich (11, 12). Colorwaschmittel ist weniger geeignet (11). Allerdings überleben Keime in der Trommel und daher wird empfohlen, die nächste Charge bei mindestens 60 °C zu waschen, womit eine Keimreduktion um 3–5 Logstufen erreicht werden kann, und nur die Wäsche der Betroffenen bei 30 °C in die Trommel zu geben, um Kreuzkontaminationen zu vermeiden.

Das Geschirr sollte, vor allem Haushalten mit mehreren Personen, bei mindestens 65 °C maschinell gespült werden. In Einpersonenhaushalten ist dies nicht so wichtig, wenn keine Sanierung bzw. Autosanierung angestrebt wird, da Betroffene nur „ihre" Bakterien wieder erhalten.

Medizinprodukte, die nicht betreutenspezifisch eingesetzt werden, sind nach dem Einsatz desinfizierend abzuwischen. Bei der Lagerung in der Wohnung macht es Sinn, sich vertraglich eine Schublade oder einen kleinen Schrank zur korrekten Lagerung zu sichern. Alternativ können Boxen (staubdicht) benutzt werden. So werden die Verpackungen von Sterilgut vor Kontamination, die sich beim Öffnen übertragen könnte, geschützt.

Der Abfall wird wie üblich in den Hausmüll entsorgt.

Hauswirtschaftliche Leistungen müssen von eingewiesenem Personal erbracht werden. Die Reinigung von textilen Belegen ist mittels Staubsauger möglich. Schutzkleidung für hauswirtschaftliches Personal ist erforderlich, wenn Risikofaktoren (z.B. Hautkrankheiten mit Ekzemen, Betreuung anderer Personen mit Risiken (4, 6)) vorliegen.

11.4 Kinderbetreuung

Nicht nur Kinder mit angeborenen oder erworbenen Einschränkungen können heute Träger multiresistenter Erreger sein. Werden diese entdeckt, kommt es bei Tagesmüttern, die in ihrer eigenen Wohnung die Kinder betreuen, Kinderkrippen, -gärten und -horten sowie (Förder-)Schulen gelegentlich zu Unruhe. Kindern strikte Hygieneregeln aufzuerlegen, ist in einem solchen Umfeld kaum erfolgreich bzw. besonders schwierig. Auch befindet sich die kindliche körpereigene Abwehr in einer Art verschärftem Training, so dass Infektionen wenig wahrscheinlich, Kolonisationen aber unverändert möglich sind. Die TRBA 250 hat in Kinderbetreuungseinrichtungen keine Gültigkeit, dennoch sind auch Personalschutzmaßnahmen zu treffen. Um eine Stigmatisierung der Kinder, die naturgemäß hier besonders empfänglich sind, zu vermeiden, ist eine sorgfältige Abwägung der Risiken zu treffen.

Hierzu wird wie folgt am Beispiel MRSA vorgegangen: Alle Kinder der Gruppe werden auf ihren Abwehrstatus hin geprüft. Zu achten ist dabei auf bekannte abwehrschwächende Grunderkrankungen (z. B. angeborene Immundefekte, Mukoviszidose), immunsupprimierende Therapien (Chemotherapeutika, Kortikoide) sowie Barrierestörungen (z. B. Stomatitis aphtosa, neurodermitisches Ekzem). Dabei sollte man sich erinnern, dass etwa 20–30 % der Menschen (damit auch Kinder) unerkannte *Staphylococcus-aureus*-Träger sind, und dennoch virale Infektionen in Kindereinrichtungen weitaus häufiger sind. Somit ist das Infektionsrisiko nicht allzu hoch einzuschätzen. Liegt eine akute Staphylokokkeninfektion wie Impetigo contagiosa vor, greifen §§ 33–36 Infektionsschutzgesetz und das betroffene Kind muss der Einrichtung bis zur Ausheilung fernbleiben.

Bei einer „Worst-case"-Betrachtung, also einer Infektion mit MRSA, stehen immerhin zwei für Kinder zugelassene Antibiotika zur Therapie zur Verfügung, nämlich Vancomycin (Dosierung nach Körpergewicht) und Fosfomycin. Linezolid wird als einziges oral zu applizierendes MRSA-wirksame Antibiotikum derzeit nicht für Kinder empfohlen. Als Kombinationspartner für Vancomycin kann auch Rifampicin erwogen werden. Wegen der geringen Resistenzrate empfiehlt sich auch das gut gewebegängige, oral zu applizierende Cotrimoxazol. Rifampicin und Cotrimoxazol sind jedoch für Neugeborene ungeeignet.

Schwangerschaft des Betreuungspersonals wäre kein Hinderungsgrund (14), da hier keine Gefahr für das werdende Neugeborene besteht. Bei Neugeborenen kann es zu einer Fehlbesiedlung des Darms mit Staphylokokken kommen, die dann auf Grund ihrer Stoffwechselaktivitäten zu schmerzhaften Blähungen führen können. Die Infektionsgefahr ist jedoch nicht größer als durch andere bakterielle Erreger bzw. methicillinsensible *S. aureus* und damit gering. Diese Risikobewertung lässt sich auch auf 3MRGN Enterobakterien, Pseudomonas und Acinetobacter übertragen. Bei 4MRGN muss wegen fehlender Therapiemöglichkeiten Schutzkleidung für das Personal und Fernhalten von infektionsgefährdeten Kindern erwogen werden.

Bei zu medizinischen Einrichtungen (z. B. Krankenhäusern, Rehabilitationseinrichtungen) gehörenden Kindergärten muss der zuständige Hygieniker entscheiden, wie vorgegangen werden soll. Hier ist auf jeden Fall eine Sanierung der Kinder anzustreben. Auch das zuständige Gesundheitsamt sollte eingebunden werden (13).

FRAGEN ZUM KAPITEL 11:
MRE-PATIENTEN IM HÄUSLICHEN UMFELD
UND IN GEMEINSCHAFTSEINRICHTUNGEN

1. Ist eine Regeldesinfektion in Wohnheimen sinnvoll?

2. Nennen Sie 2 typische Keimreservoire und Übertragungswege im häuslichen Umfeld.

3. Welche Indikationen zur Händedesinfektion gibt es für Pflegepersonal von ambulante Pflegediensten?

4. Kann die Schutzkleidung in der Wohnung verbleiben?

5. Warum ist es sinnvoll, Taschenflaschen außen zu desinfizieren?

Literatur

1. Schwarzkopf C: Hygiene im Privathaushalt – die Dosis macht das Gift? Vortrag 9. Akademiekongress Bad Kissingen, 2009.

2. Thompson KA, Bennett AM, Walker JT: Aerosol survival of *Staphylococcus epidermidis*. J Hosp Infect 2011;78:216–220.

3. Schwarzkopf A: Ungebetene Gäste – Erreger mit besonderen Eigenschaften. Dialyse aktuell 2011; 15: 288–294.

4. Kommission für Krankenhaushygiene und Infektionsprävention beim Robert Koch-Institut (Hrsg.): Infektionsprävention in Heimen. Bundesgesundheitsbl Gesundheitsforsch Gesundheitsschutz 2005; 48:1061–1080.

5. Länderarbeitskreis zur Erstellung von Hygieneplänen nach § 36 IfSG: Rahmenhygieneplan für Einrichtungen der Kinder- und Jugendhilfe (Stand: 2004). http://www.gesunde.sachsen.de/15664.html.

6. Bundesanstalt für Arbeitsschutz und Arbeitsmedizin: Technische Regel für Biologische Arbeitsstoffe 250: Biologische Arbeitsstoffe im Gesundheitswesen und in der Wohlfahrtspflege (TRBA 250). Ausgabe März 2014. GMBl 2014, Nr. 10/11 vom 27.03.2014. Letzte Änderung: 21.7.2015 (Abruf 20. März 2016).

7. Kniehl E, Becker A, Forster DH: Bed, bath and beyond: pitfalls in prompt eradication of methicillin-resistant *Staphylococcus aureus* carrier status in healthcare workers. J Hosp Infect 2005:59180–187.

8. Kommission für Krankenhaushygiene und Infektionsprävention beim Robert Koch-Institut (Hrsg.): Anforderungen an die Hygiene bei der Reinigung und Desinfektion von Flächen. Bundesgesundheitsbl Gesundheitsforsch Gesundheitsschutz 2004; 47:51–61.

9. Schwarzkopf A, Tanzer W, Finsterer B, Leibinger D: Hygienebeauftragte im Rettungs- und Sozialdienst. Kohlhammer-Verlag: Stuttgart, 2008.

10. Länderarbeitskreis zur Erstellung von Hygieneplänen nach § 36 IfSG: Rahmenhygieneplan für ambulante Pflegedienste (2009). Fassung für den Freistaat Sachsen http://www.gesunde.sachsen.de/15664.html.

11. Schwarzkopf A: Praxiswissen für Hygienebeauftragte. Kohlhammer-Verlag: Stuttgart, 4. Auflage, 2015.

12. Tano E, Melhus A: Level of decontamination after washing textiles at 60 °C or 70 °C followed by tumble drying. Infect Ecol Epidemiol. 2014 Nov 11;4:24314. doi: 10.3402/iee.v4.24314. eCollection 2014.

13. RKI, Fachgebiet Angewandte Infektionshygiene und Krankenhaushygiene (A. Nassauer): Gibt es Bedenken gegen den Besuch von lediglich kolonisierten MRSA-Trägern in Kindergemeinschaftseinrichtungen? Epid Bull 2011 (2), 17. Januar 2011.

ANHANG

ANHANG A
FRAGEN & ANTWORTEN

Hier können Sie Ihr Wissen überprüfen, indem Sie z. B. die Spalte mit den Antworten abdecken. Die Fragen beziehen sich immer auf den Text und lehnen sich an Fortbildungskurse an *(die Fragen&Antworten finden Sie im Download-Service-Bereich zum Buch)*

Fragen zu Kapitel 1:
Resistenzdefinitionen, Resistenzmechanismen, Resistenzbestimmung

1. Wann spricht man von einer Mulitresistenz?

2. Bei welchen neueren Antibiotika zeigen sich zunehmend Resistenzen gegenüber ESBL-Bildnern (einschl. *Enterobacteriaceae)* und *Pseudomonas?*

3. Nennen und beschreiben Sie kurz zwei Resistenzmechanismen von Bakterien.

4. Was bedeutet die Abkürzung MHK und was bedeutet MBK?

5. Welches Verfahren liefert in wenigen Stunden ein Ergebnis der Resistenzbestimmung bei MRSA?

Antworten zu Kapitel 1

1. Von einer Multiresistenz spricht man, wenn mehr als 4 Antibiotikagruppen nicht mehr wirksam sind, die normalerweise gegen Stämme dieser Bakterienspezies wirksam sind.

2. Carbapeneme

3. *Effluxpumpen*: Antibiotika werden aus der Bakterienzelle ausgeschleust, bevor sie wirken können.
Posttranslationale Modifikation: Die Bakterien verändern Proteine so, dass Antibiotika nicht mehr oder deutlich schwächer binden.

4. MHK =
Minimale Hemmkonzentration
MBK =
Minimale bakterizide Konzentration

5. Polymerase-Kettenreaktion (PCR)

Antworten zu Kapitel 2

1. Schnelltest auf PCR-Basis

2. Wenn vermehrt Kolonisationen bei Patienten festgestellt werden.

3. Relevant ist die KRINKO-Empfehlung von 2012; das Screening kann z.B. mit einem Rektumabstrich erfolgen.

4. Antibiotika-Resistenz-Surveillance, laborgestütztes Surveillancesystem

Fragen zu Kapitel 2:
Erfassung und Überwachung multiresistenter Erreger

1. Welche Screeningmöglichkeit für MRSA geht bei Verfügbarkeit vor Ort am schnellsten?

2. Wann ist ein Personalscreening sinnvoll?

3. Wie kann ein Screening auf ESBL durchgeführt werden?

4. Was bedeutet „ARS"?

Antworten zu Kapitel 3

1. Leiter bzw. Betreiber medizinischer Einrichtung

2. Nosokomiale Infektionen, vom RKI ausgewählte und vorgegebene Erreger mit bestimmten Resistenzen/Multiresistenzen, Antibiotikaverbrauch

3. § 36

Fragen zu Kapitel 3:
Hygienerecht – Gesetze und Verordnungen mit Bezug zu multiresistenten Erregern:

1. Wer trägt die haftungsrechtliche Hygieneverantwortung in einer medizinischen Einrichtung?

2. Welche Daten müssen gemäß § 23 Abs. 4 durch Krankenhäuser und Einrichtungen für ambulantes Operieren erfasst werden?

3. In welchem Paragraphen des IfSG sind Heime erfasst?

Antworten zu Kapitel 4

1. 3–6 Wochen

2. Extended-Spectrum Beta Lactamase ESBL sind Enzyme.

3. Eine Sanierung von MRGN-Patienten (wie bei MRSA) ist nicht möglich bzw. derzeit nicht empfohlen (KRINKO 2012).

4. Nichttuberkulöse Mykobakterien

Fragen zu Kapitel 4:
Eigenschaften häufiger multiresistenter Erreger

1. Wie lange sind MRSA auf trockenen Flächen infektionstüchtig?

2. Wofür steht die Abkürzung ESBL und was sind ESBL?

3. Ist eine Sanierung von MRGN-Patienten möglich?

4. Was sind NTM?

5. Welche Reserveantibiotika gibt es für grampositive multiresistente Krankheitserreger?

6. Warum sind die gramnegativen multiresistenten Krankheitserreger kritischer zu sehen als die grampositiven?

5. Vanyomycin, Daptomycin, Fosfomycin, wenn diese nicht verwendet werden können: Tigecyclin

6. Für gramnegative Krankheitserreger stehen bei höherer Virulenz weniger Reserveantibiotika zur Verfügung und auch eine Sanierung ist derzeit nicht möglich.

Fragen zu Kapitel 5: Isolierungsmaßnahmen beim Auftreten von MRE

Antworten zu Kapitel 5

1. Wie lange hält sich eine Aerosolwolke in der Luft?

2. Wie weit reicht eine Aerosolwolke, die beim offenen Absaugen entsteht?

3. Was ist die fünfte Indikation der Händedesinfektion?

4. Wann ist das Tragen einer Haube sinnvoll?

5. Wie lautet die Einer-Regel für Schutzkittel?

6. Was sind essenzielle Schulungsinhalte für das Reinigungspersonal (3 Beispiele)?

1. ca. 15 min

2. 1,6 m

3. Händedesinfektion nach Berührung der patientennahen Umgebung ohne den Patienten selbst berührt zu haben

4. In Kombination mit Mund-Nasen-Schutz bzw. Gesichtsschutz
   – bei Exposition gegenüber Aerosolen (z. B. offenes Absaugen, Erkältung des Patienten)
   – bei Aufenthalt in unmittelbarer Nähe des Patienten (z. B. Verbandwechsel)

5. **Eine** nutzende Pflegeperson pro Kittel, **ein** Kittel am Haken, Kittel **eine** Schicht lang tragen, **Ein**malkittel für alle anderen

6. Geeignete Darstellung des Erregers, Auswahl und korrektes Anlegen der Schutzkleidung, korrekte Entsorgung von Lappen und Mopp

Antworten zu Kapitel 6.1

1. Fragen nach der Resistenz der Isolate, Lokalisation der Erreger am Körper

2. Methicilinresistente S. epidermidis

3. Geringes Übertragungsrisiko bei geschlossenem Harnwegssystem, höher bei Infektionen/Inkontinenz ohne Katheter

4. Tracheostoma, Wunden mit durchnässende Verbände, Sonden (PEG, CPAD, Magensonde), Katheter, Immunsuppression

Fragen zu Kapitel 6.1:
Allgemeine Grundsätze für Hygienemaßnahmen bei MRE im Krankenhaus

1. Welche Fragen müssen für die Risikobewertung für Mitpatienten gestellt werden?

2. Wofür steht MRSE?

3. Wie ist das Risiko der Übertragung von multiresistenten Erregern über den Urin einzuschätzen?

4. Welche Ausschlusskriterien bestehen für die Unterbringung von Mitpatienten im gleichen Zimmer mit einem MRSA-Patient?

Antworten zu Kapitel 6.2

1. Ein Screening ist auf jeden Fall indiziert, wenn der Patient länger auf der Station verweilt.

2. Es kann zu Übertragungen kommen, wenn das Personal mit keimbelasteten Händen die Produkte anfasst.

3. Vermeidung von Personalfluktuationen, regelmäßige dokumentierte Kontrollen durch Hygienefachpersonal vor Ort, sorgfältig durchgeführte Schulungen (z. B. Checkliste Flächendesinfektion)

4. Pro Intensivbett ein gut zu erreichender Händedesinfektionsmittelspender

5. Umstellung von einer initialen Breitspektrum-Antibiose auf eine gezielte Antibiotikatherapie

6. Bei Acinetobacter und Pseudomonas

Fragen zu Kapitel 6.2:
Multiresistente Erreger auf Intensivstationen

1. Wann ist ein Patientenscreening auf jeden Fall indiziert?

2. Wann kann es zur Übertragung von Erregern durch Sterilgutverpackungen kommen?

3. Was sind wichtige Maßnahmen in Bezug auf den Reinigungsdienst?

4. Welche technischen Voraussetzungen fordert die „Aktion saubere Hände" für die Händedesinfektion?

5. Was versteht man unter Deeskalation und Sequenztherapie?

6. Bei welchen MRE sollte eine SDD auf jeden Fall unterlassen werden?

Fragen zu Kapitel 6.3:
Multiresistente Erreger im OP

1. Wie sollten Patienten mit multiresistenten Erregern für die OP vorbereitet werden?

2. Muss auch Anästhesiepersonal häufiger die Hände desinfizieren?

3. Warum muss die Bereichskleidung von Springer und Anästhesiepersonal nach der Operation gewechselt werden?

4. Was ist bei der Desinfektion nach der OP zu beachten?

5. Warum sollte möglichst wenig gesprochen werden?

6. Warum sollen die Türen geschlossen gehalten werden?

Antworten zu Kapitel 6.3

1. Am OP-Tag duschen oder waschen, ggf. Rasur oder Clipping des OP-Gebiets, frisches OP-Hemd, frisches Bett. Bett so stellen, dass es nicht mit den Betten anderer Patienten in Berührung kommt.

2. Auch das Anästhesiepersonal muss besonders auf Händehygiene achten.

3. Die Kontamination der Bereichskleidung mit pathogenen Keimen ist belegt.

4. Es muss zumindest die Trocknung der Flächen abgewartet werden, besser aus forensischen Gründen die gesamte Einwirkzeit.

5. Beim Sprechen werden Erreger freigesetzt.

6. Luftbewegungen sollten vermieden werden, die raumlufttechnische Anlage könnte in ihrer Wirkung beeinträchtigt werden.

Fragen zu Kapitel 6.4:
MRE-Patienten in Einheiten der Funktionsdiagnostik

1. Welche grundsätzlichen Regeln gelten für die Durchführung von diagnostischen Maßnahmen bei MRE-Patienten?

2. Welche Schutzkleidung muss der Hol- und Bringdienst tragen?

3. Auf welche Stellen muss in den MRT- bzw. CT-Röhren bei der Desinfektion besonders geachtet werden?

4. Müssen auch Strahlenschutzmaterialien desinfiziert werden?

5. Wofür sind sterile Abdeckungen bei Herzkatheteruntersuchungen notwendig?

Antworten zu Kapitel 6.4

1. Untersuchungen möglichst am Ende des Tagesprogramms planen, Wartezeiten vermeiden, Untersuchung zügig durchführen.

2. Kittel und Handschuhe

3. Kopfbereich, Liegefläche und die Berührungspunkte für die Hände

4. Ja

5. Um geschützte Ablageflächen z. B. für den Katheter und andere benötigte Materialien zu haben

Antworten zu Kapitel 7

1. Nein, sie ist nicht zwingend.

2. Wenn sich MRE mit Ausnahme von 4MRGN und GRE mit Linezolidresistenz nur im Darm, Genitalbereich oder Urin gefunden wurden.

3. Die Maschine muss ein Programm über 65 °C haben.

Fragen zu Kapitel 7:
MRE-Patienten in Einheiten der Funktionsdiagnostik

1. Ist in einem Dialysezentrum eine räumliche Isolierung eines Patienten mit MRE zwingend vorgeschrieben?

2. Wann sind in einem Dialysezentrum weder ein Mund-Nasen-Schutz noch ein Paravent notwendig?

3. Welche Anforderungen muss eine Spülmaschine erfüllen, wenn kein Einmal-Geschirr verwendet werden soll?

Antworten zu Kapitel 8

1. Durch die Händedesinfektion der Patienten wird die Übertragung über Gegenstände, die von vielen Patienten berührt werden, verhindert.

2. Das Bewegungsbecken muss mit einer automatischen Anlage kontinuierlich desinfizert werden.

3. Sie sollten Schutzkleidung tragen und die Händedesinfektion korrekt durchführen können.

4. Trainingsräume sollten Platz für eine „Isolierecke" haben, es sollten Händedesinfektionsmittelspender vorhanden sein, textile Bodenbeläge sind zu vermeiden, Mindestabstand zwischen Patienten 1,50 m.

5. Tastaturen und Mäuse können ggf. mit Folie nachgerüstet oder durch die Bauart desinfizierbar gemacht werden.

Fragen zu Kapitel 8:
MRE-Patienten in Rehabiliationseinrichtungen

1. Warum ist die Händedesinfektion von Patienten sinnvoll?

2. Unter welchen Bedingungen dürfen Patienten mit multiresistenten Erregern ins Wasser des Bewegungsbeckens?

3. Wie sollen Physiotherapeuten vor MRE geschützt werden?

4. Wie sollten Trainingsräume ausgestattet sein? (Beispiele)

5. Wie sollten Tastaturen und Mäuse von öffentlichen Internetzugängen desinfizierbar gemacht werden?

Fragen zu Kapitel 9:
MRE-Patienten in der stationären Altenpflege

1. Dürfen neue Bewohner auf Grund von multiresistenter Besiedlung abgelehnt werden?

2. Was ist bei der allgemeinen Risikobewertung zu beachten (2 Beispiele)?

3. Warum muss eine Sanierung sorgfältig geplant werden??

4. Wie ist mit Geschirr der Betroffenen zu verfahren?

5. Was ist bei besiedelten Wunden beim Verbandwechsel zu beachten?

Antworten zu Kapitel 9

1. Sie dürfen nicht abgelehnt werden.

2. Die Bewohner sollten sich möglichst frei bewegen können, zwischen Krankenhaus und Pflegeeinrichtung besteht ein häufiger Patientenwechsel.

3. Die Indikation zur Sanierung bei MRSA muss aus der epidemiologischen Gesamtsituation gestellt und im Team mit den Betroffenen besprochen werden.

4. Geschirr sollte einer desinfizierenden Aufbereitung (Spülmaschine über 65 °C) zugeführt werden.

5. Vor dem Verbandwechsel sollte die Unterlage entweder desinfiziert oder abgedeckt werden.

Fragen zu Kapitel 10:
MRE-Patienten im niedergelassenen Bereich

1. Wie kann Kontakt der Besiedelten zu Patienten im Wartezimmer vermieden werden?

2. Was ist bei Hausbesuchen zu beachten?

3. Welche Schutzmaßnahmen sind bei Aerosolexposition durch besiedelte bzw. infizierte Patienten indiziert?

4. Nennen Sie zwei invasive Maßnahmen in naturheilkundlichen Praxen, die eine regelrechte Hautantiseptik erforderlich machen!

Antworten zu Kapitel 10

1. Durch organisatorische Maßnahmen wie das Einbestellen am Ende des Tages sowie ein geeignetes Hinweisschild im Wartezimmer.

2. In Abhängigkeit des Aufenthaltsorts der Patienten sind teilweise sehr hohe Keimzahlen auf den Oberflächen zu finden.

3. Mund-Nasen-Schutz und Haube, ggf. ergänzt durch Schutzbrille

4. Akupunktur, Baunscheidtieren

Antworten zu Kapitel 11

1. Nein. Durchgeführt werden allenfalls eine gezielte Desinfektion nach Kontamination mit Körperflüssigkeiten und bei MRSA-Sanierung eine Abreicherung oder Desinfektion bei den Zimmermöbeln und eine Desinfektion in der Nasszelle.

2. Kontaminierte Lebensmittel und Gegenstände des täglichen Bedarfs sowie Räume wie Bad und Küche. Keimübertragung über die Hände, über Kontaktflächen, über Aerosole.

3. *vor* Dienstbeginn
   vor pflegerischen Maßnahmen
   vor und *nach* Kontakt/Manipulation an Wunden, Kathetern, Sonden u.ä.
   nach dem Ablegen von Schutzhandschuhen
   nach Berührung der Umgebung des Betreuten, ohne ihn selbst zu berühren
   vor Verlassen der Wohnung des MRE-Patienten
   (mit anschließender Desinfektion der Taschenflasche)

4. Schutzkleidung von ambulantem Pflegedienstpersonal kann zwar in der Wohnung verbleiben, es wird jedoch Einmalkleidung empfohlen.

5. Die Desinfektion außen verhindert Kontaminationen durch Ablagerungen von Rückfettern im Desinfektionsmittel.

Fragen zu Kapitel 11:
MRE-Patients im häuslichen Umfeld

1. Ist eine Regeldesinfektion in Wohnheimen sinnvoll?

2. Nennen Sie typische Keimreservoire und Übertragungswege im häuslichen Umfeld.

3. Welche Indikationen zur Händedesinfektion gibt es für Pflegepersonal von ambulante Pflegediensten?

4. Kann die Schutzkleidung in der Wohnung verbleiben?

5. Warum ist es sinnvoll, Taschenflaschen außen zu desinfizieren?

ANHANG B
STICHWORTVERZEICHNIS

ANHANG C
VERZEICHNIS DER MRSA- BZW. MRE-NETZWERKE

Hier haben wir die Namen, Koordinationsstellen und Internetadressen von MRSA- bzw. MRE-Netzwerken der Bundesländer zusam-men-gestellt. In den meisten Fällen können Sie von diesen zentralen Internetseiten aus weitere lokale und regionale Netzwerke fin-den *(die Adressen finden Sie im Download-Service-Bereich zum Buch)*.

Länderübergreifende Netzwerke:

– Euregio MRSA-net
www.mrsa-net.org
Deutsch-niederländisches Präventionsprojekt zur Bekämpfung von S. aureus (MRSA) bei
Mensch und Tier (s. auch www.eursafety.eu), E-mail: info@mrsa-net.org

– Euregio-Netzwerk „Euprevent MRSA"
www.euprevent.com
Landkreise Daun (Vulkaneifel) und Bitburg-Prüm (Südeifel) mit den angrenzenden Regionen
in Nordrhein-Westfalen, in Belgien und den Niederlanden, E-mail: info@euprevent.eu

Regionalübergreifende Netzwerke:

Niedersachsen/Nordrheinwestfalen
www.mre-net.org/index.html
Institut für Hygiene, Universitätsklinikum Münster
E-mail: info@mre-net.org
MRE-Netzwerk Nordwest, 7 sektorenübergreifende regionale Modellnetzwerke:
Netzwerk Münsterland, Netzwerk Ostruhrgebiet, Netzwerk Südwestfalen, Netzwerk Westruhr-
gebiet, Netzwerk Rheinland, Netzwerk Ostwestfalen-Lippe, MRE-Netzwerk Osnabrück

Nordrhein-Westfalen/Rheinland-Pfalz:
www.mre-rhein-ahr.net
Institut für Hygiene und Öffentliche Gesundheit, Universitätsklinikum Bonn
E-mail: Steffen.Engelhart@ukb.uni-bonn.de

MRE-Netzwerk Baden-Württemberg
https://www.gesundheitsamt-bw.de/lga/DE/Kompetenzzentren_Netzwerke/MRE-Netzwerk/
Seiten/default.aspx
Landesgesundheitsamt Baden-Württemberg
E-mail: mre-netzwerk@rps.bwl.de

MRSA-Netzwerke Bayern
LandesArbeitsgemeinschaft MultiResistente Erreger (LARE)
http://www.lgl.bayern.de/gesundheit/hygiene/lare/
Bayerisches Landesamt für Gesundheit und Lebensmittelsicherheit
E-Mail: lare@lgl.bayern.de
MRSA-Netzwerk Unterfranken: www.mrsa-unterfranken.de, Gesundheitsamt Würzburg,
E-Mail: komgesund@lra-wue.bayern.de

MRSA-Netzwerk Berlin
www.berlin.de/sen/gesundheit/vorsorge/mrsa/
Senatsverwaltung für Gesundheit und Soziales
E-mail: mrsa-netzwerk@sengs.berlin.de

MRSA-Netzwerk Land Brandenburg
www.mugv.brandenburg.de/cms/detail.php/bb1.c.185453.de
Ministerium für Umwelt, Gesundheit und Verbraucherschutz
E-mail: Ulrich.Widders@MUGV.Brandenburg.de

MRSA-Netzwerk Land Bremen
www.mrsa-netzwerk.bremen.de
Gesundheitsamt Bremen
E-mail: matthias.christelsohn@gesundheitsamt.bremen.de

MRSA/MRE-Netzwerk Hamburg

Bezirksamt Hamburg-Nord, Fachamt Gesundheit
E-mail: kirsten.bollongino@Hamburg-Nord.Hamburg.de

MRE-Netzwerke in Hessen

MRE-Netz Rhein-Main: www.mre-rhein-main.de
Amt für Gesundheit, Frankfurt/Main
E-mail: mre-rhein-main@stadt-frankfurt.de

MRE-Netzwerke Mecklenburg-Vorpommern

Gemeinsam gegen MRE   Gesundheitsregion Ostseeküste
Aktionsbündnis gegen multiresistene Bakterien: www.hicare.de/
E-mail: info@bcv.org

MRSA-Netzwerke Niedersachsen

www.mrsa-netzwerke.niedersachsen.de
Niedersächsisches Landesgesundheitsamt (NLGA),
E-mail: mrsa-netzwerke@nlga.niedersachsen.de

MRE-Netzwerke in Nordrhein-Westfalen

www.lzg.gc.nrw.de/themen/Gesundheit_schuetzen/infektionsschutz/krkhs-hygiene/
mre_netzwerke/index.html
Landeszentrum Gesundheit Nordrhein-Westfalen, Fachgruppe Infektiologie und Hygiene
E-mail: ulrike.schmidt@lzg.gc.nrw.de

MRE/MRSA-Netzwerke in Rheinlandpfalz

lua.rlp.de/hygiene-infektionsschutz/netzwerke-gegen-multiresistente-erreger/
Landesuntersuchungsamt Rheinland-Pfalz, Hygiene & Infektionsschutz
E-mail: manfred.vogt@lua.rlp.de

MRSAar/netz Saarland

www.mrsaar.net
Institut für Mikrobiologie und Hygiene, Universitätsklinikum des Saarlandes
E-mail: info@mrsaar.net

Landesarbeitsgemeinschaft MRE Sachsen *www.gesunde.sachsen.de/MRE.html*
Sächsisches Staatsministerium für Soziales und Verbraucherschutz
E-mail: mre@mre-lkgr.de

Netzwerk Hygiene Sachsen-Anhalt

www.hysa.sachsen-anhalt.de
Landesamt für Verbraucherschutz Sachsen-Anhalt
E-mail: hysa@lav.ms.sachsen-anhalt.de

MRE-Netzwerk Schleswig-Holstein

Gemeinsam gegen multiresistente Erreger in Schleswig-Holstein: www.sh-mre.de/index.
html, Amt für Gesundheit Kiel
Netzwerkkoordination: E-mail: dr.fink@kreis-rz.de, Ratzeburg

MRE-Netzwerke Thüringen

www.thueringen.de/de/tllv/medizinaluntersuchung/infektionshygiene/
Krankenhaushygiene/MRE/
Thüringer Landesamt für Lebensmittelsicherheit und Verbraucherschutz
E-mail: abteilung3@tlv.thueringen.de

Netzwerktreffen und weitere regionale Adressen:
http://www.rki.de/DE/Content/Infekt/Krankenhaushygiene/Netzwerke/Adressen.html